基礎理論의 理解를 위한 入門

韓醫學概說

圓光大學校 附設
韓國傳統醫學硏究所 基礎醫學硏究部 編

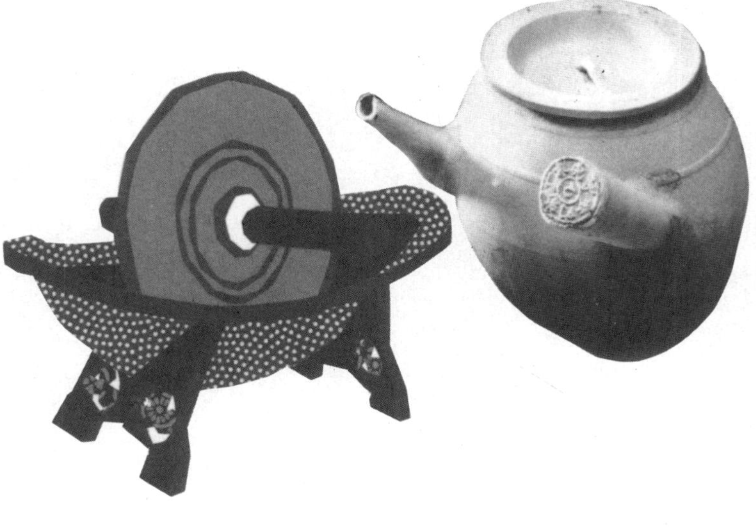

圖書出版 永林社
http://www.younglimsa.co.kr

추천의 글

21세기를 눈앞에 두고 인류는 과학문명의 발전을 계기로 많은 것들을 맛보았다. 그러나 그 결과로 말미암아 대자연을 망가뜨리고 또한 인간성을 망가뜨리는 데 한몫을 하고 있다는 것을 누구도 부정할 수 없을 것이다. 그러므로 결국은 인류의 건강에 불균형을 가져다 줌으로써 생체면역의 악영향을 끼쳐 성인병은 물론 보지도 듣지도 못하던 질병들이 난무하고 있어 범세계적인 질병의 예방과 퇴치에 심각성을 불러 일으키고 있다.

현대과학을 토대로 발전되고 있는 현대의학, 아니 서양의학은 이화학적 내지는 첨단의 진단장비를 총동원하여 질명의 유무를 진단하고 나아가서는 현대과학이라는 이름에 맹종하여 절대적인 신뢰를 안아오고 있는 것이 현실이다. 그러나 어떠한 질병으로 진단이 내려졌을 때는 이미 질병이 어느 정도 진행된 상태에 도달된 경우가 많이 있으므로 그 질병에 대한 완치가 어렵게 되거나 적당한 치료를 할 수 없는 경우가 허다하다.

인류의 모든 질병은 생체면역기능의 부족으로 인하여 몸 속의 저항력이 떨어지게 된 결과로 생기게 되는 것이나, 이러한 것들은 세균성이냐 아니냐 하는 논란을 떠난 모든 질병들이 이에 해당되는 하나의 진리이자 영원불변의 법칙이기도 한 것이다.

한의학, 즉 동양의학은 우주의 운행규율에 따라 순행하는 데에서 생체면역기능을 조절하고 이를 증강시켜 줌으로써 균형있는 건강을 유지시키는 학문이다. 따라서 질병을 예방하거나 퇴치하는 데 매우 적절한 학문이라 하겠다.

여기에 간술된 [韓醫學槪說]의 내용들은 앞에서 언급한 우주의 운행규율에 따른 순행과 역행의 결과로 질병의 발생, 또는 예방과 퇴치에 이르기까지 아주 쉽고도 다양하게 서술되어 있으므로 누구나 한번 읽을 거리가 되리라는 것을 확신한다. 아울러 이러한 우주의 규율을 잘 이해하고 인생의 역사를 만들어 간다면 훌륭한 인생의 성공자가 되지 아니하겠는가 …….

1997년 8월

원광대학교 부설 한국전통한의학연구소
소장 한의학박사 辛 民 敎 씀

머 리 말

요즈음 한의학(韓醫學)에 대한 이용(利用)과 관심(關心)이 높아지면서 그 기본이론(基本理論)을 알고자 하는 학생들이 날로 증가하고 있으나 어떤 방법(方法)으로 접근하여야 할 것인가를 알지 못하여 우왕좌왕(右往左往)하는 경우가 많다. 그도 그럴 것이 이해하기 쉽도록 만들어진 책도 별로 없고, 초등학교에서부터 대학까지 서양일변도(西洋一邊倒)의 교육만을 받았기 때문에 우리의 전통학문은 거의 배우지 않았고, 특히 한문에 대하여는 상식(常識)의 범주(範疇)에도 미치지 못하는 실정(實情)이므로 한문으로 된 한의서(韓醫書)를 본다는 것은 불가능한 일이다. 혹 관심이 있는 분들은 매스컴을 통하여 얻어들은 단편적(斷片的)인 지식(知識)을 한의학의 전부인양 오인(誤認)하고 있으므로 자칫 건강(健康)만을 해칠 뿐 아니라 식자우환(識字憂患)이 되는 경우가 허다하다. 실정이 이러한데도 수수방관(袖手傍觀)하면서 한탄(恨歎)만 한다는 것은 교육을 맡은 사람으로서 할 일이 아니므로 분연(奮然)히 일어나 교육과정(敎育課程)을 상설(常設)하기 위하여 노력하였다. 그 결과 1994년도에 원광대학교 전학생(全學生)을 위한 교양과목(敎養科目)의 하나로 한의학(韓醫學)의 이해(理解)를 위한 강좌가 개설되어 많은 학생들이 수강하게 되었다. 그 동안 이 시간을 통하여 한의학(韓醫學) 기본이론(基本理論)의 이해(理解)는 물론 학생들의 건강증진(健康增進)에도 도움이 되어 왔다.

처음 배우는 이에게는 번잡한 것보다는 간단한 것이 부담이 적으므로 중의학기초와 중의양생학을 편역(編譯)하여 교재로 삼았으나 내용이 너무 생략되어 강의(講義)에 어려움이 적지 않았다. 이번에 한의과대학(韓醫科大學) 원전학교실(原典學教室)의 도움을 받아 기존 교재를 저본(底本)으로 하였으나 한방양생학(韓方養生學)에 관한 내용은 이미 별본(別本)으로 출간되었기 때문에 이를 제외하였고, 미흡(未洽)한 내용은 유관서적(有關書籍)에서 발췌(拔萃) 보완(補完)한 뒤에 이해하기 쉽게 하여 누구나 읽을 수 있도록 노력하였다.

이번 수정보완(修正補完) 작업(作業)에 자료(資料)의 수집(蒐集)에 수고를 아끼지 않은 대학원 박사과정 전종호(全鍾皓) 원생과 퇴고(推敲)를 맡아 원고(原稿)를 완결하여 주신 원전학교실 박경(朴炅) 교수님과 그리고 출판을 맡아 주신 도서출판 永林社 권승봉 사장님께도 심심한 사의를 표하는 바이다.

1997년 8월 10일

가람 巢居에서 圓光大學校 韓醫科大學長

肯堂 李 起 男 씀

重刊序

1994년도에 圓光大學校 全學生을 위한 韓醫學의 理解 敎養講座가 개설되었다. 당시 李起男·辛民敎 두 교수가 [中醫學基礎]와 [中醫養生學]에서 필요한 부분을 발췌 편역하여 [韓醫學과 健康]이란 題目을 붙이고 敎材로 사용하였다. 그 뒤에 韓醫學의 起源과 歷史를 증보하고 韓醫科大學 基礎 敎授들의 參與下에 修正本을 만들어 지금까지 강의하여 왔다.

敎材의 修正補完에 대하여 여러번 論議는 있었으나 時間에 쫓기는 敎授들이므로 선뜻 나서는 이가 없었다. 이에 原典學敎室 全鍾皓 君을 中心으로 資料를 보완하도록 하였고, 이를 다시 李·辛 두 敎授와의 協議下에 本人이 推敲하여 脫稿하게 되었다.

이 [韓醫學의 槪說]의 內容은 基本原理로부터 治療·豫防에 이르기까지 점차 그 깊이를 더하여 讀者로 하여금 이해하기 쉽도록 編輯하였는데 그 槪要는 다음과 같다. 學問의 뿌리를 알려면 歷史를 알아야 하므로 제일 먼저 韓醫學의 歷史를 다루었고, 宇宙의 모든 事物은 陰陽으로 이루어지고 陰陽의 균형이 깨지면 병이 발생하므로 다음에 陰陽學說을, 事物은 잠시도 쉬지 않고 다섯 단계를 거쳐 변화하는데 이를 五行이라 한다. 五行은 相生·相剋하는 屬性이 있고, 相生·相剋의 균형이 깨지면 병이 되므로 다음에 五行學說을, 內臟의 狀態는 體外로 반영되는데 이를 臟象이라 한다. 臟象으로 病理를 알 수 있고, 疾病을 진단할 수 있으므로 다음에 臟象學說을, 人體의 內外 및 臟과 藏, 臟과 腑, 腑와 腑는 經絡으로 이어지고, 經絡을 응용하여 진찰하고 治療를 하므로 다음에 經絡學說을, 疾病

을 알려면 질병의 原因과 傳變을 알아야 하므로 다음에 病因·病理를, 診斷이 정확하여야 올바른 治療를 할 수 있으므로 다음에 四診을, 四診을 한 뒤에 辨證이 명확하여야 治療法則이 확정되므로 다음에 辨證을, 가장 좋은 治療는 豫防이므로 다음에 豫防을, 治療에는 분명한 法則이 있으므로 다음에 治療原則을 설명하였고, 끝으로 體質은 변하지 않는 것으로 體質에 따라 攝生도 하여야 하므로 四象醫學에 대하여 언급하였다.

사람에게 가장 중요한 것은 健康이다. 이 책을 읽음으로써 韓醫學의 概要를 이해하고, 나아가 질병이 있는 사람은 올바른 길을 찾아 健康을 되찾고, 허약한 사람은 健壯하게 되고, 건강한 사람은 더욱 건강하여 우리 모두가 天年을 누리는 데에 작은 보탬이라도 된다면 기쁜 가운데 기쁜 일이라 하겠다.

1997년 8월 11일

寬以齋에서 朴 炅 誌

凡 例

1. 東洋醫學의 起源과 中國醫學에 대하여는 洪元植 編譯의 [中國醫學史]에서 발췌 인용하였다.
2. 우리나라 醫學史는 金斗鍾의 [韓國醫學史]를 발췌 인용하였다.
3. 醫學理論에 未洽한 것은 朴 炅·鄭東柱의 [國譯醫學基礎理論問答]의 내용을 주로 하여 보충하였다.
4. 四象醫學에 대한 내용은 洪淳用·李乙浩의 [四象醫學原論]에서 발췌 인용하였다.
5. [內經]에서 引用한 글은 圓光大學校 大學院 韓醫學科 原典教室에서 발표한 論文들을 참조하여 번역하였다.

目　次

제 2 장 **韓醫學理論**

韓醫學概說

제 1 장 韓醫學의 歷史

제 1 절 東洋醫學의 기원

1. 도구(道具) 사용과의 관계설

전설 가운데의 복희씨(伏羲氏)는 목축(牧畜)을, 신농씨(神農氏)는 농업(農業)을 발명하였다. 牧畜과 農業은 원시사회에서 최고의 산업 활동(産業活動)이었다. 이것은 의약(醫藥)의 기원(起源)이 인류의 생산 활동과 밀접한 상관성이 있음을 설명한 것이다. 또한 불의 발명은 농업 생산의 급속한 발전을 가져왔고, 또한 팽조술(烹調術)[1]이 진보하게 되어 탕액(湯液)이 출현하였다. 이상의 전설에서 비록 구체적인 인물과 사실들을 모두 믿을 수는 없지만 대체적으로 인류의 생활 수단의 진보 과정과 의학지식의 획득과의 관계를 잘 반영해 주고 있다.

2. 醫學이 무술(巫術)[2]에서 起因했다는 說

기원전 18~12세기까지는 인체의 질병은 정령(精靈 - sprit)이나 악마(惡魔 - demon)가 횡포(横暴)를 부리거나 체내에 침입하여 발생한다고 인식하여 무의(巫醫)가 성행하였다. 그러므로 의학은 무의(巫醫)의 계승을 받아 발달된 정신의(精神醫)와 일반적으로 육체의 질병을 다스리는 약물의(藥物醫)로 구분해 볼 수 있다. 의(毉 - 醫의 古字)는 인체 내에서 병마(病魔)를 일으키는 악마를 내쫓기 위하여

1) 팽조술(烹調術) - 음식을 삶아서 요리하는 방법. *烹: 삶아서 요리할 팽
2) 무술(巫術) - 무당이 행하는 술법. *巫: 무당 무

무술자(巫術者)가 시(矢)[3]나 수(殳)[4]와 같은 무기를 사용한다는 뜻이었으나, 후세에 무(巫)가 유(酉)로 변한 것은 의술이 이미 무(巫)를 떠나 유(酉) 즉 술(酒) 혹은 전즙(煎汁)[5] 등 약액(藥液)을 쓰는 의사의 손에 들어간 것을 의미한다.

3. 聖人이 의학을 창립했다는 설(聖人創立說)

醫學은 하늘이 내려 준 성인(聖人)이 창제(創製)하였다는 주장으로, 중국에서 가장 오래된 책인 [역경(易經)]의 괘(卦)를 만들었다고 전해지는 복희(伏羲), 여러 가지 약초의 효능을 밝히고 한약의 치료법을 처음 만들어 놓아 본초학(本草學)의 기본서(基本書)이기도 한 [신농본초경(神農本草經)]을 저술한 신농(神農), 그 밖에 전설적 인물인 황제(黃帝)와 그의 신하(臣下)인 기백(岐伯) 등 성인(聖人)에 의하여 의학이 창제되었다는 것을 말한다.

제 2 절 中國醫學의 역사

1. 춘추전국시대(春秋戰國時代 [B.C 5世紀初~3世紀])

춘추전국시대(春秋戰國時代)의 醫學은 원시적인 틀을 벗어나 본격적인 이론과 기술을 갖추기 시작하였다. [황제내경(黃帝內經)]이나 [신농본초경(神農本草經)]과 같은 책도 이 시대에 완성된 것으로 추정한다. [황제내경(黃帝內經)]은 동양의학에서 현존하는 최고의 의서(醫書)로 황제(黃帝)와 그의 신하인 기백(岐伯), 뇌공(雷公) 등이 의학을 토론한 의서로서 인체의 생리·병리·진단·양생·침구·치료 등을 망라하고 있다. 이 책의 저작시대를 확실히 고증할 수

3) 矢: 화살 시
4) 殳: 몽둥이 수
5) 전즙(煎汁) – 끓여서 진하게 달인 물 *煎: 달일 전·끓일 전

없으나 황제(黃帝)시대, 주진(周秦)시대, 전국(戰國)시대, 진한(秦漢)시대로 창작(創作) 연대가 추정되나 가장 유력한 것은 戰國時代, 秦漢時代로 추정된다. 저자는 황제(黃帝)로 보는 견해보다는 후인(後人)의 위탁설(僞託說)[6]이 유력하다.

2. 진 · 한대(秦 · 漢代 〔B.C 221~A.D 264〕)

서기 200년경에 장중경(張仲景)은 【상한론(傷寒論)】을 저술하였고, 질병의 증상을 음(陰)과 양(陽)으로 분명하게 구별한 최초의 인물이다. 여기에서 말하는 음양(陰陽)은 처음에 일광(日光)의 향배(向背)[7]를 가리켜 말한 것이다. 즉 일광을 받아서 양광(陽光)이 충만한 곳을 陽이라 하고, 일광을 등져서 일광이 적은 곳을 陰이라 했다. 이후 일광의 특징을 근거로 하여 뜻을 넓혀, 밝고 온난한 물체나 현상은 陽에 귀속시키고, 어둡고 한랭한 현상은 陰에 귀속시켰다. 또한 이 시대에는 외과수술의 대가였던 화타(華陀)는 인도의 대마(大痲)를 사용하여 전신마취를 실시했다고 전해진다. 그가 실시했다고 믿어지는 가장 확실한 수술은 삼국시대의 전쟁터에서 관우(關羽)의 상처를 수술하여 치료한 것과 조조(曹操)에게 시술한 천두술(穿頭術)[8]뿐이다.

3. 양진 및 수당오대(兩晉 및 隋唐五代 〔A.D 265~959〕)

당대(唐代)의 손사막(孫思邈)은 조정(朝廷)의 화려한 벼슬생활을 버리고 산속에 들어가 불교와 의학의 여러 학설을 통합하여 많은 저서를 남겼는데, 그 가운데 【천금요방(千金要方)】이 대표적인 의서이다.

6) 위탁(僞託) - 거짓으로 남의 이름을 빌어 행함.
7) 향배(向背) - 향함과 등짐.
8) 천두술(穿頭術) - 머리를 가르고 행하는 수술.

4. 송 대(宋代〔A.D 10~11〕)

대체적으로 송대 이전에는 주로 처방을 중심으로 의학의 대중화가 이루어져 왔으나, 송대에 이르러 성리학(性理學)이 발전하면서 처방이나 침술과 같은 치료기술뿐만 아니라 이론적인 측면에 더욱 관심을 가지기 시작하였다. 이러한 노력의 성과는 우주(宇宙)의 순환법칙(循環法則)에 의한 음양오행학설(陰陽五行學說)이 자리잡게 되면서 의학의 체계가 과학적으로 정립되었다.

5. 금원대(金元代〔A.D 12~13〕)

의학의 전성기를 맞게 되었다. 이 시기에는 전쟁이 끊이지 않았고, 전염병(傳染病)이 돌아 수많은 사람들이 죽어갔다. 따라서 이러한 것을 해결하기 위한 노력이 끊임없이 행하여져 이 시대에 유명한 네명의 의사 즉, 금원사대가(金元四大家)가 출현하게 되었다.

유하간(劉河間)은 주화설(主火說)을 주창하였는데, 질병은 모두 火로 인하여 발생한다고 보았으므로 치료에는 한량(寒凉)한 약을 위주로 사용하였다.

장자화(張子和)는 질병은 육기(六氣)가 사기(邪氣)로 전화(傳化)되어 인체에 침범한 결과라고 인식하였는데 질병의 치료에 있어서는 이러한 사기(邪氣)를 인체 내에서 구축(驅逐)하는 방법으로 한(汗)·토(吐)·하(下) 三法을 위주로 하여야 한다고 주장하였다. 특히 吐·下의 두 가지 방법은 효과가 빠르다고 주장하였다. 汗吐下의 공법(攻法)을 잘 사용했다고 하여 공하파(攻下派)라 한다.

이동원(李東垣)은 질병의 발생이 모두 내상(內傷), 즉 체내 정기(正氣)의 손상(損傷)이 주요원인이 된다고 인식하고, 체내 정기는 비위(脾胃)의 원기(元氣)가 주가 된다고 인식하여 치료에도 비위를 보(補)하는 방법을 잘 사용하였으므로 보토파(補土派)라 한다.

주단계(朱丹溪)는 유하간(劉河間)의 주화설(主火說)에 큰 영향을 받았다. 그러나 그의 火에 대한 관점은 크게 다르다. 인체에는 상화(相火)가 있는데 이 相火는 성색(聲色)의 자극을 받아 쉽게 망동(妄動)한다고 하였다. 주로 나타난 것이 색욕(色慾)의 妄動이다. 즉 음정(陰精)의 부족이 각종 질병의 발생에 가장 중요한 원인이 된다고 보았는데 치료에는 주로 음정(陰精)을 補하고 相火를 억제(抑制)하는 방법을 잘 사용하였으므로 자음파(滋陰派)라 하였다.

6. 명 대(明代〔A.D 14~ 〕)

이 시대의 의학은 현저한 발전이 있었다. 이러한 발전의 추세는 宋・金・元시대에 발달한 의학이론(醫學理論)을 임상(臨床)을 통하여 종합하고, 理論을 달리하는 각 계파(係派)가 점차 통일되어 하나의 계통적이고 완비된 이론체계를 이루었다. 아울러 이러한 이론체계(理論體系)를 임상과 결부시켜 구체적으로 임상에 응용되게 하였다. 그러나 이와 같은 하나의 이론체계가 형성되는 과정은 복잡하고 또 매우 극렬한 논쟁을 겪지 않으면 안되었다.

7. 청 대(淸代〔A.D 19~ 〕)

온병학(溫病學)이 발달하였는데, 온병(溫病)은 현대의 열성 전염병(熱性傳染病)을 포함한 급성병을 가리킨다. 당시에 유행하였던 전염병을 해결하는 방편으로 의학(醫學)이 중요한 일익(一翼)을 담당하였다.

1911년 신해혁명(辛亥革命)으로 청조(淸朝)는 망하고 중화민국(中華民國)이 건립되어 오늘날에 이르고 있다.

제 3 절 한의학의 傳來와 발전

우리나라에 漢醫學의 傳來를 고증(考證)할 수 있는 최초의 기록은 일본서기(日本書紀)에 “고구려 25대 왕인 평원왕(平原王) 3(서기 561)년에 중국 오(吳)나라 사람인 지총(知聰)이 [내외전(內外典)]·[약서(藥書)]·[명당도(明堂圖)] 등 164권을 가지고 고구려를 거쳐 일본에 귀화하였다"고 한 것이다.

이보다 약간 뒤에 백제(百濟)도 중국 남북조시대(南北朝時代)의 여러 나라로부터 의서(醫書)를 수입하였다고 하는데, 이는 백제시대에 만들어진 [백제신집방(百濟新集方)]에 이들 의서의 내용들이 기록되어 있었다고 한다.

이렇게 전래된 의학과 의서들은 삼국시대를 거쳐 고려시대에 이르러 민족적인 자각으로 새로운 전기를 맞게 된다. 고려시대 이전의 단순한 수입의학 일변도에서 탈피하여 우리나라 사람들에게 맞는 새로운 의학을 정립하고자 노력하기 시작하였다. 그리하여 이론적인 면에서는 이렇다할 발전을 이루지 못하였지만 치료를 중심으로 한 약재와 처방에서는 상당한 성과를 거두게 되었다.

제 4 절 우리 나라의 醫學史

지리적으로 우리 나라의 문화는 대륙문화의 영향을 많이 받아왔으며, 그 중에서도 중국문화(中國文化)의 영향이 컸다. 의학에 있어서도 많은 부분이 중국의학에서 전래(傳來)되었으며, 일부 우리나라 고유의 사상에서 나온 것이 혼합해서 전해지고 있다.

1. 고조선시대(古朝鮮時代 [B.C 57년])

고조선시대의 사람들은 자연에 대한 신앙을 바탕으로 하여 질병과 재난을 면하고 안녕과 복지를 추구하였으며, 주술(呪術)로 악신(惡神)을 물리치고 선신(善神)을 맞아들여 복을 얻을 수 있다고 생각하였다. 그리하여 주술(呪術)의 능력을 가진 사람을 주술사(呪術師)라 하여 사람과 신(神) 사이의 중개자로 또는 절대적인 권능을 가진 사람으로 여겼다.

한편 약물치료의 방법으로는 마시는 약(飮藥), 붙이는 약(附藥), 끓여 먹는 약(煮藥) 등이 있었고, 약재로서는 식물성과 동물성을 이용하였을 것으로 추정된다. 또한 종기(腫氣) 치료에 폄석(砭石)[9]을 이용하여 외과적 치료를 하였으며, 우리나라의 砭石이 중국에 전하였다는 기록이 있다.

2. 삼국시대(三國時代〔 ~668년〕)

삼국시대 이전에도 중국의 한(漢)나라와 의약(醫藥)적 지식의 교류가 서로 전개되어 왔다는 것을 추정할 수 있으나 문헌적으로는 삼국시대 중기 이후에나 자취를 드러내고 있다.

의학서적을 최초로 수입했다는 기록은 고구려 평원왕(平原王) 3(서기 561)년 중국의 오(吳)나라~사람인 지총(知聰)이 【내외전(內外典)】·【약서(藥書)】 및 【명당도(明堂圖)】 등 164권을 가지고 고구려(高句麗)를 거쳐 日本에 귀화하였다는 데에서 비롯된다. 知聰이 전한 의약서(醫藥書)들은 당시 중국 漢나라의 중요한 의약서로서 중국으로부터 고구려로 먼저 전해진 다음 다시 日本으로 건너간 것이다.

이것이 중국의 의학을 최초로 받아들였다고 할 수 있는 문헌상의 기록이다. 이 의약서 164권의 내용을 살펴보면 의경(醫經)으로 【내외전(內外典)】은 【황제내경(黃帝內經)】 18권과 【외경(外經)】 37권 등이고, 【약서(藥書)】는 【신농본초(神農本草)】 4권·【오진본초(吳晋本草】 6권·【명의별록(名醫別錄)】 3권 등을 들 수 있다. 또 침구서(鍼灸書)로는 【명당도(明堂圖)】·【황제갑을경(黃帝甲乙經)】 10권과 【명당공혈도(明堂孔穴圖)】 3권 등을 들 수 있다. 특히 도홍경(陶

9) 폄석(砭石)－돌침으로 옛날 석기시대에 만들어 쓴 의료기구의 하나. 돌을 뾰족하게 갈아서 종기를 째는 데 주로 썼으며, 이것이 침의 기원이 되었다.

弘景)의 [본초경집주(本草經集注)]에는 人蔘에 대한 기록이 있다.

일본서기(日本書紀)에 기록으로 남아 있는 고구려의 의인(醫人)으로는 덕래(德來)와 모치(毛治)를 들 수 있다. 이들은 모두 일본에서 초청하여 건너간 시의(侍醫)로, 특히 덕래(德來)는 일본이 난파(難波)에 오래도록 살게 하여 자손 대대로 의업(醫業)을 하도록 하였는데 난파약사(難波藥師)라는 칭호까지 주었다고 한다.

고구려의 의사직제(醫事職制)는 특별한 것은 없으나 위에서 언급한 시의(侍醫)라는 직제가 있어 왕족들의 치료를 담당하도록 했을 것으로 생각된다.

백제(百濟)는 중국과의 교류가 고구려보다 늦었지만 진보의 정도에 있어서는 보다 빠르게 발전된 자취를 찾아볼 수 있다. 백제의 의인(醫人)으로는 의박사(醫博士)인 왕유능타(王有陵陀), 채약사(採藥師)인 반양풍(潘量豊)과 정유타(丁有陀) 그리고 승의(僧醫)인 관륵(觀勒)과 법장(法藏) 등 많은 의인들이 일본에 건너가 醫學을 전파하였다.

이와 같이 의박사(醫博士)와 채약사(採藥師)를 구분하여 일본에 보낸 것으로 볼 때, 백제후기에는 질병을 치료하고 약재 등의 조달을 관장한 것으로 믿어지는 약부(藥部)라는 관서가 있었으며, 의약제도로서 의박사와 채약사, 약사주 등의 관직도 있었다. 여기에서 의박사(醫博士)는 의술에 통달한 사람으로 의학교육도 담당하였다.

백제시대에 만들어진 作者 미상인 [백제신집방(百濟新集方)]은 현존하지는 않지만 백제의학의 독자성을 나타냈으며, 또 한편으로 중국의 남조시대(南朝時代)에 성행하였던 불법(佛法)의 수입과 함께 많은 승의(僧醫)들이 배출되었다.

신라(新羅)는 중국의학의 도입이 고구려, 백제에 비하여 늦기는 했으나 김무(金武)와 법척(法惕)과 같은 명의가 배출되었다. 특히 김무(金武)는 [김무약방(金武藥方)]을 저술하였을 뿐 아니라 일본의학의 발전에 큰 역할을 하였고, 법척(法惕)은 신라 선덕왕(善德王)의 병을 치료하였다는 기록이 있는 승의(僧醫)였다.

3. 통일신라시대(統一新羅時代 〔668~935〕)

統一新羅는 막대한 영토와 인구를 지배하게 되었고, 삼국시대(三國時代) 이래 사상의 중심이었던 불교는 더욱 융성하였다. 한편으로는 유교(儒敎)를 권장하여 그 사상을 숭상하게 함으로써 유학이 발전하는 계기가 되었다. 의학에 있어서는 의학교육과 의사제도가 중국 당나라에서 도입되어 정착하였으며 많은 발전을 하였다. 삼국사기(三國史記)에 의하면 당시 의료행정을 담당한 약전(藥典)이라는 대표기관이 있는데, 이것은 경덕왕(敬德王) 때 직제변경에 따라 잠시 보명사(保命司)로 개명되었다가 다시 약전(藥典)으로 복귀한 것이다. 약전에서는 공봉의사(供奉醫師)가 의료를 담당하였다. 그리고 공봉복사(供奉卜師)가 질병을 방지하고자 하는 무주적(巫呪的) 술법을 담당했을 것이며, 특히 왕실의 질병을 치료하는 의사를 내공봉의사(內供奉醫師)라고 하였다.

의학교육은 사적(私的)으로나 약전(藥典)에서도 이루어졌지만 제도적으로 시행된 것은 효소왕(孝昭王) 원(692)년에 처음으로 의학교육기관(醫學教育機關)을 두고 박사(博士) 두 사람으로 하여금 학생에게 ［본초경(本草經)］·［갑을경(甲乙經)］·［소문경(素問經)］·［침경(針經)］·［맥경(脈經)］·［난경(難經)］·［명당경(明堂經)］ 등을 가르치게 한 데에서 시작되었다.

이 시대에는 불교가 융성하여 여러 고승들이 당(唐)나라와 인도(印度)를 내왕하면서 불교를 통한 고대 인도의학을 직접 또는 간접적으로 도입하였다. 또한 신라의 약재로 인삼(人蔘), 우황(牛黃), 백부자(白附子), 박하(薄荷), 가자(茄子) 등이 이 시대에 중국으로 보내졌다는 기록이 남아 있다.

4. 고려시대(高麗時代 [918~1392])

高麗醫學은 중국의 唐·宋 醫學의 토대에서 서남(西南)으로부터 수입된 인도의학과 아라비아의학 등의 지식을 종합하여 高麗人에 맞는 새로운 의학을 정립하고자 노력하였다. 한편으로는 남국산(南國産)의 약재를 수입하여 고려 풍토에 적응되도록 독자적 능력을 발휘하게 되었다. 그리하여 이론적인 면에서는 크게 발전하지 못했지만, 실제 진료에 필요한 처방서(處方書) 연구에 중점을 두어 임상적 치료를 위한 약재와 처방에서는 괄목(刮目)할 만한 성과를 거두게 되었다.

고려시대의 의료제도로는 목종(穆宗) 때 중앙에 의약행정을 총괄하는 대의감(大醫監)을 설치 운영하였는데 공민왕(恭愍王) 때 전의사(典醫寺)로 명칭이 바뀌기도 하였다. 그 밖에 한림원(翰林院)에는 翰林院醫官이 따로 있었으며, 궁중에는 임금의 식사를 제공하는 사선서(司膳署)에 식의(食醫)가 전속되어 있었고, 동궁관(東宮官)에는 약장랑(藥藏郎)이 따로 있었다.

또한 서민의 구료(救療)사업을 담당하는 기관으로 광종(光宗) 14년에 제위보(濟危寶)를 설치하였는데, 노인과 빈민의 구료(救療)를 담당하는 한편 역병(疫病—傳染病)이 유행할 때에는 방역(防疫) 및 구호도 하였다. 이 밖에도 동서대비원(東西大悲院)과 예종(睿宗) 7년에는 혜민국(惠民局)에 의원(醫員)을 두어 서민들의 구료사업을 하였다.

이 시대에 의학교육은 중앙과 서경(西京)에 의학원(醫學院)을 설치하여 의박사(醫博士)로 하여금 의학교육을 담당하게 하였고, 공양왕(恭讓王) 원년에 이르러 의학은 전의사(典醫司)에 예속되게 되어 의학교육을 의약행정의 중추기관인 전의사(典醫寺)에서 담당하게 되었다. 고려 때 명의로는 외과의 이상노(李尙老), 내과의 설경성(薛景成)이 많은 활약을 하였다는 기록이 고려사(高麗史)에 전해지고 있다.

5. 조선전기시대(朝鮮前期時代 〔1392~1568〕)

朝鮮의 건국(建國)과 함께 관제(官制)를 배정할 때에 거의 高麗 때의 제도를 그대로 계승하였을 뿐 변다른 변화는 없었다. 의학에 있어서도 처음에는 고려말의 전의사(典醫寺)를 전의감(典醫監)으로 고쳤을 뿐이고, 그 밖에 혜민국(惠民局)과 동서대비원(東西大悲院-태종 14년에 東西活人院으로 개칭)은 그대로 사용하였다. 태조(太祖) 6년에는 일반 민중들의 의료기관으로서 중앙에 제생원(濟生院)을 설치하고, 겸해서 [향약제생집성방(鄕藥濟生集成方)] 30권을 편집하였으며, 지방 의료기관으로 의원(醫院)이 설치되었다.

또한 태종(太宗) 6년에 의녀(醫女)제도가 濟生院에 설치되었는데, 그 이유는 부인들이 병이 있을 때 남의(男醫)에게 진찰받기를 꺼려하여 사망하는 자가 있기 때문에 노비(奴婢) 중 15세 전후의 동녀(童女) 십여명을 뽑아 [맥경(脈經)]과 침구(鍼灸) 치료법을 가르쳐 부인들의 질병을 진찰하여 치료할 수 있게 하였다.

이 시대의 의학교육에 있어서도 고려시대의 것을 그대로 답습하였으나 세종(世宗) 3년 때 방서(方書)의 학습을 고찰하는 이외에 질병의 치료에 있어서 임상적인 치료실적을 보게 되었다.

특히 世宗 때에는 우리나라 한의학의 기반이 되는 커다란 업적을 이루게 되었다. 그 중에서 중요한 업적으로는 세종의 민족문화건설의 일환으로 세종 15년에 [향약집성방(鄕藥集成方)] 85권을 편찬하여 고려 후반기부터 권장해 오던 鄕藥에 관한 서적들을 집대성시킨 것이다. 이것은 우리나라에서 생산되는 鄕藥으로써 자국(自國)의 풍토에 적합한 질병을 치료하고자 하는 의약의 자주적 발전을 위하여 힘썼기 때문에 전통적인 민족의학의 기틀을 세우게 되었다. 그리고 한편으로는 우리나라에 전해온 중국의 의학서적들을 분류 정리하여 세종 27년에 [의방류취(醫方類聚)] 365권을 완성하였다. 이것 역시 종래의 한방의학을 그대로 분류취합한 것이 아니고 우리나라의 의약을 자립시키기 위한 목적으로 외래의 의방(醫方)을 정리한 것이다. 따라서 약재에 있어서도 그때까지 대량의 약재를 중국 명(明)나라에서 수입하던 것을 지양하고 자국의 의약인 향약을 장려하여 우리 나라 의약의 자급자족을 기하게 하였다.

또한 명종(明宗) 14년에는 전라도 관찰사의 명에 의하여 금산에서 종양(腫瘍) 치료의사였던 임언국(林彦國)이 저술한 [치종비방(治腫秘方)]이 있는데, 이는 침술에 의한 종양의 수술방법을 도식화(圖式化)하여 기술한 의학서이다.

6. 조선후기시대(朝鮮後期時代〔1568~1894〕)

朝鮮後期는 정치·경제·사회면에서 커다란 난국에 처해 있었는데, 임진왜란, 정유재란, 병자호란 등으로 사회의 어지러움과 국가재정의 궁핍이 극도에 달했다. 그 와중에서도 선조(宣祖) 29〔1596〕년에 태의(太醫) 허준(許浚)이 선조의 명을 받아 [동의보감(東醫寶鑑)]의 편찬에 착수하여, 광해군(光海君) 2〔1610〕년에 완성을 보았다. 이 [東醫寶鑑]은 中國에서 가장 발달된 의학이라 할 수 있는 금원사대가(金元四大家)의 이론을 받아들이고, 아울러 역대 의서들을 총괄하여 독특한 방식으로 편집하였는데, 이렇게 뛰어나고 보기에 편리한 의서는 일찍이 없었으며, 다시 중국으로 역수출되기도 하였고, 일본에서도 여러 차례 간행되었는데 에도시대(江戸時代) 의가(醫家)들의 필독서이기도 하였다.

또한 조선조 말기에 이르러 고종(高宗) 5년에는 황도연(黃度淵)의 [의종손익(醫宗損益)] 12권을 편찬하고 그 다음해에 [의방활투(醫方活套)]를 간행하여 의가들의 치료응용에 많은 편의를 제공하였다. 그 후 고종 30〔1893〕년에 동무(東武)·이제마(李濟馬)는 [동의수세보원(東醫壽世保元)] 상하 30권을 저술하여, 기존의 이론과는 다른 체질이론(體質理論)을 도입하여 각 체질에 따른 독특한 병리를 설명하고 치료방법을 제시하였는데 이를 사상체질의학론(四象體質醫學論)이라고 부른다.

따라서 조선시대 한의학은 세종 때에 이미 한국의학의 자주적 기초를 마련할 정도로 크게 발전하였고, 특히 鄕藥의 연구와 보급은 한국인의 질병퇴치에 획기적인 업적을 이룩하였다. 이러한 학문적 토대 위에 허준(許浚)이 [동의보감(東醫寶鑑)]을 편찬하였고, 이제마(李濟馬)가 [동의수세보원(東醫壽世保元)]을 저술함으로써 韓國醫學은 그 독자적 지위를 가질 수 있게 되었다. 그런데 동의(東醫)라는 명칭은 우리 의학이 중국의학과 대등한 것임을 과시한 것이었다. 이러한 자주적 정신은 한의학(漢醫學)을 우리 고유의 한의학(韓醫學)으로 개칭하기에 이르렀다.

한편으로 고종 21(1884)년의 갑신정변(甲申政變)과 함께 서양의학이 도입되어 1885년에 미국인 의사 알렌의 건의로 기존의 혜민원(惠民院)과 활인서(活人署)를 폐지하고 광혜원(廣惠院)을 설립하여 서양의료를 담당하게 되면서 기존의 의료체계에 큰 변화를 가져오게 되었다.

7. 한일합방시대(韓日合邦時代〔1911~1945〕)

고종 31(1894)년의 갑오경장(甲午更張)으로 신내각이 들어서면서 의료제도에도 많은 변혁을 가져왔다. 이때의 의료행정 및 의학교육은 일본의 서양의학적 지식에 의한 개혁을 추진하면서도 전통의학으로서 한의학을 남겨 두기도 하였다. 대한제국(大韓帝國) 광무(光武) 3(1899)년에 칙령(勅令) 제7호로 관립의학교관제를 공표하고 신의학교육이 시작되었는데, 초대 교장으로는 우리 나라 종두보급의 선도자인 지석영(池錫永) 선생이 임명되었다. 또한 光武 9(1905)년에는 을사보호조약(乙巳保護條約)이 체결되면서 의료행정은 서의(西醫) 일방체제로 변모하게 되었다. 위생업무는 경찰국에서 관장하였고, 각 기관병원과 경찰의(警察醫)가 일본의사들로 대치됨으로써 우리 나라의 의료제도는 일본의 서의체제(西醫體制)로 바뀌게 되었다. 이에 동의학을 재건하기 위하여 동의(東醫)들이 세력을 규합하여 동제의학교를 설립하여 한의교육을 시작하였으나 3년만에 폐교되고 말았다.

1910년에 한일합방(韓日合邦)으로 우리 나라의 의학은 세브란스의학교(醫學校)를 중심으로 한 미국의학과 일본에서 건너온 일본의학뿐이었다. 일본의학은 식민지정책의 일환으로 일본인 거류민의 보호를 위하여 실시되었고, 그 내용도 의료사업에 그쳐 의학발전을 위한 교육은 별로 없었다. 또한 의료행정은 당시 총독부(總督府)에 경무총감부위생과(警務總監部衛生課)를 두어 위생사무 전반을 관장케 함으로써 보건행정은 강압적인 경찰행정으로 일원화되고 실질적인 식민지 보건정책이 실시되었다. 더욱이 한의학에 있어서는 1905년 을사보호조약(乙巳保護條約) 후에 일제 총독부부의 한의학 말살정책(抹殺政策)의 일환으로 모든 관용의료에서 배제되었다. 1913년에는 의생(醫生)으로 격하시키는 등 갖은 박해(迫害)와 시련(試鍊)을 받아왔으나, 민족의학의 자주성을 바탕으로 한 한의학은 1930년대 후반까지 의생강습소(醫生講習所)를 운영하고, 동의학잡지(東醫學雜誌)를 발간하였으며, 1939년에는 동양의학협회(東洋醫學協會)를 창립하는 등 한의학의 재건에 많은 노력을 하였다.

8. 대한민국시대(大韓民國時代〔1945~現在〕)

1945년 해방과 더불어 미군정하(美軍政下)의 의료정책으로 전환되면서 서의(西醫)들의 동의학(韓醫學)에 대한 배타사상(排他思想)으로 한의계는 불리하고 어려운 처지에 놓이게 되었다. 그러나 1947년 12월 미군정으로부터 행림재단·동양대학관(杏林財團·東洋大學館)의 정식인가를 받아 후학양성에 힘쓰게 되었다.

1948년 8월 15일 역사적인 대한민국정부가 수립되고, 미군정은 한국정부에 정권을 이관하였으나 1950년 6·25동란으로 부산 임시 수도에서 1951년 9월 25일 국민의료법(國民醫療法)의 제정으로 현대적인 한의사제도(韓醫師制度)가 탄생되었다.

이 국민의료법은 제2조에서 한의사(韓醫師), 제8조에 한의원(韓醫院), 제13조에 한의학을 전공하는 대학을 나온 자로서 국가고시에 합격하여야 면허를 획득하게 하고, 의료업자로서의 권리와 의무 모두를 의사와 동등하게 보장하였다. 이후 국민의료법에 의거하여 대한한의사협회가 결성되었고, 각 도에 지부를 두어 의권신장에 노력하면서, 또한 교육기관인 동양대학관(東洋大學館)이 그후 서울한의과대학·동양의약대학, 그리고 현재의 경희대학교 한의과대학으로 발전하면서 한의학은 광복과 함께 부흥의 시대를 열게 되었다.

1962년 3월 20일 5·16군사정부는 국민의료법을 현재의 의료법(醫療法)으로 전면 개정하였고, 이듬해 재개정작업을 거치면서 한의사제도가 비로소 현대적인 모습을 갖추게 되었다. 즉 한의학 교육의 수업연한이 양의학(洋醫學) 교육제도와 동등한 6년제로 발전되면서 한의사 교육제도의 정상화를 맞은 한의계는 대한한의사협회를 중심으로 각종 학술활동을 활성화시킴은 물론 국내외 학술활동을 유치하고 학술진흥사업을 활발히 전개해 나갔다.

1972년에 원광대학교 한의과대학(圓光大學校 韓醫科大學)이 지방에서는 처음으로 설립되었고, 1973년에는 한의사도 한방병원을 개설할 수 있도록 의료법의 부분개정을 보았으며, 1975년에는 보건사회부내에 한방의료행정 전담부서인 의정3과가 설치되면서 동양의학의 현대화사업이 본격적으로 추진되어 나갔다. 또한 정부의 재정지원 사업으로 동서의학(東西醫學)을 비교한 상병분류작업을 비롯한 한약재의 규격연구, 한방의료 실태조사, 한방기준처방집의 발간 등 한방관련 정책사업이 정부주도로 이루어졌다.

1980년대에 들어오면서 학계사업들의 성숙한 단계로 발전되어 민족의학 및 전통의학으로서의 자주성에 입각한 한의학(韓醫學)의 명칭을 바로잡고, 세계보건기구(WHO)의 국내 한의학 학술사업의 지원, 한방의료보험의 시범실시 등 각종 연구사업들이 추진되었다. 또한 한의학회의 활동이 활성화되면서 분과학회가 21개로 확충되고, 교육기관으로 한의과대학이 모두 11개 대학으로 증설되었으며, 한의학석·박사(韓醫學 碩·博士)가 다수 배출되면서 한의학이 예방의학과 치료의학으로서 질적 향상의 토대를 구축하게 되었다.

1988년부터는 전국민을 대상으로 부분적인 한방의료보험이 착수되었고, 한편으로 정부는 한방의료정책을 심도 있게 추진하기 위하여 국민의료정책심의위원회를 구성하여 한의학의 장기발전 사업으로 국립한방병원의 설립, 한방보건지도의 법제화, 한방전문의(韓方專門醫)제도의 타당성을 심의 채택하고 단계적으로 이를 정책에 반영한 바 있다.

그리고 정부와 국회는 한·양방(韓·洋方)의 균형발전을 위한 중장기 육성발전계획을 수립하여 공표하는 한편 정부기금 출연에 의한 한의학연구소(韓醫學研究所)를 특수법인체로 설립하고, 保社部 내에 한방행정 전담기구의 설치, 한약 관리제도의 법정화 등 한방의료의 대국민 기여도 제고를 위한 한의약 종합발전계획과 각종 관련제도의 개선 및 육성책의 추진을 계속하고 있다.

제 2 장 **韓 醫 學 理 論**

제 1 절 **음양오행학설**(陰陽五行學說)

陰陽五行學說은 고대(古代) 동양(東洋)의 철학사상(哲學思想)이다. 일찍이 은주시대(殷周時代)에 최초형식(最初形式)이 나왔는데 그것은 陰陽學說과 五行學說 두 분야(分野)를 포괄(包括)하고 있다. 陰陽五行學說은 백가(百家)들이 논쟁(論爭)하던 춘추전국시대(春秋戰

國時代)에 이르러 매우 많은 발전을 하게 되었고, 점차적으로 더 완벽(完璧)해지면서 자연계(自然界)의 모든 현상을 해석하는 데에 널리 이용되었을 뿐만 아니라 의학영역(醫學領域)에도 깊은 영향(影響)을 주었다.

陰陽學說은 古代 東洋人들이 생활하며 생업에 종사하는 가운데 장기간에 걸쳐 수없이 관찰하여 나온 것이다. 이는 자연계의 모든 사물의 성질은 음(陰)과 양(陽) 두 종류로 나눌 수 있고, 어떠한 사물(事物)의 내부에도 陰과 陽의 양면을 포함하고 있으며, 陰陽 사이에는 상호의존(相互依存)·상호대립(相互對立)·상호소장(相互消長)·상호전화(相互轉化)하는 관계가 있음을 밝힌 것이다.

五行學說은 자연과학의 관점에서 본다면, 그것은 하나의 소박한 원자론(原子論)인 것이다.

五行學說은 우주내(宇宙內)의 모든 사물이 木·火·土·金·水의 5가지 운동변화(運動變化)로 구성(構成)되어 있다. 아울러 이 다섯가지 사물(事物)은 상호자생(相互資生)과 상호제약(相互制約)의 관계를 갖고 있을 뿐만 아니라 끊임없이 운동변화하기 때문에 이것을 五行이라고 한다.

五行學說을 의학영역에 응용하는 데 있어서 인체내의 생리(生理)와 병리(病理)뿐만 아니라 인체와 자연환경과의 관계 등을 설명함으로써 임상시(臨床時)에 진단(診斷)과 치료방법(治療方法)을 세울 수 있다.

陰陽學說과 五行學說이 합쳐진 뒤에야 陰陽五行學說의 철학적 체계가 발전하게 되었다. 의학영역에 있어서 陰陽五行學說은 의학의 전체 학술계통에 일관되며, 이는 의학의 이론형성(理論形成)과 발전에 깊은 영향을 미쳤다. 그러나 역사적 조건의 제한으로 그것이 마침내는 자발적이고 소박한 범주에 여전히 처해 있으며, 또 완벽한 이론을 갖출 수 없고, 인체의 복잡한 생리현상과 병리현상에 대해서도 완전한 해석을 할 수 없다. 그래서 우리가 연구하고 배울 때는 이의 합리적인 부분을 계승하고 불합리한 부분을 버려야 할 것이다.

1. 음양학설(陰陽學說)

1) 음양(陰陽)의 기본개념(基本槪念)

陰陽은 구체적인(具體的)인 물질(物質)이 아니라 자연계에 서로 관련되는 사물(事物)과 현상(現象)이 대립(對立)되는 쌍방(雙方)에 대한 개괄(槪括)인 것이다. 陰陽은 두 개의 서로 對立되는 事物을 대표할 뿐만 아니라 동일한 사물내부에 존재하는 서로 대립되는 양면을 대표할 수도 있다. 陰陽은 事物이 서로 對立하면서도 또한 상호통일(相互統一)된 양면(兩面)을 대표하고 있는 것이지 어떤 특정(特定)한 사물에 국한되는 것은 아니다.

자연계의 사물과 현상 중에는 활동적(活動的)인 것과 안정적(安定的)인 것, 밝은 것과 어두운 것, 흥분적(興奮的)인 것과 억제적(抑制的)인 것, 온열(溫熱)한 것과 한냉(寒冷)한 것, 무형적(無形的)인 것과 유형적(有形的)인 것, 상위적(上位的)인 것과 하위적(下位的)인 것 및 외재적(外在的)인 것과 내재적(內在的)인 것 등 일체의 상대적(相對的)인 속성(屬性)을 모두 분별하여 陰陽으로 대표할 수 있다.

그러나 또 사물의 陰陽屬性은 결코 절대적(絶對的)인 것이 아니라 상대적(相對的)이라는 점을 반드시 알아야 한다. 이러한 사물의 상대성(相對性)은 일정한 조건하에서 한편으로는 陰과 陽은 상호전화(相互轉化)될 수 있으니 陰이 陽으로, 陽도 陰으로 轉化될 수도 있고, 다른 한편으로는 사물이 수없이 陰陽으로 나누어질 수도 있다. 낮은 陽이고, 밤은 陰이지만 오전(午前)은 陽中의 陽이고 오후(午後)는 陽中의 陰이며, 밤의 전반부는 陰中의 陽이고, 밤의 후반부는 陰中의 陰이다.

이러한 것들로 보아 어떠한 사물이라도 모두 陰과 陽의 양면으로 묶여질 수 있으며, 어떠한 사물 내부도 또 陰과 陽 양면으로 나누어질 수 있고, 각 사물 가운데에서도 陰과 陽 가운데 어느 하나를 다시 陰陽으로 나눌 수 있다. 이러한 사물들이 서로 대립할 뿐만 아니라 서로 관련되는 현상은 자연계에서 무궁무진하게 존재하는 것이다.

2) 음양(陰陽)의 기본 변화(基本變化)

(1) 음양(陰陽)의 상호대립(相互對立) : 陰陽學說은 모든 事物이 對立的인 陰과 陽의 兩面이 있다고 본다. 예컨대 하늘은 陽, 땅은 陰, 대낮은 陽, 밤은 陰, 인체의 체표와 그 기능은 陽에 속하고, 내장과 물질은 陰에 속하며, 기(氣)는 陽, 혈(血)은 陰에 속하고, 동(動)은 陽, 정(靜)은 陰에 속하는 등의 예이다. 모든 사물은 하나가 둘로 나누어 지는데, 陰에 속하거나 陽에 속하는 어떠한 사물도 다시 陰陽으로 나누어질 수 있다. 예를 들면 낮은 陽이지만 午前은 陽中에 陽이고 午後는 陽中에 陰이 된다.

이러한 모순된 兩面은 陰과 陽으로 대표하며, 이와 같은 방법으로 헤아리면 몇 백 또는 몇 천으로도 나누어 질 수 있으므로 모든 사물을 陰陽屬性의 상대성(相對性)과 무한성(無限性)으로 설명하는 것이다.

(2) 음양(陰陽)의 상호의존(相互依存) : 陰과 陽 양면은 서로 대립할 뿐만 아니라 또 서로 의존하기 때문에 어떠한 한쪽으로도 분리(分離)할 수 없고 한쪽만이 존재(存在)할 수 없다. 예를 들면 온열(溫熱)은 陽에 속하고, 한랭(寒冷)은 陰에 속하지만 溫熱이 없으면 寒冷이 있다고 말할 수 없다. 인체(人體)의 기능(機能)은 陽에 속하고 물질(物質)은 陰에 속하지만, 物質이 없으면 機能이 발생될 수 없다. 機能이 없으면 인체의 생명에 필요로 하는 기혈(氣血)이나 진액(津液) 등의 物質이 화생(化生)될 수 없다. 陰이 없으면 바로 陽도 없고, 陽이 없으면 陰이 있다고 할 수 없기 때문에 陰陽은 일정한 조건하에서 서로 대립(對立)할 뿐만 아니라 서로 의존(依存)하는 것이다. 만약 陰이 있는데 陽이 없거나 陽이 있는데 陰이 없으면 모든 事物은 정지(停止)하여 없어지고 말 것이다.

(3) 음양(陰陽)의 상호소장(相互消長)[10) : 陰陽이 쌍방간에 서로 대립(對立)하고 서로 의존(依存)한다는 것은 정지불변(停止不變)의 상태에 처해 있다는 것이 아니라 끊임없이 소장(消長)·운동(運動)·변화(變化)한다는 것이다. 예를 들면 사시기후(四時氣候)의 변화에 있어서 겨울에서 봄·여름에 이르기까지 추위가 점차 더위로 변하는 것은 陰이 소멸하고 陽이 성장하는 과정이며, 여름에서 가을·겨울에 이르기까지 더위가 점차 추위로 변하는 것은 陽이 소멸하고 陰이 성장하는 과정이다.

인체의 각종 기능은 陽에 속하고, 이러한 기능활동의 발생은 반드시 陰에 속하는 영양물질을 소모해야 하는데 이것이 곧 양장음소(陽長陰消)하는 과정이다. 그리고 각종 영양물질의 신진대사도 반드시 일정한 용량의 기능을 소모하는데 이것이 바로 음장양소(陰長陽消)하는 과정이다. 인체로 말하면 정상적인 상황에서 이러한 陰陽의 相互消長은 상대적으로 평형상태(平衡狀態)에 있으며, 만약 이러한 消長관계가 파괴되어 상대적인 平衡狀態를 유지할 수 없을 때 바로 질병이 발생하는 것이다.

(4) 음양(陰陽)의 상호전화(相互轉化)[11) : 사물(事物)의 陰陽은 그 진전이 일정한 단계에 이르면 각자가 상반된 방면으로 전화(轉化)할 수 있는데, 陰은 陽으로 전화(轉化)될 수 있고 陽도 또한 陰으로 轉化될 수 있다.

질병의 진전과정에 있어서 양증(陽證)과 음증(陰證), 한증(寒證)과 열증(熱證) 사이에 상호전화(相互轉化)는 언제나 이루어질 수 있다. 예를 들면 위독성폐렴 환자가 고열에 얼굴이 붉고 가슴이 답답하며 맥(脈)은 빠르면서 힘이 있으면 실열증(實熱證)[12)에 속하지만, 병세가 아주 심한 단계에 이르면 사지(四肢)와 손발이 싸늘해지고 안색(顔色)이 창백하며 맥은 가늘고 약하게 된다. 이는 실열증(實熱證)

10) 소장(消長) - 소멸(消滅)하고 성장(成長)함.
11) 전화(轉化) - 바뀌어 변화함.
12) 실열증(實熱證) - 사기(邪氣)가 실(實)하여 몸이 이에 대한 반응으로 뜨거워지는 것. 여기서의 실(實)의 의미는 사기가 강하다는 뜻.

이 허한증(虛寒證)[13]으로 전화(轉化)된 것이다. 그러나 적시(適時)에 급히 치료하고 알맞게 처리하면, 사지(四肢)는 따뜻해지고 안색(顔色)과 맥(脈)은 화평(和平)해지며 양기(陽氣)는 회복되므로 병세가 호전되어 편안하게 된다. 이것은 陰에서 陽으로 전화(轉化)되는 예이다.

3) 臨床에서 陰陽學說의 응용

(1) 人體組織結合의 구성과 생리활동에 대한 설명 : 人體는 하나의 유기적(有機的)인 통일체(統一體)이기 때문에 陰陽에서 떠날 수 없다. 인체의 組織構成도 陰陽의 서로 대립되는 두 부분으로 구분할 수 있고 陰陽의 이치로 이러한 부분에서의 문제를 설명하게 된다.

부위로 말하면 인체의 상부는 陽, 하부는 陰에 속하고, 체표(體表)는 陽, 체내(體內)는 陰에 속한다. 체표의 배부(背部)[14]는 陽, 복부(腹部)는 陰에 속하고, 외측은 陽, 내측은 陰에 속한다.

장부(臟腑)로 나누면 육부(六腑)는 陽, 오장(五臟)은 陰에 속한다. 五臟을 다시 陰陽으로 나눌 수 있다. 심・폐(心・肺)는 陽, 간・비・신(肝・脾・腎)은 陰에 속한다. 구체적으로 각 장부를 또 陰陽으로 나눌 수 있는데, 心에는 심음(心陰)과 심양(心陽)이 있고, 腎에도 신음(腎陰)과 신양(腎陽) 등이 있다.

총괄하면 인체의 上下 內外의 각 組織構成間이나 각 조직구성의 자체마다 관계가 복잡하기는 하지만 모두 陰陽으로 묶을 수 있다.

생리적 상호관계도 陰陽으로 개괄된다. 陰陽學說은 陰과 陽의 양자 간에는 상호제약하고 상호의존하는 관계가 있고, 양자는 상호 근본이 되는 통일체인 것이다. 인체의 생리기능을 가지고 말하면 기능(機能)은 陽에 속하고, 물질(物質)은 陰에 속한다. 기능활동은 반드시 영양물질의 도움에 의지(依支)해야만 그 작용을 발휘할 수 있다.

---

13) 허한증(虛寒證)－몸이 허약해져서 차가워지는 상태를 말함.
14) 배부(背部)－목덜미 아래에서부터 허리 위까지의 부위를 말함.

상대적으로 말하면 음식물의 소화는 장부의 기능활동에 의지(依支)해야만 인체가 필요로 하는 영양물질로 변화시킬 수 있다.

정상적인 생리활동에서 양자는 대립하면서도 통일을 이루는 협조관계를 유지하고 있다. 內外의 陰陽을 가지고 말한다면 陰氣(津液·精·血 등의 有形의 物質을 포함한다)는 내부에 있고, 陽氣(機能活動·外部에 대한 抵抗能力을 포함한다)는 외부에서 순행(循行)한다. 외부에서 循行하는 양기(陽氣)는 음기(陰氣)의 보호자(保護者)이고, 내부에 있는 음기(陰氣)는 양기(陽氣)의 공양자(供養者)이다. 陰과 陽은 상호의지하고 공존(共存)·공망(共亡)하는 것이다. 이렇게 상호작용하고 상호 촉진(促進)하는 기전(機轉)은 바로 陰陽이 상호의존(相互依存)하고 상호자생(相互資生)하여 인체기능면에서 구체적으로 나타나는 것이다.

陰陽이 상호의존한다는 이론은 인체의 생리현상을 설명할 수 있을 뿐아니라 임상(臨床)에도 일정한 의의를 가지고 있다. 예를 들면 혈허(血虛)[15]한 환자를 치료하는 데 보혈(補血)[16]을 시켜 줄 뿐만 아니라 보기(補氣)[17]도 해야 한다. 이는 血은 陰에 속하고 氣는 陽에 속하며, 血의 생성은 氣의 작용에 의존하므로 補氣시키는 것은 血의 생성을 촉진시키기 때문이다. 이는 바로 陰은 陽에서 생성된다는 뜻과 같은 것이다.

⑵ **病理變化에 대한 설명** : 인체의 陰陽 양면은 언제나 상대적 평형을 유지해야만 항상 생리상태를 유지할 수 있는 것이다. 만약 陰陽이 일단 조화를 상실(喪失)하여 평형(平衡)을 유지하지 못할 경우 陰과 陽 어느 한쪽이 편성(偏盛)[18]하거나 편쇠(偏衰)[19]하므로 이로부터 질병이 발생한다.

---

15) 혈허(血虛)－피가 부족한 상태.
16) 보혈(補血)－피를 보충하는 것.
17) 보기(補氣)－기운(氣運)을 보충하는 것.
18) 편성(偏盛)－한쪽이 치우쳐서 왕성한 상태.
19) 편쇠(偏衰)－한쪽이 치우쳐서 쇠약한 상태.

陰과 陽 어느 한쪽에서 병리적인 변화가 있게 되면 다른 한쪽에 영향을 주게 된다. 가령 음기(陰氣)가 편성(偏盛)하면 양기(陽氣)를 손상시키고, 양기(陽氣)가 편성(偏盛)하면 음기(陰氣)를 손상시킨다. 그 가운데서 陰陽의 偏盛이나 偏衰로 말미암아 나타나는 분명한 현상이 바로 한열증상(寒熱症狀)이다. 양기(陽氣)가 편성(偏盛)하면 열증(熱證)이 나타나고, 음기(陰氣)가 편성(偏盛)하면 한증(寒證)이 나타난다. 가령 풍한(風寒)이 폐(肺)에 침습(侵襲)하면 몸 속에 수액(水液)이 모여 호흡이 빠르고, 몸이 오싹오싹하며, 기침을 하고, 맑은 가래가 생기며, 입은 마르지 않고, 설태(舌苔)[20]는 희며 맥은 부긴(浮緊)[21]한 등의 증상이 나타난다. 이는 바로 陰이 盛하면 寒證이 된다는 것이다.

유행성 B형(流行性 B型)의 뇌염(腦炎)을 예로 들면 양기(陽氣)가 항성(亢盛)하여 高熱이 나고, 가슴이 답답하고 편안치 않으며, 얼굴은 붉고, 정신은 혼미(昏迷)하며, 소변량이 적고, 혓바닥은 붉으며, 맥이 빠른 증상이 출현한다. 이것은 熱이 盛하면 熱證이 된다는 것이다.

음양성쇠(陰陽盛衰)로 상호초래(相互招來)되는 결과에 대하여 말하면, 음(陰)이 성(盛)하면 양(陽)이 허(虛)하게 된다. 가령 어떤 허한형(虛寒型)의 위장염(胃腸炎) 환자가 구토설사(嘔吐泄瀉)하고, 입이 마르며, 뜨거운 것을 잘 먹고, 얼굴은 창백(蒼白)하며, 사지는 차고, 복부를 누르면 시원하고, 따뜻한 것을 좋아하며, 대변이 묽은 증상을 보이는 것은 모두 갑자기 과식(過食)을 하거나 차가운 음식물이나 기름진 음식물(陰이 盛한 음식물)을 과식하는 등 음식을 잘못

20) 설태(舌苔) - 혀이끼, 즉 혓바닥에 이끼처럼 덮인 물질을 말함.
 *苔 : 이끼 태
21) 부긴(浮緊) - 맥(脈)의 한 형태로 부맥(浮脈)은 손가락으로 가볍게 짚으면 잘 느껴지고, 세게 눌러 짚으면 잘 느껴지지 않는 맥상이며, 긴맥(緊脈)은 팽팽하게 힘이 있으면서 늘어지지 않는 맥상이다.

먹어 음기(陰氣)가 성(盛)하므로 비(脾)의 양기(陽氣)[22]가 손상되어 소화흡수기능이 실조(失調)된 결과이다.

양(陽)이 성(盛)하면 음(陰)이 허(虛)하게 된다. 예를 들면 流行性 B型 腦炎은 고열 뒤에 몸이 나른하고 힘이 없으며, 땀을 흘리고 입이 마르며, 혓바닥은 붉은색이고 설태(舌苔)는 적으며, 가늘고 빠르며 약한 脈이 나타나는데 바로 이러한 것이 陽이 盛하고 陰이 虛하게 되어 야기(惹起)되는 현상이다.

(3) **疾病의 진단과 치료의 영역** : 정확한 진단은 망(望)·문(聞)·문(問)·절(切)[23]의 네 가지 진찰방법에서 얻은 자료로 음양변화의 규칙을 운용하여 종합분석하고 질병의 문제점이 있는 곳을 찾아내는 것이며, 진단에 비록 표리(表裏)·한열(寒熱)·허실(虛實)·음양(陰陽)의 팔강변증(八綱辨證)[24]이 있지만, 陰陽은 팔강(八綱)에 있어 주요한 위치를 차지하고 증상을 분별하는 주된 강령(綱領)이 된다.

질병은 음양조화의 이상(異常)에서 발생한다. 질병의 성질은 陰陽 두 종류의 범위를 벗어나지 못하며, 陰陽의 편성(偏盛), 편쇠(偏衰)는 병리변화의 관건(關鍵)이 된다. 그러므로 질병을 진단하는 데도 음양변화의 측면에서부터 병의 상태를 탐색(探索)하고, 음양변화의 규칙을 정확히 파악하고 종합 분석해야만 질병의 본질을 인식하고 음양속성을 판별(判別)할 수 있으며, 이로부터 상응하는 조치를 취하여 치료를 할 수 있다.

[소문·음양응상대론(素問·陰陽應象大論)]에 "진찰을 잘하는 사람은 피부의 색깔과 광택의 변화를 관찰하고 진맥(診脈)을 하되, 우선 질병의 음양속성(陰陽屬性)을 판별하고 환자 안색(顔色)의 맑고

22) 비(脾)의 양기(陽氣) - 음식의 소화와 운반을 의미하는 비장(脾臟)의 기능적인 면.
23) 망(望)·문(聞)·문(問)·절(切) - 望은 눈으로 살펴보는 것, 聞은 들어보는 것, 問은 물어보는 것, 切은 만져보는 것으로 진찰방법의 기본이다.
24) 팔강변증(八綱辨證) - 증상을 여덟 가지의 기준으로 분류하여 질병을 분석하고 진단하는 방법.

혼탁함을 살펴서 병변부위를 알고, 손목에 맥이 박동하는 부위에서 浮(陽)·沈(陰)·滑(陽)·澀(陰)脈을 살펴서 병이 발생한 원인을 알아낸다. 이러한 방법으로 치료하면 허물이 없고, 이러한 방법으로 진찰하면 실수가 없는 것이다(善診者. 察色按脈, 先別陰陽, 審淸濁而知部分, … 按尺寸, 觀浮沈滑澀, 而知病所生, 以治無過, 以診則不失矣)"고 한 것이 바로 이것이다.

명대(明代)의 명의인 장경악(張景岳)은 질병을 진단하고 치료하는 데 있어서 음양에 대한 중요성을 다음과 같이 평가하였다. "대개 질병을 진찰하고 치료하는 데 우선 음양을 살피는 것이 바로 의도(醫道)의 강령이다. 음양은 오류(誤謬)가 없다. 어찌 陰陽에 잘못이 있겠는가. 의학은 비록 번잡하지만 한 마디로 말할 수 있는 것은 陰陽일 뿐이다. 그러므로 증(證), 맥(脈), 약(藥)에 陰陽이 있다. 증(證)으로 말하면, 표(表)는 陽 이(裏)는 陰, 열(熱)은 陽 한(寒)은 陰證이며, 상부는 陽 하부는 陰, 기(氣)는 陽 혈(血)은 陰이고 동(動)은 陽 정(靜)은 陰이며, 말이 많으면 陽 말이 없으면 陰, 밝은 곳을 좋아하면 陽 어두운 곳을 좋아하면 陰證이다. 맥(脈)으로 말하면, 부(浮)·대(大)·활(滑)·삭(數) 脈은 모두 陽脈, 침(沈)·미(微)·세(細)·색(濇) 脈은 모두 陰脈이다. 약(藥)으로 말하면, 상승(上昇)하고 흩어지는 성질을 가진 것은 陽, 하강(下降)하고 수렴(收斂)하는 성질을 가진 것은 陰, 맵고 뜨거운 것은 陽, 쓰고 차가운 것은 陰, 인체의 기분(氣分)으로 주행하는 것은 陽, 혈분(血分)으로 주행하는 것은 陰이다. 약성(藥性)이 동적(動的)이고 주행성(走行性)인 것은 陽, 정적(靜的)이며 수렴성(收斂性)인 것은 陰이다. 이러한 것이 모두 치료하는 대법(大法)이다. 만일 陰陽을 철저히 알면 의학의 이치가 현묘(玄妙)하지만 깨닫는 바가 크다"고 하였다.

이상의 설명은 음양을 판별하여 분석하는 것이 질병을 치료하는 관건이며, 질병은 임상에서 나타나는 증상이 매우 복잡하고 천변만화(千變萬化)하는 것이지만, 음양 두 강령의 범위를 벗어나지 않는 것이므로 모두 음양으로 묶어지고 귀납(歸納)될 수 있다.

질병이 발생하고 진전하는 근본원인은 음양의 편성(偏盛)과 편쇠(偏衰)이므로 질병을 치료할 때는 음양성쇠(陰陽盛衰)의 치우침에 대처해야 하며, 편향(偏向)된 것을 바로 잡고 폐해(弊害)를 고쳐 상대적인 평형을 회복시켜 주어야 한다. 이것이 질병을 치료하는 가장 근본적인 법칙인 것이다.

2. 오행학설(五行學說)

1) 五行의 개념

五行에서의『五』는 목・화・토・금・수(木・火・土・金・水)의 다섯 가지 물질(物質)을 가리키며『行』은 운동(運動)한다는 뜻이다. 五行學說은 선인들이 五行屬性의 개념을 근거로 추상적(抽象的)으로 해석하여 인체의 생리(生理)・병리(病理) 및 외계환경(外界環境)과의 상호관계 등을 설명하였다. 이로써 변증논치(辨證論治)[25]를 하여 예방과 치료의 목적을 달성하는 것이다.

2) 五行의 상생(相生)관계

『생(生)』은 자생(資生)・조장(助長)한다는 뜻을 가지고 있다. 五行 사이에는 모두 相互資生과 助長의 관계가 있는데 그 相生의 순서는 木生火・火生土・土生金・金生水・水生木이다. 예를 들어 목생화(木生火)는 나무가 타므로 불이 생긴다는 관계인데, 木은 간장(肝臟)에, 火는 심장(心臟)에 속하므로 肝臟은 心臟의 母가 되고 心臟은 肝臟의 子가 되는 母子관계가 되는 것이다.

3) 五行의 상극(相剋)관계

『극(剋)』은 억제(抑制)・제약(制約)한다는 의미를 가지고 있다. 五行 사이에는 모두 相互制約의 관계가 있는데 그 상극(相剋)의 순서는 木剋土・土剋水・水剋火・火剋金・金剋木이다.

---

25) 변증론치(辨證論治) - 表裏・寒熱・虛實・陰陽으로 證을 변별하여 질병을 나누고 치료대책을 세우는 방법.

4) 五行의 상승(相乘)관계

『승(乘)』은 허(虛)한 틈을 타서 침습(侵襲-지나치게 제약함)한다는 뜻이다. 정상적인 생리상태에서 간목(肝木)은 비토(脾土)에 대하여 정상적으로 制約作用을 하지만, 만약 간목(肝木)이 태과(太過)하여 지나치게 비토(脾土)를 억제하면 비토(脾土)에 영향을 주게 되는데, 이러한 것이 바로 『목승토(木乘土)』이다.

5) 五行의 상모(相侮)관계

『모(侮)』는 힘을 믿고 약한 것을 괴롭혀 업신여기고, 모욕(侮辱-도리어 剋함)한다는 뜻이다. 예를 들면 금극목(金剋木)이 정상적인 制約의 관계인데 만약 金氣가 부족하거나 木氣가 편항(偏亢)하면 木은 도리어 金을 모(侮)한다.

6) 臨床에서 五行學說의 응용

(1) 人體組織의 결합구성과 生理活動에 대한 설명 : 五行學說을 應用하여 臟腑의 生理機能을 설명할 수 있다. 이는 五行屬性의 추상적(抽象的)인 개념을 근거로 인체의 내장을 분별하여 五行에 귀속(歸屬)시키고, 五行의 특성으로 오장생리의 특징을 설명하는 것이다. 예를 들면 다음과 같다. 木의 특성(特性)은 상승발산(上昇發散)하고 肝의 생리특성(生理特性)은 조달(條達)[26]하기를 좋아하며, 소설(疏泄)[27]을 주재(主宰)하기 때문에 肝을 木에 배속(配屬)시킨다.

火의 特性은 따뜻하고 상염(上炎)[28]하며, 心은 온몸을 따뜻하게 하는 생리작용이 있기 때문에 心을 火에 配屬시킨다.

土의 特性은 만물(萬物)을 기르고 변화시킬 수 있으며, 脾는 발생

---

26) 조달(條達) - 나뭇가지가 자라는 것같이 사방으로 펴져 통함.
 *條: 나뭇가지 조
27) 소설(疏泄) - 소통배설(疏通排泄)시킨다는 뜻.
28) 상염(上炎) - 불꽃이 위로 치솟는 모양.

변화(發生變化)의 근원으로 후천(後天)[29]의 근본이 되기 때문에 脾를 土에 配屬시킨다.

金의 特性은 맑고 깨끗하고 수렴(收斂)하며, 肺는 숙강(肅降)[30]을 주재하는 작용이 있기 때문에 肺를 金에 配屬시킨다.

水의 特性은 윤활(潤滑)하게 하고, 腎은 수기(水氣)를 주재하며, 정기(精氣)[31]를 간직하기 때문에 腎을 水에 配屬시킨다.

五行에 의한 人體와 自然環境의 相應關係에 대한 圖表

오행 五行	木	火	土	金	水
오방 五方	東	南	中央	西	北
오시 五時	春	夏	長夏	秋	冬
오장 五臟	肝	心	脾	肺	腎
오부 五腑	膽	小腸	胃	大腸	膀胱
오색 五色	靑	赤	黃	白	黑
오미 五味	酸	苦	甘	辛	鹹
오성 五性	收	堅	緩	散	軟
오체 五體	筋	血	肉	皮	骨
오규 五竅	目	舌	口	鼻	耳
오오 五惡	風	熱	濕	燥	寒
오성 五聲	呼	笑	歌	哭	呻
오지 五志	怒	喜	思	悲	恐
오액 五液	淚	汗	涎	涕	唾
오화 五華	爪	面	脣	皮	髮
오화 五化	生	長	化	收	藏
오맥 五脈	弦	洪	緩	濇	沈

29) 후천(後天) – 사람이 태어난 다음부터 가지게 되는 특성.
30) 숙강(肅降) – 청숙하강(淸肅下降)의 준말로 氣를 맑게 하고 아래로 내려 보내는 肺의 기능을 말한다.
31) 정기(精氣) – 생명활동을 유지하는 데 필요한 정미로운 물질과 그 기능을 말한다.

이러한 것은 인위적(人爲的)으로 配屬시킨 것이 아니고, 그들 각각의 特性을 근거로 성질이 같은 것끼리 분류하여 다섯가지로 귀납시킨 것이다. 인체의 오장을 五行에 配屬시키는 목적은 오행생극(五行生剋)의 관계를 가지고 인체 오장간의 생리와 병리현상 및 운동변화의 법칙을 설명하는 수단으로 삼기 위한 것이다.

⑵ **病理變化에 대한 설명** : 五行學說은 臟腑間의 생리뿐만 아니라 병리관계도 설명할 수 있다. 병리상태에 있어서 질병이 변천(變遷)하는 관계는 한 장기(臟器)뿐만 아니라 여러 장기(臟器)들이 모두 병들 수 있고, 본래 장기(臟器)의 질병이 다른 臟에 전할 수 있거나 다른 臟의 질병이 본래 장기(臟器)로 **질병이** 전이(轉移)될 수 있다. 이들은 모두 五行의 상승(相乘)·상모(相侮)·모병급자(母病及子)·자병급모(子病及母)[32]하는 등으로 전변(傳變)하는 법칙을 운용하여 해석할 수 있다. 예를 들면 다음과 같다.

간병(肝病)이 비(脾)에 전하는 것을 목극토(木剋土)라 한다. 肝에 질병이 있으면 肝木이 지나치게 되므로 가끔 脾의 기능에 영향을 주어 임상상 복통(腹痛)과 설사(泄瀉) 등의 증상을 일으킬 수 있다.

간병(肝病)이 폐(肺)에 영향을 주는 것은 목모금(木侮金)이라 한다. 생리상태에서는 폐금(肺金)의 숙강(肅降)작용이 肝의 지나친 항진(亢進)을 억제하지만 만약 간목(肝木)**이 너무** 성하여 상염(上炎)하면 폐금(肺金)을 도리어 업신여겨 숙강(肅降)기능이 상실되므로 기침을 하고, 氣가 위로 치솟으며, 양쪽 옆구리가 땅기며 아프게 된다.

모병(母病)이 자(子)에 미치는 경우를 예로 들면, 신수(腎水)가 휴손(虧損)[33]되어 수불함목(水不涵木)[34]하고, 간목(肝木)이 성하여 상항

32) 모병급자·자병급모(母病及子·子病及母)) - 모장기(母臟器)의 병이 자장기(子臟器)에게 이르고 자장기(子臟器)의 병도 모장기(母臟器)에 이를 수 있는 병리현상(病理現象).

33) 휴손(虧損) - 닳아서 없어짐.

34) 수불함목(水不涵木) - 신수(腎水)가 간목(肝木)을 자양하고 눅여주지 못하여 생기는 병리현상.

(上亢)하면 머리가 아프고 어지러우며, 근육과 피부가 건조하고, 때로는 허열(虛熱)[35]이 발생하는 등의 증상이 나타난다.

자병(子病)이 모(母)에 미치는 경우는 가령 脾가 허(虛)해서 心에 연루(連累)되면 가슴이 두근거리고 잠을 못이루며, 건망증(健忘症)이 생기고, 음식을 적게 먹고, 대변은 묽고 때로는 설사를 하며, 사지(四肢)가 권태무력(倦怠無力)하게 되는 등의 증상이 나타난다.

다른 장기(臟器)의 병리변화도 肝病과 같이 모두 五行의 상생(相生)·상극(相剋)·상승(相乘)·상모(相侮)의 관계로 병리상의 상호 영향을 설명할 수 있다.

(3) 疾病의 진단과 치료의 응용 : 질병이 발생하고 진전하는데 있어서 내장(內臟) 생극관계(生剋關係)의 불균형(不均衡)과도 관계가 있으므로 진단과 치료에도 병이 있는 臟器와 이와 관련이 있는 다른 臟腑를 고려해야 한다. 질병을 진단하는 데 있어서 병증이 어느 장기에 속했나를 분명히 밝힌 다음 모장(母臟)의 병이 자장(子臟)에 영향을 주었는지, 자장(子臟)의 병이 모장(母臟)에 영향을 주었는지, 또는 자신이 극(剋)하는 장기(臟氣)가 성하여 자신을 도리어 업신여겼는지(侮)를 판별하고, 최후에 자신을 극(剋)하는 장기가 태과(太過)하여 자신을 제압하였는지를 판별하는 것이다. 이로써 병변이 있는 장기(臟器)와 다른 장기와의 관계를 구별하는 것이다.

내장의 상생(相生)과 상극(相剋) 관계가 정상인지 아닌지를 五行學說로 비추어보면 환자의 안색, 음성, 입맛 등으로 반영되는 것을 알 수 있다. 또 오장(五臟)과 오색(五色)·오음(五音)·오미(五味) 및 상관된 맥상(脈象)의 변화는 五行의 분류와 귀속에 있어서 일정한 관계를 가지고 있기 때문에 臨床에서 진단할 때 四診에서 얻어진 자료를 종합하고, 五行의 소속과 상생(相生)·상극(相剋)·상승(相乘)·상모(相侮)의 변화 법칙을 근거로 하여 질병의 상황을 추측

35) 허열(虛熱) - 몸이 허(虛)해서 나는 열(熱).

할 수 있다. 가령 안색이 창백하고, 산성(酸性) 음식을 좋아하며, 현(弦)한 脈象이 나타나면 간병(肝病)으로 진단할 수 있고, 안색이 붉고, 입맛이 쓰며, 脈象이 홍(洪)하면 심장의 기능이 항성(亢盛)한 것으로 진단할 수 있으며, 비허(脾虛)한 환자의 얼굴이 푸르면 목극토(木剋土)로, 심장병 환자의 얼굴이 검으면 수극화(水剋火)로 진단할 수 있다.

치료분야에 있어서 五行의 상생(相生)·상극(相剋) 관계를 근거로 전체적인 치료원칙을 세워 보면 "허즉보기모(虛則補其母)·실즉사기자(實則瀉其子)"[36)]하는 원칙이 나온다. 이는 치료할 때에 병변(病變)이 있는 본장(本臟)을 처리(處理)함은 물론 관계가 있는 다른 臟腑도 고려하는 것이며, 아울러 다른 臟腑와의 관계를 조정(調整)하므로 병이 傳變하는 것을 억제하여 치료의 목적을 거두고자 하는 것이다. 그러므로 [난경(難經)]에 "肝에 병이 나타나면 肝은 바로 脾에 전하기 때문에 脾를 먼저 충실하게 해야 한다."고 하였다.

약물분야에도 五行學說에 의거하여 약물의 오색(五色)과 오미(五味) 등의 五行이 일정하게 장부와 결합하는 것을 알아내어 귀경(歸經)[37)]에 전용(轉用)하였고, 또 五臟에 五色과 五味가 선택적으로 작용하는 것을 이용하여 치료에 임하는 것이다. [소문·오장생성편(素問·五臟生成篇)]에 "心은 쓴맛(苦味), 肺는 매운맛(辛味), 肝은 신맛(酸味), 脾는 단맛(甘味), 腎은 짠맛(鹹味)을 좋아하는데, 이는 五味가 오장(五臟)의 기(氣)와 각각 합하는 것이다(心欲苦, 肺欲辛, 肝欲酸, 脾欲甘, 腎欲鹹, 此五味之所合也)"고 한 것이 이러한 예이다.

---

36) 허즉보기모(虛則補其母)·실즉사기자(實則瀉其子) – 만약 본장(本臟)이 虛하다면 그 모장(母臟)을 보(補)하고, 너무 實하면 그 자장(子臟)을 사(瀉)하는 치료원칙이다.

37) 귀경(歸經) – 약성이론의 하나로 사람에게 약(藥)을 쓰면 그것이 온몸에 고루 작용하는 것이 아니라 선택적으로 작용하는 **장부**(臟腑)와 경맥(經脈)이 있다고 보는 藥理.

제 2 절 장상학설(臟象學說)

『臟(五臟)』은 즉 “藏(감추다)”의 뜻인데, 내부(內部)에 감추어져 있는 물건(物件), 즉 인체의 각 장기(臟器)를 가리킨다. 『상(象)』은 상징(象徵) 또는 형상(形象)의 뜻인데, 장부(臟腑)의 생리활동(生理活動)과 병리변화(病理變化)가 외적(外的)인 象徵으로 반영(反映)되기 때문에 『장상(臟象)』이라 한다.

장상학설(臟象學說)은 밖에 나타나는 상징(象徵)을 통하여 체내 장부(臟腑)의 생리기능(生理機能)·병리변화(病理變化) 및 상호관계를 연구하는 학설이다.

臟象學說은 의료를 실행하는 과정에서 인체를 반복적으로 관찰하여 각종의 생리기능, 병리적인 반영이나 어떤 臟腑의 정상 또는 이상변화가 늘 체표(體表)의 어느 부위에 반영되는 것을 인식(認識)하는데, 이는 임상실험의 검증을 거쳐 총결(總結)한 것이다. 예를 들면 인체에 풍한(風寒)이 침범하여 오한발열(惡寒發熱)이 나고, 코가 막히며, 기침을 하는 등 폐(肺)의 호흡기능에 이상이 생긴 증상이 나타날 때 호흡기능을 돕고 발표(發表)[38]시키는 등의 약물을 쓰면 치료가 잘된다. 따라서 肺는 호흡과 피모(皮毛)를 주관하는 기능이 있음을 알게 된 것이다. 이와 같이 장기적으로 관찰(觀察)하고, 반복적으로 실행(實行)하여, 부단하게 총결(總結)하는 데에서 국부(局部)의 감성적(感性的) 인식(認識)으로부터 이성적(理性的) 認識으로 더욱 심화(深化)되었다. 이로 인하여 장부조직기관의 생리활동과 병리변화 및 상호관계를 연구하는 臟象學說이 형성되었다.

臟象學說은 개괄적으로 설명하면 두 가지로 나눌 수 있다. 하나는

38) 발표(發表) – 解表. 인체 표면에 있는 邪氣를 풀어내는 治法.

오장(五臟)·육부(六腑)·기항지부(奇恒之腑)[39]·오관(五官)·오체(五體) 등 장부조직 및 이들 사이의 관계이다. 五臟은 간(肝)·심(心)·비(脾)·폐(肺)·신(腎－心包를 합하여 六臟이라 한다)이며, 六腑는 담(膽)·위(胃)·대장(大腸)·소장(小腸)·방광(膀胱)·삼초(三焦－三焦를 빼고 五腑라 한다)이며, 奇恒之腑는 뇌(腦)·수(髓)·골(骨)·맥(脈)·담(膽)·여자포(女子胞)[40]이며, 오관(五官)은 눈(目)·입(口)·귀(耳)·코(鼻)·혀(舌－이를 七竅라고도 하고, 前後陰을 합하여 九竅라 한다)이며, 오체(五體)는 근(筋)·기육(肌肉)·맥(脈)·골(骨)·피모(皮毛)이다. 다른 하나는 인체의 장부조직과 생명활동의 물질적인 기본인 기(氣)·혈(血)·정(精)·진액(津液) 등과 장부와의 관계이다.

우리 의학의 장부개념(臟腑概念)과 서의학(西醫學)의 장부개념은 매우 다르다. 우리 의학에서 장부는 체내조직기관의 명칭일 뿐만 아니라 더욱 중요한 것은 체내의 어떤 기관의 생리기능까지도 한데 묶여 있다.

가령 五臟 가운데 心은 서의학의 心臟이 포함되지만 서의학에서 말하는 心臟과 같지 않다. 이는 우리 의학의 "心"에는 해부학상의 실체 외에도 생리기능(血脈·精神·땀을 주재하는 기능)까지도 대표하기 때문에 현대의학의 순환계통의 기능뿐만 아니라 신경계통 및 다른 여러 조직기관의 기능도 포함되는 것이다. 이 밖에도 우리 의학의 臟腑는 本臟腑의 생리기능과 병리현상뿐만 아니라 동시에 本臟과 체표의 조직기관(組織器官)과의 관계, 그리고 本藏과 다른 臟腑와의 관계도 연구하는 것이다. 이는 인체의 내부와 내부, 내부와 외부, 臟과 臟, 臟과 腑, 腑와 腑, 臟腑와 體表의 감각기관(感覺器官)과의 사이에는 모두 밀접한 관계가 있기 때문에 질병의 發生·進展과 치

39) 기항지부(奇恒之腑)－기항(奇恒)은 이상하다라는 뜻으로 五臟六腑와는 특이한 기관과 조직을 가진 腑라는 뜻에서 붙인 명칭이다.
40) 여자포(女子胞)－자궁(子宮)을 말함.

료에 있어서 서로 영향을 주고, 장부의 병변은 체표의 感覺器官으로 표출(表出)되며, 또한 체표의 感覺器官에 나타나는 정황(情況)으로 장부의 기능이 정상인지 아닌지를 추측할 수 있다.

예를 들면 심화(心火)가 항성(亢盛)하면 가슴이 답답하고, 혀가 붉어지는 등의 증상이 나타나며, 또 心臟의 熱이 소장(小腸)으로 옮겨지면 소변량이 적고 색이 붉게 된다. 또 눈동자와 피부가 노랗게 되면 이들 체표 감각기관에 이상이 표출되는 것으로부터 肝臟의 병리변화를 추측할 수 있다. 그러므로 우리 의학에서 말하는 臟腑는 해부학적인 개념뿐만 아니라 더 중요한 것은 생리·병리학적인 개념도 내포(內包)하고 있다는 점이다.

臟과 腑는 이들의 기능상 특징을 근거로 하여 구분한 것이다. 오장(五臟)은 저장(貯藏)을 위주로 하여 정(精)·혈(血)·진액(津液)을 貯藏하는 것이다. 五臟에 貯藏되는 정기(精氣)는 인체 기능활동(機能活動)의 근본이다. 精氣는 충분하게 저장(貯藏)되기는 하나 농축(濃縮)되어 견실(堅實)한 상태로는 될 수 없기 때문에 "五臟이란 精氣를 貯藏하지만 배설(排泄)하지 않으므로 충만(充滿)하기는 하나 堅實하게 될 수는 없다"는 說이 있다.

육부(六腑)의 중요한 기능은 음식물의 소화(消化)·흡수(吸收)·전도(傳導)·배설(排泄)을 주관한다. 이 때문에 음식이 胃에 들어가면 胃는 실(實)하고, 腸으로 들어가면 胃는 공허(空虛)해지므로 充滿한 상태로 있을 수 없는 것이며, 充滿하면 消化 傳導를 하지 못한다. 그러므로 "六腑란 排泄하지만 貯藏할 수 없으므로 堅實하되 充滿할 수 없다"고 한다. 그러나 臟과 腑로 귀속(歸屬)되고 구분(區分)되어 臟·腑가 각자 하는 임무는 다르지만, 이들은 생리 또는 병리분야를 불문하고 모두 불가분의 밀접한 관계를 가지고 있다. 예를 들면 臟은 이부(裏部)에 있으므로 陰에 속하고, 腑는 표부(表部)에 있으므로 陽에 속하는데 음양(陰陽)과 표리(表裏)로 서로 배합되는 것이다.

기항(奇恒)의 腑에서 『기(奇)』는 다르다, 『항(恒)』은 일반적이다의 뜻인데, 기항(奇恒)은 바로 '보통과 다르다'는 의미이다. 이들은 五臟과 구분될 뿐만 아니라 六腑와도 다르기 때문이다. 이들의 형태(形態)는 腑와 유사(類似)하나 기능(機能)은 도리어 臟과 類似하다. 부위로 말하면 모두 비교적 깊고 은밀(隱密)한 곳에 있고, 그 특징은 다른 장부와 배합될 수 없으며, 濁한 物質(그 가운데 肝과 膽은 배합되지만 膽이 저장한 것은 깨끗한 담즙(膽汁)이므로 濁物이 아니다)을 저장하지 못한다. 위에서 말한 특징 때문에 이들을 "奇恒의 腑"라고 한다. 奇恒의 腑는 뇌(腦)·수(髓)·골(骨)·맥(脈)·담(膽)·여자포(女子胞)이다.

보통 말하기를 奇恒腑는 장부와 직접적인 표리(表裏)의 배속관계(配屬關係)가 없다고 하지만, 그러나 수(髓)와 골(骨)은 腎에서 길러지고, 맥(脈)은 心이 주재하는 것이며, 여자포(女子胞)는 腎氣에 의하여 生長·發育된다. 또 월경(月經)·임신(姙娠)은 또한 血에 의존하기 때문에 心·肝과 관계가 있는 것이다.

1. 오 장(五臟)

1) 간(肝)

(1) **간장혈**(肝藏血) : 臟象學說에서 肝에는 血을 저장하는 생리기능이 있다고 본다. 이는 간장(肝臟)이 혈액을 저장하고 혈액량을 조절하는 기능이 있음을 가리킨다. 그 내용은 다음과 같다.

① 간장혈(肝藏血)과 인체 혈류량의 증감상태와의 관계 : 인체에 있는 각 부분의 혈액은 생리상태에 따라 그 혈류량은 달라진다. 사람이 휴식(休息)이나 수면(睡眠)할 때는 인체의 혈액수요량은 바로 감소하며, 대량의 혈액은 肝으로 돌아와 저장된다. 정신적 또는 육체적인 노동을 할 때는 인체의 혈액수요량이 증가하므로 肝은 저장된 혈액을 바로 배출하여 인체활동에 필요한 양을 공급한다.

② 간장혈(肝藏血)과 장부(臟腑) 조직활동과의 관계 : 간혈(肝血)은 장부조직의 각 분야활동에 기본이 된다. 만약 肝에 병이 있으면 장혈(藏血)의 기능이 상실되어 인체의 활동에 영향을 주는 동시에 혈액의 병리변화가 쉽게 나타난다. 간혈(肝血)이 부족하면 눈이 어두워짐, 근육에 경련이 일어남, 굽힘과 폄이 자유롭지 않음, 월경양(月經量)의 감소 또는 폐경(閉經) 등의 증상이 나타난다.

③ 간장혈(肝藏血)과 간주소설(肝主疏泄)과의 관계 : 혈액(血液)이 운행하려면 心·肺氣의 추진력(推進力)과 脾氣의 통괄기능(統括機能)이 필요할 뿐만 아니라 肝이 소설(疏泄)하는 기능의 협조가 있어야 기능과 활동이 순조로워 혈액의 운행이 막히지 않는 것이다. 만약 肝의 소설(疏泄)기능이 상실되어 肝氣가 울체(鬱滯)되고 펴지지 못하면 血도 이를 따라 막혀서 통하지 않으므로 가슴과 옆구리가 찌르듯이 아프고, 월경(月經)에 이상이 생겨 血液이 덩어리를 이루거나 월경(月經)이 끊어지고, 징가(癥瘕)[41] 등의 증상이 나타나며, 肝氣가 거꾸로 올라가거나 문란(紊亂)하면 피를 토하거나, 코피, 혈붕(血崩)[42] 등 병리변화가 나타난다. 임상에서 갑자기 노(怒)한 뒤에 피를 토하는 것은 진단상 肝에서 그 원인을 찾는데 그 이론은 바로 "노상간(怒傷肝)"·"간장혈(肝藏血)"에 근거를 두고 있다. 그 기전(機轉)은 몹시 성을 낼 경우에 정신적으로 급격한 자극을 받게 되고, 肝의 기능에 영향을 주어 肝氣가 거꾸로 올라가므로 肝이 血을 저장하는 작용을 유지할 수 없기 때문에 혈액(血液)이 氣를 따라 상역(上逆)하게 되고 밖으로 터져나가기 때문에 토혈(吐血)이 발생한다. 따라서 이러한 질병이 발생할 때는 지혈제(止血劑) 중에서 肝氣를 평정(平定)시키는 약물을 가미하여 쓰면 치료효과가 매우 좋다.

(2) 간주소설(肝主疏泄) : 肝이 소설(疏泄)을 주재하는 것은 肝氣가 올라가고 펴지는 기능이 있음을 가리킨 것이다. 바꾸어 말하면

41) 징가(癥瘕) - 복부에 덩어리가 쌓이거나 팽대하거나 아프기도 한 병증.
42) 혈붕(血崩) - 월경기가 아닌데 음도(陰道)를 따라 다량 출혈하는 것.

肝의 생리특징은 소산(疏散)[43] · 창달(暢達)[44]하기를 좋아하여 얽매이려 하지 않는데, 억제되어 울결되거나 지나치게 항성(亢盛)하면 안된다. 肝이 소설(疏泄)을 주재하는 것은 주로 정신징후(精神徵候)와 소화징후(消化徵候)로 나타난다.

① 정신면에서의 징후 : 肝氣의 소설기능(疏泄機能)이 정상이어서 생리기능이 순조로워야 비로소 사람은 氣血이 화평해지고 정신이 유쾌해질 수 있다. 만약 肝의 疏泄機能이 상실되어 肝氣가 순조롭지 못하면 바로 정신적인 이상변화가 나타난다. 가령 肝氣가 억압되어 막히면 흉협(胸脇)이 창만(脹滿)하고, 마음이 울적하여 즐거워하지 않으며, 의심(疑心)이 많아지고 여러모로 생각한다. 심하면 마음이 침울하여 울려고 하며, 월경불순 등의 증상이 나타날 수 있다. 肝氣가 지나치게 항성(亢盛)하면 마음이 조급해지고 화를 잘내며, 잠을 못자거나 꿈이 많으며, 머리와 눈이 어지럽고, 귀에서 소리가 나며, 잘 들리지 않는 등의 증상이 나타난다. 이와 반대로 정서(情緖)에 변화가 생기면 肝의 소설(疏泄)기능에 영향을 줄 수 있다. 가령 대노(大怒)하거나 지나치게 억울한 감정 등이 있으면 肝氣가 울결되어 肝氣의 기능이 순조롭지 못하는 등의 병리변화가 발생한다.

또한 肝은 정서(情緖)와 의식(意識)에도 관계가 있으므로 사람의 용맹(勇猛)과 지략(智略)은 肝과 밀접한 관련이 있다. 우리가 흔히 간덩이가 부운 사람, 간이 큰 사람이라고 하는 것은 肝의 機能에 비유(比喩)하여 말하는 것이다. 그러므로 【소문 · 영란비전론(素問 · 靈蘭秘典論)】에 "인체(人體)의 장기(臟器)를 정부조직(政府組織)에 비교(比較)하면 간장(肝臟)은 장군(將軍)의 관직(官職)과 같으므로 모려(謀慮)가 여기에서 나온다(肝者, 將軍之官, 謀慮出焉)"고 하였다.

② 소화기능면의 징후 : 肝의 소설(疏泄)기능이 정상이어야 肝의 모든 기능이 순조로워 脾胃氣의 승강(昇降)과 담즙(膽汁)의 분비(分

43) 소산(疏散) - 분산하다.
44) 창달(暢達) - 막힘이 없이 발달함.

泌), 배설(排泄)을 도울 수 있다. 만약 肝의 疏泄機能이 제대로 작동하지 않으면 바로 소화기능에 병변이 나타난다. 가령 肝氣가 울결(鬱結)된 환자는 흉협(胸脇)이 창통(脹痛)하며, 마음이 조급해지고, 화를 잘 내는 등의 증상 외에도 胃氣가 하강하지 못하여 트림이 나고, 脾氣가 상승하지 못하여 설사를 하는 등의 증상이 늘 나타난다. 그렇기 때문에 肝의 소설(疏泄)기능이 정상이라야 비위(脾胃)는 정상적인 소화기능을 유지할 수 있다고 말한다.

이 밖에도 肝의 소설(疏泄)작용은 혈액(血液)과 수액(水液)의 운행에도 밀접한 관계가 있다. 예를 들면 肝의 소설(疏泄)기능이 균형을 잃으면 肝機能이 원활하지 못하여 氣가 막히고, 수기(水氣)가 머물러 늘 소변이 잘 나가지 않으며, 수액(水液)이 머물러서 수종(水腫), 복수(腹水) 등의 증상이 생긴다.

또한 임상적으로 肝氣가 울체(鬱滯)되면 혈의 운행이 원활하지 못하여 가슴과 옆구리가 찌르듯 아프고, 월경(月經)에 이상이 생기며, 심하면 血液이 뭉쳐 얼굴에 기미나 배에 비괴(痞塊)[45]가 생긴다. 또한 매우 노하여 肝이 손상되면 肝氣가 거슬러 올라가고 血은 氣를 따라 솟아오르기 때문에 면홍(面紅)·목적(目赤)·구혈(嘔血)·육혈(衄血) 등이 발생한다. 이러한 증상은 肝의 소설(疏泄)기능이 균형을 잃어 血의 운행이 원활하지 못하거나 함부로 거슬러 올라가는 현상이다.

⑶ 간(肝)·근(筋)과 손톱(爪)·눈(目)과의 관계(肝主筋 其華在爪) : 근(筋)이 정상적인 운동을 유지하며, 손·발톱이 촉촉하고 윤택하며 충만하게 차오르거나 눈이 물체와 색을 판별할 수 있는 것은 모두 肝과 밀접한 관계가 있다. 근(筋) 즉 근막(筋膜－筋肉과 腱을 포괄한다)은 관절(關節)과 기육(肌肉)을 이어 주어 운동를 맡는 조직으로 지체(肢體)를 굽히고 펴고 회전하여 활동을 유지시켜 준다. 근(筋)이 이렇

45) 비괴(痞塊)－복강 내에 생긴 굳은 덩어리.

게 작용하는 것은 간혈(肝血)이 길러 주어야 가능하기 때문에 筋은 肝血의 성쇠(盛衰)와 밀접한 관계가 있다.

肝血이 충만하여야 肢體의 筋膜이 충분하게 길러져 정상적인 운동을 할 수 있고, 만약 肝血이 부족하여 筋을 길러 주지 못하면 수족(手足)이 떨리며, 지체(肢體)가 마비(痲痺)되는 증상이 나타난다. 또한 심하면 몸을 구부리지 못하는 증상 등이 나타난다. 또 열(熱)이 매우 심하여 간풍(肝風)이 요동(搖動)하면 사지경련(四肢痙攣), 각궁반장(角弓反張)[46], 아관긴급(牙關緊急)[47] 등의 증상이 발생한다.

손톱・발톱은 筋의 여분(餘分)이며, 筋은 肝이 주재한다. 肝血의 성쇠(盛衰)가 筋의 운동에 영향을 주기 때문에 손・발톱의 機能變化에도 영향을 줄 수 있다. 그러므로 肝血이 충족하면 근력(筋力)이 건장해지고, 손・발톱도 매우 부드럽고 강인해지며 광택이 난다. 肝血이 부족한 환자는 손・발톱이 연약해지고 얇아지며, 손・발톱 내부의 색택이 담백해지는 현상이 나타난다. 어떤 경우에는 손톱의 중간이 함몰(陷沒)되는 현상이 나타나고 또한 나이 많은 사람이 온몸의 氣血이 점차 쇠약해져 肝血이 왕성하지 못할 때는 손・발톱이 마르고 약하여 부스러지기 쉬운 현상이 나타난다. 임상에서 보통 손・발톱의 질기고 연약한 정도와 두께의 두텁고 얇음과 색깔이 마르고 윤택한 정도로 간장(肝臟)의 건전 여부를 진찰한다.

肝은 눈으로 공규(孔竅)가 열린다는 것은 肝의 정기(精氣)가 위로 눈에 통하는 것을 가리킨다. 五臟六腑의 정기(精氣)는 혈맥(血脈)을 통하여 모두 위로 눈에 주입(注入)되지만, 그 중에서 중요한 것은 肝이다. 肝은 血을 저장하고, 肝의 경맥(經脈)은 위로 목계(目系)에 이어지기 때문이다. 눈으로 볼 수 있는 것은 肝血이 길러 주는 것

46) 각궁반장(角弓反張) - 목이 뻣뻣하고 등이 뒤로 젖혀져 마치 활처럼 뒤로 굽는 증상.

47) 아관긴급(牙關緊急) - 이를 악물고 벌리지 못하는 증상.

에 의지하기 때문에 肝機能이 정상인지 여부는 눈의 병변(病變)으로 나타난다. 간음(肝陰)이 부족하면 눈이 건조하여 깔끄러우며, 肝血이 부족하면 물체가 흐리게 보이거나 야맹증(夜盲症)이 발생한다.

肝의 경맥(經脈)에 풍열(風熱)이 있으면 눈이 붉게 붓고 아프며, 간화(肝火)가 상염(上炎)하면 눈이 붉고 예막(翳膜)[48]이 생긴다. 간양(肝陽)이 상항(上亢)하면 두훈목현(頭暈目眩)[49]이 발생하고, 간풍(肝風)이 내동(內動)하면 목사상조(目斜上吊)[50] 등의 증후가 나타난다. 肝은 눈으로 孔竅가 열린다는 이론(理論)을 제시함으로써 대부분이 눈을 관찰하여 肝의 병리변화를 관찰하고, 대부분의 눈병 또한 모두 肝에서 치료하는 것이다.

2) 심(心)

심장(心臟)은 五臟六腑 중에서 가장 중요한 위치에 있다. 이는 인체 생명활동의 중심이 되고, 흉중(胸中)에 자리잡고 있으며, 심포(心包)가 밖을 싸서 보호한다. 心臟의 중요한 생리기능은 정신(精神)·혈맥(血脈)·한액(汗液)을 주재하고, 혀로 孔竅가 열리며, 心臟의 정상여부(正常與否)는 얼굴에 나타난다.

(1) 신지(神志)를 주관(主管)한다(神主神志) : 신지(神志)의 개념은 정신상태(精神狀態)를 가리키며, 의식(意識), 사유(思惟)하는 활동으로 고도의 신경활동(神經活動)에 해당된다. 현대의학의 생리학적인 관점으로 볼 때 인간의 정신(精神)과 사유활동(思惟活動)은 대뇌(大腦)에서 主宰하는데 이는 조금도 의심할 것이 없는 것이다. 그러면 왜 우리 의학에서는 腦의 기능을 心에 귀속(歸屬)시켰는가. 이것은 역사적인 조건에 관계된다. 고인들이 이에 대하여 상세히 인식하지 못하였지만 적지 않은 논술은 있다.

48) 예막(翳膜) - 눈동자를 가리는 엷은 막.
49) 두훈목현(頭暈目眩) - 눈에서 현기증이 나고 머리가 어지러운 것.
50) 목사상조(目斜上吊) - 눈동자가 옆으로 또는 위로 삐뚤어지는 증상.

예를 들면 [소문·맥요정미론(素問·脈要精微論)]에는 "머리는 정명(精明)의 부(府)이므로 머리가 기울고, 보는 것이 무엇을 깊이 관찰(觀察)하듯 보면 얼마 안있어 精神이 없어진다(頭者精明之府, 頭傾視深, 精神將奪矣)"고 하였다. 이시진(李時珍)은 腦를 "원신(元神)의 府"라고 인정하였고, 왕청임(王淸任)은 "인간의 영감(靈感)과 기억력은 심장에 있는 것이 아니라 뇌(腦)에 있다"고 강조하였다.

心이 精神을 주재하는 것은 腦의 기능을 心에 예속(隷屬)시켰다. 이는 장상학설(臟象學說)이 五臟을 중심으로 이루어졌기 때문이며, 腦의 기능은 반드시 心血이 길러주어야 그 기능을 발휘(發揮)할 수 있다고 인정(認定)하고, 또한 정혈(精血)은 정신활동(精神活動)의 물질적인 토대(土臺)가 되고, 血은 心이 주재하는데, 心이 神志을 주재하는 기능과 心이 血脈을 주재하는 기능은 서로 밀접한 관계가 있다고 볼 수 있다.

이 때문에 心의 기혈(氣血)이 충만하면 神志가 명석(明晳)하고 精神이 민첩(敏捷)하지만, 일단 심장(心臟)에 병변이 발생하면 가슴이 두근거리고, 잘 놀라며, 잠을 잘 이루지 못하거나, 혹은 헛소리를 하며, 정신이 혼미(昏迷)하거나, 비애감(悲哀感)이 자주 발생하고, 쉽게 노하는 증상이 나타난다. 가령 심양(心陽)이 부족하면 심계(心悸)·경공증(驚恐症)의 증후가 나타나고, 심음(心陰)이 부족하면 불면(不眠)·건망증(健忘症)이 나타나며, 심양(心陽)이 너무 항성(亢盛)하면 울기도 하고 웃기도 하는 증상이 반복되며, 광증(狂症)이 발생하기도 한다.

사기(邪氣)가 심포(心包)에 침입하거나 담(痰)이 심규(心竅)를 막으면 정신이 혼미(昏迷)하고 섬어(譫語)나 망언(妄言)을 하며, 설강(舌强), 불어(不語) 등의 증상이 나타난다. 이 밖에도 임상에서 쓰는 약을 보면 청심사화(淸心瀉火)시키는 우황(牛黃), 서각(犀角) 등은 모두 진정작용(鎭靜作用)이 있기 때문에 우리 의학에서는 心이 神志를 주재하는 것으로 인식하고 있다.

(2) **血脈을 주관하고 기능상태는 顔面에 나타난다**(心主血脈 其華在面) : 혈맥(血脈)을 心에서 주관하기 때문에 얼굴의 혈맥(血脈)도 충만해진다. 心의 기능이 정상이면 氣血이 충만하여 안색이 윤택(潤澤)하고 생기가 넘쳐흐른다. 반대로 心과 혈맥(血脈)이 허약하면 얼굴이 창백하고 광택이 없으며, 심기(心氣)가 쇠약하여 없어지면 혈액(血液)을 운행시키는 기능이 쇠퇴하여, 혈행(血行)이 원활하지 못하고, 심하면 어혈(瘀血)이 정체(停滯)되어 얼굴이 회암색(晦暗色)이나 청자색(靑紫色)을 띨 수 있다.

이와 같이 心의 생리기능과 병리변화는 모두 얼굴에 반영되기 때문에 [소문·육절장상론(素問·六節藏象論)]에 "心은 생명의 근본이고, 그 기능의 좋고 나쁨은 얼굴에 나타나며, 전신의 혈맥(血脈)을 충실하게 한다(心者生之本, ……, 其華在面, 其充在血脈)"고 하였다.

(3) **공규(孔竅)는 혀(舌)로 열린다**(心開竅於舌) : 혀(舌)는 오관칠규(五官七竅) 중 하나이며, 오관(五官)은 오장과 밀접한 관계가 있으므로 각장(各臟)의 변화가 모두 밖으로 상응하는 공규(孔竅)로 나타날 수 있다. 심경(心經)의 별락(別絡)[51]이 혀로 올라가 설체(舌體)와 이어지기 때문에 心의 氣血은 혀로 통할 수 있고, 이로 인하여 혀의 정상적인 생리기능을 유지한다. 가령 "心氣가 조화를 이루면 혀가 오미(五味)를 알 수 있다(心氣通於舌, 心和則舌能知五味矣)"고 한 말은 바로 혀의 미각(味覺)을 心에서 주관하는 것을 설명한 것이다. 心이 정상이면 설질(舌質)은 부드럽고 윤택하며, 味覺은 예민하고, 혀의 운동도 민첩(敏捷)하다.

병리상태에서 心의 병변은 혀에 반영된다. 가령 심혈(心血)이 부족하면 舌質이 담백하고, 심화(心火)가 위로 치솟거나 심음(心陰)이 허(虛)하면 舌質이 붉어지며, 심하면 설체(舌體)가 미란(糜爛)[52]된다.

---

51) 별락(別絡) - 本經에서 갈라져 인접한 經脈으로 가는 그물 모양의 脈.
52) 미란(糜爛) - 헤어져 문드러짐.

심혈(心血)이 울혈(鬱血)되어 막히면 혀는 자암색(紫暗色)을 띠거나 어혈반점(瘀血斑點)[53]이 나타나고, 심열(心熱)이 있거나 담(痰)이 心과 혀로 통하는 공규(孔竅)를 막으면 혀가 굳어져 말하는 것이 자연스럽지 않는 등의 현상이 나타난다.

【參 考】 ① 사람의 血液量은 얼마일까? 사람의 심장은 1분에 몇번 박동을 하며 얼마만큼의 혈액을 펌프할까? : 총 순환혈액량은 체중의 약 8%이며 실혈량(失血量)이 30~40%에 이르면 생명이 위험하다. 심장은 1분에 72회 박동하며 1회 수축할 때에 약 70㎖의 혈액을 박출(搏出)한다. 그러므로 심장은 1분 동안에 약 5ℓ의 혈액을 搏出하는 것이다.

② 빈혈(貧血)이란 무엇인가? : 혈액 가운데 적혈구(赤血球)의 1차적인 기능은 산소를 운반하는 것이며, 赤血球의 주요성분은 헤모글로빈이다. 이 헤모글로빈이 산소와 결합하는 것으로 적혈구 수(數)의 감소와 적혈구의 헤모글로빈 농도의 감소는 산소운반에 문제를 가져올 수 있는데, 이러한 상태를 빈혈(貧血)이라 한다. 사람의 뇌(腦)는 4~5분 동안 산소공급이 중단되거나 10~15분 동안 글루코스의 공급이 중단되면 손상이 일어날 수 있다. 뇌의 산소공급은 매우 중요하다. 뇌의 중량은 체중의 2%에 불과하지만 전체 혈액공급량의 15%를 공급받고 있다.

③ 심포(心包)란 무엇인가? : 心包는 심포락(心包絡)이라고도 하는데, 심장을 둘러싸서 心臟을 보호하고, 心臟을 대신하여 사기(邪氣)를 받는 작용을 한다. 그러므로 邪氣가 心臟을 침범하면 항상 먼저 心包로 침범한다. 온사(溫邪)가 침범하면 고열, 정신혼미, 헛소리 등의 증상이 출현하는데 이를 열입심포(熱入心包)라 한다.

3) 비(脾)

(1) **運化를 주관한다**(脾主運化) : 비주운화(脾主運化)란 음식물의 소화 흡수와 영양물질의 운수(運輸)를 비장(脾臟)이 주관하는 것을 말한다. 비주운화(脾主運化)에 음식물의 영양물질과 수습(水濕)을 운화(運化)[54]하는 두 가지 기능이 포함된다.

① 수곡정미(水穀精微)의 運化 : 구체적으로 말하면 음식물의 정미물질(精微物質) 즉 영양성분으로 변한 것을 脾에서 흡수하여 肝

---

53) 어혈반점(瘀血斑點) - 출혈성 반점.

54) 운화(運化) - 음식물을 소화시키고 영양불질과 수분을 흡수하여 전신(全身)에 운송하는 기능.

과 心 및 각 조직기관으로 운송한다. 음식물을 소화하고 흡수하는 과정에서 胃는 다만 음식물을 받아들이고 초보적인 소화기능만 할 뿐이며, 주로 脾臟의 운화(運化)작용을 빌어서 완성되기 때문에 "脾主運化"라고 한다. 脾의 이러한 기능이 강력(强力)하고 건전(健全)한 것을 보통 『건운(健運)』이라 하고, 이와 반대현상을 『비실건운(脾失健運)』이라 한다.

脾의 운화과정은 음식물이 소화된 다음에 그 중 영양물질은 脾에서 흡수하여 肺로 운송한다. 肺는 心과 혈맥으로 주입(注入)하고, 다시 비기(脾氣)의 작용을 통하여 전신(全身)에 운송되므로 오장육부(五臟六腑), 사지백해(四肢百骸) 및 피모(皮毛)·근육(筋肉) 각 조직기관(組織器官)을 길러준다. 이 때문에 脾氣가 원활히 운행하면 소화흡수와 운송하는 기능이 왕성하게 된다. 만약에 脾氣가 건운(健運)하지 못하여 소화·흡수·운송하는 기능이 좋지 않으면 배가 그득하거나 설사(泄瀉), 권태(倦怠), 몸이 마르거나 영양불량 등의 증상이 나타날 수 있다.

② 수습(水濕)의 운화(運化) : 이는 脾에 수액대사(水液代謝)를 촉진하는 작용이 있음을 가리킨다. 脾가 체내 조직의 수분을 흡수(吸收)하여 운송하고, 배설(排泄)하는 것과 밀접한 관계가 있으므로 인체의 수액(水液)이 평형(平衡)을 유지하는데 중요한 역할을 한다. 이러한 운화과정은 脾가 음식물의 영양물질을 운화(運化)하는 동시에 인체에서 필요로 하는 수액(水液)을 전신의 각 조직중에 운송함으로써 이들을 길러주고 윤택하게 하는 기능을 발휘하며, 신진대사를 마친 수액(水液)은 신장(腎臟)으로 수송되고 膀胱에서 체외로 배출된다.

脾가 수액을 운화(運化)하는 기능이 정상이면 체내의 각 조직은 水液이 윤활(潤滑)하게 해 주는 작용을 얻을 뿐만 아니라 수습(水濕)이 모이거나 머무르지 않는다. 이로써 체내(體內)에서 수액은 평형을 유지할 수 있다.

만약 脾에서 수습(水濕)을 운화(運化)하는 기능이 상실되면 水液의 정체로 각종 병리변화가 발생한다. 水液이 장위(腸胃)에 정체되면 설사를 하거나 소변이 잘 나가지 않는 증상이 나타나고, 수습(水濕)이 피부로 넘쳐 밖으로 나가지 못하면 수종(水腫)이 발생하며, 복강 내에 정류(停留)되면 배에 물이 차는 등의 증상이 생긴다.

총괄하면 영양물질의 운화(運化)는 脾에서 주관하기도 하지만 心과 肺의 관여(關與)와 작용(作用) 하에서 함께 이루어지는 것이다. 水液의 운화(運化)는 또한 肺·脾·腎 三臟의 공동작용으로 완성된다. 음식물의 영양물질을 운화(運化)하고 수습(水濕)을 운화(運化)하는 두 가지의 작용은 서로 연관되기 때문에 병리상으로 나타나는 현상도 늘 같이 나타난다.

(2) **통혈(統血)을 주관한다**(脾主統血) : 『統』은 통괄(統括)하고 제약(制約)한다는 의미이다. 혈액(血液)이 경맥(經脈) 밖으로 넘쳐나가지 않고 經脈 속에서 운행하는 것은 전적으로 脾氣의 통괄작용(統括作用)에 의존한다. 脾는 중초(中焦)의 氣를 주재하여 영기(營氣)[55]를 화생(化生)하고, 영기(營氣)는 혈중의 氣로써, 氣는 血을 통수(統帥)하기 때문에 血은 氣로부터 통괄(統括)된다. 그러므로 脾氣가 충실하고 왕성하면 혈액을 統括하여 경맥 안에서 순행하도록 하고 밖으로 넘치지 않게 한다.

【혈증론·장부병기론(血證論·臟腑病機論)】에 "내경(內經)에 脾氣가 血을 통괄한다는 말은 血이 상하로 운행되는 것이 모두 脾氣에 의존하는데 비양(脾陽)이 虛하면 血을 통괄할 수 없다(經云脾統血, 血之運行上下, 全賴脾氣, 脾陽虛則不能統血)"고 한 말은 脾의 양기(陽氣)가 건운(健運)과 승발(昇發)을 주재하고 있음을 설명한 것이다. 이 때문에 脾氣가 健運을 유지하면 상승(上昇)도 정상이므로 혈액을 통괄·억제하여 밖으로 넘치지 않도록 한다. 만약 脾氣가 허

55) 영기(營氣) - 맥관(脈管) 중에서 운행되는 정기(精氣)로 수곡(水穀)에서 생겨나며, 비위(脾胃)에서 내원(來源)하고 중초(中焦)로 나오며, 그 성질은 유순하고 혈액을 화생(化生)하여 전신을 영양하는 작용을 한다.

약하고 쇠잔하여 統括하는 기능을 잃어 버리면 혈액은 정상적인 궤도(軌道)를 잃어 각종의 출혈하는 병증이 나타난다.

임상에서 환자가 월경과다이거나, 월경기간이 아닌데도 출혈하거나, 대변으로 출혈하거나, 코피가 나거나, 피하출혈이 나타나는 등은 脾氣가 허약하여 야기된 질환으로 보비섭혈(補脾攝血)·인혈귀비(引血歸脾)하는 방법으로 치료해야 한다. 그러므로 "血을 치료하려면 먼저 脾氣를 치료한다"는 것이 만성출혈성질환(慢性出血性疾患)을 치료하는 기본원칙인 것이다.

(3) 肌肉을 주관하고 입(口)에 개규(開竅)한다(脾開竅於口) : 脾가 기육(肌肉)을 주관하는 것은 肌肉이 생장(生長)하고 풍만하게 되는 것은 주로 음식물의 영양공급에 의지하기 때문이며, 脾의 중요한 생리기능이 음식물의 영양물질을 운화하기 때문이다. 脾氣가 건전하고 왕성하면 음식물의 영양물질을 운화(運化)하여 기육(肌肉)을 길러줄 수 있다. 영양이 충족하면 肌肉은 풍만(豊滿)하고 장실(壯實)해지기 때문에 脾는 肌肉을 주관한다고 한다. 이와 같이 肌肉이 豊滿하고 壯實하면 사지(四肢)는 건장하고 민첩하며 힘이 강하게 된다. 만약 脾가 건운(健運)을 상실하면 청양(淸陽)의 氣를 산포하지 못하여 영양이 결핍되므로 肌肉이 연약해지고 사지가 권태무력(倦怠無力)하게 된다.

脾는 입으로 공규(孔竅)가 열리고, 그 기능의 상태가 입술에 나타나는 것은 음식, 구미(口味) 등이 脾의 운화기능과 관련이 있음을 말한다. 脾氣가 건운(健運)하여 식욕이 왕성하고 입맛이 좋으면 입술이 붉고 광택이 난다. 만약 脾가 건운(健運)하는 기능을 상실하면 식욕에 변화가 발생하여 口味에도 이상이 생기며, 식욕이 없고 입맛을 잃게 되며, 습사(濕邪)가 脾에 울체(鬱滯)되면 입안이 끈적끈적하거나 달아지는 등의 증상이 나타난다. 脾의 운화(運化)가 좋지 않아 만성 소화불량이 된 환자는 입술이 마르고 누렇게 되며 광택이 없다. 이와 같이 기육(肌肉)·입맛·입술의 변화는 비병(脾病)을 진단하는 데에 도움이 된다.

4) 폐(肺)

肺는 大腸과 서로 표리(表裏)가 되며, 체표(體表)로 나타나는 징표는 피부(皮膚)이기 때문에 그 기능의 상태는 피모(皮毛)로 나타난다. 주요한 기능은 氣를 주재하고 선발작용(宣發作用)[56]과 숙강작용(肅降作用)[57]을 주재하여 호흡을 관장하고, 소변을 순조롭게 나가게 하며, 코로 공규(孔竅)가 열린다. 肺가 氣를 주관한다는 말은 두 가지 내용을 포괄하고 있다. 하나는 호흡의 氣를 주관하고, 둘째는 肺가 온몸의 氣도 주관한다.

(1) **氣를 주관하고 호흡을 담당한다**(肺主氣司呼吸) : 인체는 호흡(呼吸)을 통하여 새로운 맑은 공기를 마시고 오래된 탁한 공기를 내보내어 체내의 탁기(濁氣) 즉 이산화탄소 Co_2를 내보내고 자연계(自然界)의 청기(淸氣) 즉 산소 O_2를 들이마신다. 이렇게 함으로써체내의 氣와 자연계의 氣로 하여금 교환하는 것이고, 이렇게 하여야 인체의 맑은 기와 탁한 기의 신진대사(新陳代謝)가 유지된다. 가령 폐기가 부족하면 들이마시고 내쉬는 공기가 적으며 힘없이 숨을 쉬는 소기(少氣)[58]가 발생한다.

肺는 종기(宗氣)의 생성과 밀접한 관계가 있기 때문에 肺가 온몸의 氣를 주관한다. 宗氣는 음식물의 정기(精氣)와 폐에서 흡입된 청기(淸氣)가 결합하여 생성된 것으로 흉중(胸中)에 축적되어 있으면서 肺臟의 호흡기능을 추진하고 心脈으로 들어가 영혈(營血)이

56) 선발작용(宣發作用)－肺主宣發. 肺가 코로 開竅하고 밖으로 皮毛와 相合하여 호흡을 주관하는 기능.

57) 숙강작용(肅降作用)－肅降機能. 肺의 생리기능으로 맑고 내려가는 것을 뜻한다. 肺는 흉곽의 상부에 있고, 체내에서 하고 있는 작용 내지 기능(呼吸을 주관하고, 氣와 治節을 主宰하고, 水道를 通調하는 것 등)을 정상적으로 유지하기 위하여는 반드시 肺氣가 맑고 내려가야 한다. 만약 肺氣가 맑지 않고 내려가지 않으면 喘逆, 咳嗽 또는 小便不利 등 증이 발생한다.

58) 소기(少氣)는 들이마시고 내쉬는 공기가 적으며 미약하게 호흡하는 것으로 대개 中氣가 부족하거나 肺와 腎이 虛하여 생긴다.

운행(運行)하도록 밀어주는 것이 宗氣의 작용이다. 이는 인체를 길러주는 물질일 뿐만 아니라 인체 기능활동의 동력이 되기도 한다. 肺는 호흡을 주관하고 종기(宗氣)의 발원지가 되기 때문에 인체 각 조직기관의 기능활동은 반드시 肺가 산포하는 영양물질에 의존해야만 이들의 정상적인 기능활동을 유지할 수 있다. 만약 肺氣가 허약하면 氣가 허하여 땀이 절로 나거나 몸이 권태롭고 힘이 없는 등의 원기(元氣)가 부족한 증상이 나타난다. 그렇기 때문에 [소문·오장생성론(素問·五臟生成論)]에 "人體의 모든 氣는 肺에 속한다(諸氣者, 皆屬於肺)"고 하였다. 이는 바로 肺가 온몸의 氣를 주관하는 것을 말한다.

⑵ 선발(宣發)과 숙강(肅降)을 주관한다(肺主宣發與肅降) : 肺의 氣가 활동하려면 선발(宣發)과 숙강(肅降)작용이 순조로워야 한다. 肺氣의 산포(散布)와 하강작용(下降作用)이 정상이어야만 삼초(三焦)의 순환(循環)을 통하게 하여 수분(水分)의 배설을 조절함으로써 신진대사(新陳代謝)에 평형(平衡)을 유지할 수 있다.

선발(宣發)에서 『宣』은 산포(散布)한다는 뜻이고, 『發』은 발산(發散)한다는 뜻이다. 肺가 선발(宣發)을 주관한다는 것은 肺氣가 氣血과 진액(津液)을 全身에 퍼트려 안으로는 장부경락(臟腑經絡)에, 밖으로는 기육(肌肉)과 피모(皮毛)에 이르지 않는 곳이 없음을 가리킨다. 만약 폐기(肺氣)의 선발(宣發)기능이 좋지 않으면 肺氣가 막히는 증상들이 나타난다. 예를 들면 풍한사(風寒邪)가 肺에 침습하여 肺氣가 선발(宣發)하지 못하고 막히면 답답하고, 목구멍(咽喉)이 가렵고, 기침을 하며, 코가 막히고 기침을 할 때 가래가 나오는 등의 증상이 나타난다.

숙강(肅降)에서 『숙(肅)』은 맑게 한다, 『강(降)』은 하강(下降)시킨다는 의미이며, 肺氣는 맑아야 하고 하강해야만 한다는 뜻이다. 肺氣는 가슴 속에 있으므로 맑고 내려가야 순조로운 것이다. 만약 肺氣가 맑지 않고 내려가지 못하고 탁하거나 위로 거슬러 올라가면 기침이나 천식(喘息) 등의 증상이 나타난다.

肺의 선발(宣發)과 숙강(肅降)작용은 서로 돕고 보완하는 양면성이 있어서 정상적인 선발(宣發)기능을 발휘할 수 없으면 숙강(肅降)작용을 할 수 없고, 숙강(肅降)기능을 발휘할 수 없으면 반드시 정상적인 선발(宣發)작용에 영향을 주게 된다. 이러한 기능은 생리상으로 서로 연관성이 있을 뿐만 아니라 병리상에도 서로 영향을 준다. 예를 들면 외사(外邪)가 피부에 침습하여 肺氣가 선발(宣發)작용을 할 수 없으면 기침이나 천식 등 폐기가 하강하지 못하는 병리변화를 야기시킨다. 만약 담습(痰濕)이 안에서 막혀 肺가 숙강(肅降)기능을 잃으면 마찬가지로 기침을 하고, 가슴이 답답하며, 목에서 담끓는 소리가 나는 등의 폐기(肺氣)가 선발(宣發)할 수 없는 병증이 야기된다.

통조수도(通調水道)의 기능, 즉 삼초(三焦)를 순화시켜 수액(水液)이 잘 나가게 하는 기능도 肺氣의 선발(宣發)과 숙강(肅降)작용으로 이루어진다. 임상에서 肺에 질병이 있으면 폐기가 하강하지 못하여 水液을 나가게 하는 기능이 상실되어 수액(水液)의 운수(運輸)·산포(散布)·배설(排泄)에 장애가 생겨 바로 부종(浮腫) 등의 증상이 나타난다.

(3) 통조수도(通調水道)의 기능을 주관한다(肺主通調水道) : 수도(水道)는 삼초(三焦)를 가리키는데, 통조수도(通調水道)는 肺氣가 三焦를 통하게 하여 수액대사(水液代謝)를 촉진하고 水液의 평형을 유지시킨다. 인체 내에서 수액의 운행은 주로 肺氣의 통조(通調), 脾氣의 운수(運輸), 신기(腎氣)의 개합(開闔)작용으로 이루어지며, 그 나머지 수액은 주로 4가지 경로, 즉 소변·땀(내부에서 피부로 蒸發한다)·호흡·대변으로 배출된다. 그 중에서 소변과 땀이 위주가 되며, 특히 배뇨(排尿)는 수액이 밖으로 배설되는 중요한 경로가 된다.

수액(水液)의 대사과정을 개괄적으로 말하면, 주로 肺氣의 숙강

(肅降)작용을 통하여 수기(水氣)를 신(腎)으로 돌려 보내고, 다시 신(腎)의 기화(氣化)작용을 경과하여 하나는 방광(膀胱)으로 들어가 요액(尿液)이 되어 체외로 배출되고, 다른 하나는 氣로 변화하여 肺로 올라가 전신에 산포(散布)된다. 肺에 질병이 발생할 경우 肺氣가 下降하지 못하여 수도(水道)를 통조(通調)하는 기능을 잃게 되면 소변을 보지 못하거나 부종(浮腫) 등의 증상이 나타나기 때문에 "肺는 水液의 상원(上源)"이라는 이론이 있다.

(4) 밖으로는 피모(皮毛)에 합하고 코로 開竅한다(肺主皮毛 開竅於鼻) : 피모(皮毛)는 인체에서 가장 얕은 층의 조직체로 肺와 대단히 밀접한 관련이 있다. 피모(皮毛)는 肺로부터 운송되어 산포(散布)되는 위기(衛氣)와 진액(津液)에 의하여 따뜻하게 길러지며, 위기(衛氣)는 땀구멍의 개폐(開閉)를 담당함으로써 호흡을 조절하기 때문에 "肺는 피모(皮毛)를 주재한다"는 설이 있다. 외사(外邪)가 침습하면 언제나 피모(皮毛)로부터 肺로 침입하기 때문에 오한(惡寒)·발열(發熱)·비색(鼻塞)·해수(咳嗽)·천식(喘息) 등의 징후가 나타난다. 만약 肺氣가 허약하여도 피부가 건조하여 윤택하지 못하기 때문에 피모(皮毛)는 肺의 기능상태가 나타나는 곳이라는 이론이 있다.

肺氣는 코와 상통하고 코는 호흡의 통로가 되므로 肺氣의 소통이 원활하면 코는 냄새를 맡을 수 있다. 외사(外邪)가 肺에 침입하면 코가 막히고 콧물이 흐른다. 폐열(肺熱)이 심하면 코를 벌름거리며 숨을 쉬는 등의 증상이 나타나므로 폐(肺)는 코로 공규(孔竅)가 열린다고 한다.

5) 신(腎)

(1) 정(精)을 저장하고 골(骨)을 주관하며 수(髓)를 생산하고 뇌(腦)에 통한다(腎主骨生髓 髓通於腦) : 腎에 저장된 정기(精氣)를 신정(腎精)이라고도 한다. 腎에 저장된 정기(精氣)는 선천(先天)의 정(精)과 후천(後天)의 정(精)으로 나눈다. 先天의 精은 생명을 구성하는 기

본물질이며 배태(胚胎)에서부터 출생한 후의 생장발육(生長發育)·생육번식(生育繁殖)에 이르기까지는 모두 先天腎精의 작용이다. 인체의 노쇠는 이러한 精이 쇠약하거나 없어지는 것을 의미한다. 후천(後天)의 정(精)은 음식물에서 흡수된 영양물질인데, 脾에서 각 장부로 보내져 오장육부(五臟六腑)의 精이 된다.

이와 같이 後天을 근원(根源)으로 하여 생긴 각 장부(臟腑)의 精은 모두 腎으로 운송되어 저장된다. 先天의 精과 後天의 精은 서로 연관(聯關)되어 있기 때문에 따로따로 다룰 수는 없다. 先天의 精이 그 기능을 발휘하려면 반드시 後天의 精이 이를 길러 주어야 하고, 後天의 精이 화생(化生)할 수 있는 것은 先天의 精이 작용해 주는 결과이다. 腎氣는 腎精에서 化生된 것으로 다시 말하면 腎에 저장된 精에서 발현되는 생명력을 腎氣 또는 元氣라 한다. 腎精이 그 기능을 발휘할 수 있는 것은 腎氣와 불가분의 관계가 있기 때문에 腎精이 충족하면 腎氣도 왕성해지며, 腎精이 부족하면 腎氣도 이를 따라 쇠약해진다.

腎에 저장된 精의 중요한 생리기능은 生長發育과 生育繁殖의 양면으로 나타난다. 사람의 생식능력과 생장발육과정은 주로 腎의 精에서 결정된다. 腎氣는 연령의 차이에 따라 왕성하고 쇠퇴해진다. 유년(幼年)에서 시작하여 腎의 精氣가 점차 충만하고 왕성해지기 때문에 치아가 다시 나고 머리카락이 자라는 등의 변화가 있게 되며, 정상적으로 발육하여 청춘시기(보통 여자는 14세, 남자는 16세 내외)에 이르면 腎의 정기(精氣)가 충만해지기 시작하여 性機能을 촉진시키는 물질을 생산하게 되는데, 이를 "천계(天癸)"라고 한다.

이에 남자는 精子가 생산되고, 여자는 일정한 주기(週期)에 배란(排卵)하기 시작하여 월경(月經)이 나오며, 性機能이 점차 성숙하게 되어 생식능력을 갖는다. 노년(보통 남자는 60세, 여자는 50세 안팎)에 이르면 腎의 精氣는 점차 쇠약해져 性機能과 生殖能力도 이를 따라

감퇴하고 소실(消失)되어 몸도 점차 쇠약하게 된다. 병리적으로는 불임증(不姙症), 小兒發育의 지체(遲滯), 근골(筋骨)이 약해지고, 지력(智力)이 떨어지는 등과 같은 생장발육(生長發育)과 생식능력(生殖能力)에 이상(異常)이 초래되는데 이들은 모두 腎精과 관계가 있다.

腎의 精氣에는 신음(腎陰)과 신양(腎陽)이 포함된다.『신음(腎陰)』을 원음(元陰) 또는 진음(眞陰)이라고도 하는데 이는 인체 음액(陰液)[59]의 근본으로 각 장부(臟腑)를 부드럽고 축축하게 길러주는 작용을 가지고 있다.『신양(腎陽)』을 원양(元陽) 또는 진양(眞陽)이라고도 하는데 이는 인체양기(人體陽氣)의 근본으로 인체의 각 臟腑를 따뜻하게 하고 생화(生化)[60]하게 하는 작용을 가지고 있다.

신음(腎陰)과 신양(腎陽)은 모두 腎의 정기(精氣)를 기초로 삼는다. 腎陽과 腎陰은 인체내에서 서로 제약(制約)하고 의존(依存)하면서 상태의 평형을 유지한다. 이러한 평형상태가 일단 파괴되면 腎陽 또는 腎陰이 허약해지는 병리변화가 발생하게 된다. 동시에 腎陰과 腎陽이 허약해지는 본질은 모두 腎의 精氣부족으로 연유하기 때문에 腎陰과 腎陽의 허약에도 서로 聯系되어 있다. 그러므로 腎陰의 허약이 일정한 한계에 이르면 腎陽에 영향을 주게 되며, 腎陽의 허약이 일정한 한계에 이르면 腎陰에 손상을 주어 陰의 손상이 陽에 미치기도 하고, 陽의 손상이 陰에 미치기도 하여 陰 또는 陽의 허증(虛證)이 형성된다.

腎과 골(骨)·수(髓)·모발(毛髮)·귀(耳)·대소변(大小便)과의 관계는 생리상으로 다음과 같이 설명할 수 있다.

---

59) 음액(陰液) - 精·血·津·水液 등 각종 체액의 총칭으로 모두 陰分에 속하기 때문에 陰液이라 한다.

60) 생화(生化) - 生生化化. 만물이 끊임없이 생겨나면 소멸되고, 소멸되면 다시 생겨난나는 것.

腎은 精을 저장하고, 精은 수(髓)를 생산하며, 髓는 뼈 속에 저장되면서 뼈를 길러준다. “치아(齒牙)는 骨의 여분이다”고 하는 것과 “뇌(腦)는 髓의 해(海)가 된다”고 하는 말은 뇌수(腦髓)는 腎精의 끊임없는 化生에 힘입어 정신과 의식의 활동을 유지하고 있다는 것이다. 이 때문에 腎의 기능이 정상적이고 腎精이 충족하면 골수(骨髓)를 化生하는 근원이 생기므로 뼈는 骨髓가 길러주는 것에 힘입어 견고하여 힘이 생기고, 치아도 견고해지며, 腦髓는 腎精이 끊임없이 화생하여야 정상적인 정신활동을 하게 된다. 만약 腎精이 허소(虛少)하여 골수(骨髓)가 化生되는 근원이 부족하면 골격(骨格)이 길러질 수 없으므로 骨格은 연약(軟弱)하여 힘이 없고, 심하면 발육이 부전(不全)하여, 치아는 흔들리고 심하면 빠지기도 하며, 정신과 의식의 활동에도 영향을 줄 수 있다.

(2) **수액(水液)을 주관(主管)한다**(腎主水) : 인체 내에 있는 水液의 대사(代謝)는 肺·脾·腎·三焦·膀胱 등의 장기에서 함께 이루어진다. 그 대사과정은 다음과 같다.

입으로 들어온 水液은 胃·小腸을 경유하여 脾의 흡수와 전수(轉輸)작용을 거쳐 肺로 실려 가고, 肺·脾·腎·三焦 등 장기의 氣化작용을 통하여 진액(津液)으로 化生되어 전신을 길러주며, 그 代謝의 노폐물은 땀구멍이나 방광을 거쳐서 몸 밖으로 배출됨으로써 인체내에 있는 水液代謝는 평형이 유지된다. 대사과정에 있는 水液은 어떤 것은 맑고 어떤 것은 탁(濁)하며, 맑은 가운데 濁하고, 濁한 가운데 맑은 것이 있다. 맑은 것은 상승(上昇)하며, 濁한 것은 下降하여 **승청강탁(昇淸降濁)**하는 작용이 체내에서 끊임없이 이루어진다. 水液이 胃로 들어가면 脾에서 청탁(淸濁)을 분별하여 맑은 것은 肺로, 濁한 것은 腎으로 운송된다. 肺 가운데의 수액(水液)에서 맑은 것은 肺氣의 선발(宣發)작용을 통하여 心脈으로 운반됨으로써 피부(皮膚)·주리(腠理)·피모(皮毛) 등 각 조직기관을 윤택하게 길러주며, 탁한 것은 肺氣의 숙강(肅降)작용을 통하여 腎으로 내려간다.

피부(皮膚)·주리(腠理), 피모(皮毛) 등의 조직으로 공급된 水液 가운데 일부분은 땀이 되어 체외로 배출되고, 그 나머지는 다시 心脈 속으로 흘러 들어간다. 腎으로 돌아온 수액(水液)은 신양(腎陽)의 증화(蒸化)작용을 거쳐 그 중 맑은 것은 다시 氣로 化하여 肺로 상승하고 재차 肺에서 전신으로 산포(散布)된다. 탁(濁)한 가운데 탁(濁)한 것은 바로 방광(膀胱)에 흘러들어가 소변이 되어 체외로 배출된다.

水液이 代謝를 하는 과정에서 한 臟腑의 기능에 균형이 깨지면 水液의 代謝에 장애를 주어 水液이 머물러 쌓이는 병리화가 발생한다. 가령 상초(上焦)가 통하지 않으면 肺氣의 선발(宣發)과 숙강(肅降)작용에 영향을 주어 水液이 上焦에 머물러 쌓이기 쉽고, 中焦가 통하지 않으면 脾氣의 전화(轉化)·운수(運輸)기능에 영향을 주어 中焦에 머물러 쌓이기 쉬우며, 下焦가 통하지 않으면 腎陽의 증화(蒸化)기능에 영향을 주어 下焦에 머물러 쌓이기 쉽다. 그러므로 허리 이상의 부종(浮腫)을 치료하려면 선폐이수법(宣肺利水法)을, 허리 이하의 부종(浮腫)은 온양이수법(溫陽利水法)을, 복부(腹部)의 부종(浮腫)은 건비이수법(健脾利水法)을 써서 치료한다.

水液代謝過程에서 肺는 선강(宣降), 腎은 증화(蒸化), 脾는 운화(運化)작용을 주로 하고, 三焦는 水液이 승강(昇降)하는 통로이지만, 그 중에서 중요한 작용을 하는 것은 腎이다. 이는 三焦의 기화작용(氣化作用)이 腎氣에 의해서 이루어지고, 脾陽은 腎陽을 근원으로 하며, 膀胱의 배뇨기능(排尿機能) 또한 반드시 腎의 氣化作用에 의지하기 때문이다. 그러므로 인체의 水液代謝過程에 있어서는 腎이 매우 중요한 작용을 한다.

⑶ **腎氣는 귀와 상통하고 前後二陰을 통제한다**(腎開竅於耳 司二陰) : 귀의 청각은 腎의 정기(精氣)에 의존하여 길러진다. 만약 腎精이 부족하면 이명(耳鳴)이나 청력감퇴(聽力減退) 등의 증상이 나타난다. 腎과 대소변의 관계 또한 매우 밀접하여 膀胱에 저장된 소변은 물론 배뇨까지도 모두 腎의 기화(氣化)작용에 의지한다. 腎氣가 증화(蒸化)할 수 없으면 소변은 잘 나가지 않으며, 腎氣가 방광을 굳게 지켜주지 못하면 소변실금증(小便失禁症)이 나타난다. 대변의 배설도 腎의 氣化작용을 받아야 하는데 임상에서 볼 때 신음허(腎陰虛)로 인한 대변비결증(大便秘結症)도 나타날 수 있으며, 신양허(腎陽虛)로 인한 대변불통증(大便不通症)이나 신기불고(腎氣不固)로 인한 구설활탈(久泄滑脫) 등의 증상도 나타날 수 있다.

모발(毛髮)을 윤택하게 길러주는 것은 血液에 근원을 두었기 때문에 "毛髮은 血液의 여분(餘分)이다"고 하지만, 毛髮의 생기(生氣)는 腎에서 내원(來源)하므로 毛髮의 생장과 탈락, 윤택과 까칠함은 腎의 정기성쇠(精氣盛衰)와 관련이 있다. 청장년은 腎氣가 충족하므로 모발에 광택이 나며, 노인은 신기(腎氣)가 점차 쇠잔하여 모발이 백색으로 변하기도 하고 빠지기도 한다.

【參 考】 ① 흔히 신기(腎氣)가 왕성하다는 말은 정력(精力)을 포함한다. 정열적이란 말은 그 사람의 정(精)이 풍부하다는 것을 표현하는 것이다. 인체에 있어서 선천적인 精은 매우 중요한 것으로 그 사람의 건강을 좌우한다. 精은 한정적인 것으로 항상 샘솟는 것은 아니다. 따라서 精은 지켜야 하며 아껴야 하는 것이다. 학창시절의 모든 정열을 공부에 전념하는 것도 精을 아끼는 방법인 것이다.

② 여자포(女子胞) : 여자포(女子胞)는 일명 포궁(胞宮)·자궁(子宮)이라 하며 월경과 임신, 태아의 생육을 담당한다. 신장(腎臟)과 충맥(衝脈)·임맥(任脈)은 여자포와 매우 밀접한 관계가 있다. 腎은 생식을 주관하고 충맥(衝脈)·임맥(任脈)은 같이 포궁(胞宮)에서 시작하기 때문에 신기(腎氣)가 충만하고 충맥(衝脈)·임맥(任脈)에 기혈이 충만하면 생식과 포태의 기능을 잘 길러 주어 월경에 아무런 이상이 없게 되는 것이다. 만약 신기(腎氣)가 허약하며 충·임맥(衝·任脈)의 기능이 균형을 잃으면 월경이 순조롭지 못하고 경폐(經閉)또는 불임(不姙) 등의 증상이 나타난다. 이외에 포궁(胞宮)과 心·肝·脾 三臟도 매우 밀접한 관계가 있다. 여성에게 있어서 월경주기는 매우 중요하다. 월경출혈은 3~5일간

지속되며 출혈량은 약 50mℓ 정도이다. 월경주기에서 배란일을 정확히 알기 위하여 기초체온을 측정한다. 배란일에는 호르몬의 영향으로 기초체온이 상승한다.

③ 남성의 1회 사정액(射精液)은 약 3mℓ 정도이며 정자수는 mℓ당 1억개 정도이다.

2. 육 부(六腑)

1) 담(膽)

膽의 중요한 생리기능은 담즙(膽汁)을 저장하며 결단(決斷)을 주재(主宰)하는 것이다. 膽汁은 장(腸) 속으로 주입되어 음식물의 소화를 촉진한다. 膽에 병이 있으면 膽汁의 맛은 쓰고 황색이므로 이것이 역상(逆上)하여 입이 쓰고 쓴 물을 구토하게 되고, 膽汁이 밖으로 넘치면 얼굴, 눈, 피부 등이 황색으로 나타나는 황달(黃疸)이 발생한다. 膽이 決斷을 주재한다는 것은 膽氣가 사람의 정신 감정활동과 관련이 있다는 것이다. 즉 膽氣의 성쇠(盛衰)와 사람의 용감성(勇敢性)·겁약성(怯弱性)과는 관련이 있다. 그렇기 때문에 임상에서 경계(驚悸), 허겁(虛怯), 불면(不眠), 다몽(多夢) 등 정신감정의 변화에도 항상 膽을 치료하게 된다.

膽이 六腑 중의 하나이나 또한 "기항의부(奇恒之腑)"에 귀속시킨 것은 형체가 腑와 유사하고 저장하는 것은 膽汁이지만 음식물의 찌꺼기를 받아 들이지 않는다. 기능에 있어서 臟과 유사하지만 膽은 유형의 精汁을 간직하고, 또한 가득할 수도 있고, 견실(堅實)할 수도 있는 특징을 가지고 있다. 따라서 膽은 臟과 비슷하지만 臟은 아니며, 腑와 비슷하지만 腑가 아닌 특성이 있기 때문에 奇恒의 腑에 귀속시킨다.

膽과 肝은 생리·병리적으로 매우 밀접한 관계가 있다. 肝과 膽은 서로 이어져 있고, 經脈이 서로를 얽매고 있다. 膽汁은 肝에서 생산되나 肝이 소설(疏泄)기능을 상실하였을 때는 膽汁의 정상적인 분비에 영향을 미칠 뿐만 아니라 膽汁의 분비기능이 상실되어도 肝의 기능에 영향을 주므로 황달(黃疸), 소화불량(消化不良) 등의 증상을 초래한다. 肝과 膽의 병은 항상 서로 영향을 주므로 마침내는 肝과 膽이 함께 병들게 된다. 예를 들면 간화(肝火)나 담화(膽火)가 왕성한 환자는 모두 가슴과 옆구리가 아프고, 입이 쓰고, 인통(咽痛)이 있으며, 마음이 조급해지고, 화를 잘 내는 등의 증상이 나타난다. 약물을 쓰는 데에 있어서 간화(肝火)를 사(瀉)하는 약물은 담화(膽火)를 瀉하는 효과가 있으며, 담화(膽火)를 사(瀉)하는 약물도 간화(肝火)를 사(瀉)하는 작용이 매우 많다.

肝과 膽의 관계는 매우 밀접하므로 변증(辨證)하고 투약할 때는 분명하게 구별한다는 것은 어렵지만, 결국은 肝은 음장(陰臟)으로 裏에 속하고, 膽은 양부(陽腑)로 表에 속하기 때문에 변증을 할 때는 대략 외감(外感)으로 인한 병은 膽에서, 내상(內傷)으로 인한 병은 肝에서 그 원인을 찾는다

【參 考】 ① 황달(黃疸) : 혈중의 담즙색소가 증가하여 피부나 가시점막이 노랗게 물드는 病症으로 혈청 총빌리루빈을 측정하여 1㎎/dℓ 이하를 정상, 1~3㎎/dℓ을 잠재성황달, 3㎎/dℓ 이상을 黃疸이라 한다.

② 【소문·영란비전론(素問·靈蘭秘典論)】에 "膽을 정부조직에 비교하면 중정(中正)의 관직(官職)과 같으니 결단(決斷)이 여기에서 나온다(膽者, 中正之官, 決斷出焉)"고 하였다. 決斷力은 매우 중요한 것이다. 우리말에 '쓸개 빠진 사람'이라는 말은 決斷力이 부족한 것을 의미하는 데 이는 膽의 기능에 근거를 둔 것이다.

2) 소 장(小腸)

小腸은 위로 유문(幽門)과, 아래로 大腸과 연결된다. 小腸의 생리기능 중에서 주요한 것은 청탁(淸濁)을 분별하는 것이다. 이는 胃에서 전(傳)하여 준 소화된 음식물을 받아서 청기(淸氣)와 탁기(濁氣)로 분별하는 기능을 담당한다. 청정(淸淨)한 氣는 脾를 경유하여 전신으로 운송되고, 탁(濁)한 찌꺼기는 난문(闌門)을 통하여 大腸으로

주입된 뒤에 체외로 배출하며, 쓸모 없는 수분은 膀胱으로 스며들어간다. 그렇기 때문에 小腸에 병이 있으면 소화흡수의 기능 외에도 대소변에 이상이 나타난다. 임상에서 소변의 양과 색에 이상이 있으면 변증할 때는 흔히 小腸에 그 원인이 있나를 고려해 보아야 한다. 예를 들면 [장부표본용약식(臟腑標本用藥式)]에 "병이 小腸에 있으면 대변손설(大便飧泄), 소변단삽(小便短澀), 소변폐(小便閉), 혈뇨(血尿) 등의 증상이 발생한다(小腸本病, 大便水穀利, 小便短, 小便閉, 小便血……)"고 한 것은 小腸의 병리변화는 주로 소변에 이상현상을 나타내는 동시에 대변에도 관련이 있음을 지적한다.

心과 小腸은 경맥(經脈)이 서로 얽힘으로써 표리관계를 구성하고 있다. 임상에서 나타나는 증상들은 심경(心經)의 실화(實火)가 小腸으로 熱을 옮기므로 소변량이 적고 붉으며 배뇨시에 작열감(灼熱感)이 생기는 등 소장실열(小腸實熱)의 병증을 야기시킬 수 있다. 이와 반대로 小腸에 熱이 있어도 경맥(經脈)을 따라 위로 心을 훈증(熏蒸)하면 심번(心煩)·설적미란(舌赤糜爛) 등의 병증이 나타날 수 있다. 心이 熱을 小腸으로 옮긴 증후를 치료할 때는 청심(淸心)과 이뇨약(利尿藥)을 함께 써야 비교적 좋은 효과를 얻을 수 있다.

3) 위(胃)

胃는 횡격막(橫膈膜) 아래에 자리잡고 있으며, 위로 식도(食道)와 이어지는데 이곳을 분문(賁門)이라 하고, 아래로 小腸과 통하는데 이곳을 유문(幽門)이라 한다. 胃의 주요한 생리기능은 음식물을 받아들이고 소화·흡수를 용이하게 한다. 입으로 들어온 음식은 식도를 거쳐 胃에서 받아들인다. [內經]에 "胃는 오장육부에 영양(營養)을 공급하는 원천이다(胃者, 五臟六腑之海也)", "五臟六腑는 모두 胃에서 氣를 받는다(五臟六腑, 皆稟氣於胃)"고 하였다. [화타중장경(華佗中藏經)]에도 "胃는 생명활동의 근본이며, 胃氣가 장실(壯實)해야 五臟六腑 모두가 건장하다(胃者 人之根本, 胃氣壯, 五臟六腑皆壯

也)"고 하였다. 脾胃를 五行 가운데 土에 귀속시켰는데, 土는 만물의 母體가 되어 만물을 발생시키는 근본이기 때문이다. 胃氣는 아래로 내려가는 것이 순리이다. 만약 胃氣가 거슬러 올라가면 胃氣가 순조롭게 내려가는 기능이 없어지므로 구토(嘔吐)를 하게 된다.

【參 考】 우리말에 밥통 같은 사람이라는 말이 있다. 이는 앞뒤가 막힌 사람, 조금은 둔한 사람을 의미한다. 밥통은 胃를 말한다. 뜨겁거나 차거운 음식을 가리지 않고 양이 많거나 적거나 胃는 묵묵히 받아들여 소화되기 쉽도록 미즙(糜汁)을 만든다. 그러나 이러한 말보다는 매우 예민(銳敏)한 기관이다. 胃의 용적은 약 1000mℓ 정도이고, 하루에 우리가 섭취하는 음식물은 약 800g의 음식물과 1200mℓ의 물이다. 胃는 음식물이 위 속에 들어오면 신경과 호르몬의 영향을 받아 음식물을 저장하고 위벽의 운동에 의한 기계적 작용과 위액의 화학적인 작용에 의하여 미즙(糜汁)을 만들고, 이것을 유문부위의 개폐(開閉)에 의하여 적절량을 小腸으로 내려 보낸다. 小腸으로 내려보내는 양은 흡수하기에 충분한 양만을 내려보내는 것으로 매우 중요한 작용이다. 우리는 胃의 부담을 덜어주기 위하여 식사를 할 때는 정시에 조금씩 오래 씹어서 삼켜야 한다. 우리가 밥통을 둔하다고 하지만 너무 과식하면 위는 그 운동이 정지하는 경우가 발생한다. 우리는 이를 체(滯)하였다고 한다. 실제에 있어서 밥통 같은 사람은 밥통에게 고통을 주는 사람이라고 할 수 있다. 종종 배가 고프면 통증을 느끼는 사람이 있다. 이는 胃에 음식물이 오래 비어 있으면 위장 자체에 심한 위축이 일어나며 이때 통증을 느끼게 되기 때문이다.

4) 대 장(大腸)

大腸은 小腸과 연결되는데, 이곳을 난문(闌門)이라 하고, 하단을 항문(肛門)이라 한다. 大腸의 중요한 기능은 수분을 흡수하고 음식물의 찌꺼기를 배설하는 것이다. 大腸과 肺는 경락의 연계(聯係)를 통하여 표리관계가 구성된다. 생리상으로 肺氣의 숙강(肅降)작용에 의하여 大腸의 氣도 이를 따라 하강한다. 이로써 음식물의 찌꺼기를 아래로 내려가게 하는 작용이 발휘되며, 大腸이 아래로 이끌어 내려가게 하는 작용이 원활하여야 肺氣의 하강작용도 순조롭게 된다.

병리상으로도 서로 영향을 준다. 예를 들면 肺氣가 허약하거나 부족한 사람 또는 노약자가 정상적인 숙강(肅降)작용을 할 수 없으면 변비가 되어 대변이 나가지 않고, 이와 반대로 만약 大腸의 氣가 머물러 막히거나 정체(停滯)하여 울열(鬱熱)이 됨으로써 肺氣가 위로 거슬러 올라가면 흉민(胸悶)·천만(喘滿) 등의 증상이 나타난다. 치료에 있어서 肺氣의 허약으로 야기된 변비는 보기(補氣)시키는 방법을 쓸 수 있고, 肺에 실열(實熱)이 있으면 大腸을 쏟아내게 하는 방법을 채택하여 肺熱을 大腸으로 쏟아내고, 만약 大腸의 氣가 肺를 막으면 肺氣를 열어 주어 대변을 나가게 한다.

【參 考】 섭취한 음식물 중에 흡수되지 않고 항문(肛門)을 통하여 밖으로 배설되는 것을 우리는 대변(大便)이라고 한다. 따라서 이것을 더럽다고 생각하면 안된다. 정상적으로 배변이 이루어진다는 것은 매우 중요한 일이다. 언제부터인지 우리는 날씬한 사람을 선호하는 경향이 있다. 날씬해지기 위하여 절식을 하는데 이런 사람들 중에는 변비(便秘)로 고생하는 사람이 많다. 사람에게 있어서 균형있는 식단과 정상적인 음식물섭취(특히 섬유소)는 매우 중요하다.

요즘 아이들은 김치를 먹지 못한다고 한다. 음식의 인스턴트화는 사람의 체질을 바꾸어 놓는다. 날씬한 것도 좋지만 쾌변을 한다는 것이 건강에 더욱 중요한 것이 아닐까? 잘 먹고, 잘 소화시키고, 잠을 잘 잔다는 것은 건강하다는 신호이다.

5) 방 광(膀胱)

膀胱은 하복부에 자리잡고 있다. 주요한 기능에는 요액(尿液)의 저장과 배뇨작용이 있으며, 尿液은 膀胱의 기화(氣化)기능을 통하여 체외로 배출된다. 膀胱과 腎의 경락(經絡)은 서로 얽혀서 表裏가 되므로 腎氣는 尿液을 가두어 두는 작용과 膀胱이 개합(開闔)하는 작용을 담당한다. 腎氣가 충족하면 尿液을 가두어 두는 힘이 생겨 膀胱의 개합(開闔)작용이 정상화되므로 水液의 정상적인 대사를 유지할 수 있다. 만약 腎氣가 부족하여 기화(氣化)작용이 원활하지 않으면 尿液을 가두어 두는 힘이 없어지고 膀胱이 개합기능을 상실하여 소변이 잘 나가지 않거나 실금(失禁)·유뇨(遺尿)·빈뇨(頻尿) 등의 병증이 나타난다. 그러므로 尿液의 생성과 배설은 반드시 膀胱의 기화작용(氣化作用)에 의지해야 하고, 膀胱의 氣化作用은 또한 腎에 달려 있다고 한다.

6) 삼 초(三焦)

三焦는 上·中·下 三焦의 명칭이다. 상초(上焦)는 흉격 이상으로 心·肺 등의 장기가 그 안에 있고, 격막(膈膜)에서 배꼽까지는 중초(中焦)로 脾·胃·肝 등의 장기(臟器)가 그 안에 있으며, 배꼽 이하를 하초(下焦)라 하는데 腎·大腸·小腸·膀胱 등의 장기가 그 안에 있다.

三焦는 臟腑의 三焦, 部位의 三焦, 辨證의 三焦로 구분되며 그 개념도 각각 다르다.

(1) **臟腑의 三焦** : 三焦는 六腑 가운데 하나이다. 이는 臟腑의 바깥과 체강(體腔)의 내부에 있는 하나의 '큰 주머니(즉 空腔과 臟腑에 포함되어 있지 않은 여러 가지 조직으로 간주해야 하는 것이다)'를 가리킨 것으로 기타 臟腑를 밖에서 둘러싸고 內臟을 보호하는 특징이 있기 때문에 臟腑의 三焦라고 한다.

(2) **部位의 三焦** : 三焦가 上·中·下의 세 부분으로 나누어진다. 上焦部位는 胃의 上口에서 舌下까지로 心, 肺의 두 장기를 포괄하고, 中焦는 胃의 上口에서 胃의 下口까지로 脾·胃의 두 장기를 포함하며, 下焦는 胃의 下口에서 二陰까지로 腎·膀胱·大腸 등을 포괄한다.

(3) **三焦의 기능** : 上·中·下 三焦의 機能은 다음과 같다.

① 上焦의 주요한 기능은 호흡을 담당하고, 혈맥(血脈)을 주재하며, 음식물의 영양물질을 전신으로 수송(輸送) 산포(散布)한다. 또한 피부(皮膚)와 근골(筋骨)을 따뜻하게 길러주어 주리(腠理)를 순조롭게 조절하여 준다.

② 中焦의 주요한 기능은 음식물의 소화와 흡수를 용이하게 하며 영양물질을 영혈(營血)로 변화시켜 준다.

③ 下焦의 주요한 기능은 청기(淸氣)와 탁기(濁氣)를 분별하여 음식물의 찌꺼기와 代謝된 水液을 체외로 배설시킨다.

총괄하면 삼초(三焦)는 오장육부(五臟六腑)를 그 안에 담고 있다. 그 생리기능은 인체의 기화(氣化)작용을 모두 담당하며, 음식물의 영양 물질을 화생(化生)하고, 수액대사(水液代謝)의 통로이며, 음식물을 받아들이고 소화시키는 작용에서부터 정(精)·기(氣)를 수송하고 산포(散布)작용에까지 모두 맡게 되며, 대사물의 배설도 모두 삼초(三焦)와 관련이 있다.

(4) **辨證의 三焦** : 이는 三焦라는 명칭으로 변증(辨證)의 강령(綱領)을 삼는 것인데 열성병(熱盛病)이 진행하는 동안 세 단계의 병리적인 증후로 분류되는 것으로 臟象의 範圍에 속하지 않는다.

3. 장(臟)과 부(腑)의 상호관계

오장(五臟)과 육부(六腑)는 그 이름에 따라 생리기능이 각각 다르지만 상호간에는 밀접한 관계가 있으므로 상호 협조하에 인체의 정상적인 생리기능 활동을 담당한다. 이런 결과로 어떤 장부에 병이 있으면 반드시 다른 장부에도 같은 병의 영향을 받는다.

1) 장(臟)과 장(臟) 사이의 관계

체내에서 臟과 臟의 관계는 매우 밀접하여 생리기능(生理機能)이나 병리변화(病理變化)에 관계없이 서로 영향을 주며, 이들 사이에 관련되는 상황은 매우 복잡하다.

만약 갑장기(甲臟器)의 기능이 정상이면 을장기(乙臟器)의 기능도 정상적이며, 甲臟器의 기능이 감퇴되면 乙臟器의 기능감퇴를 유발(誘發)시킨다. 예를 들면 腎이 虛하여 肝을 길러주지 못하면 水生木이 안되므로 간음부족(肝陰不足)의 현상이 일어난다. 또 甲臟器의 기능이 항진하게 되면 乙臟器의 기능은 감퇴되며, 甲臟器의 기능이 減退되면 乙臟器의 기능은 항진되는 등의 현상이 일어난다. 가령

肝의 작용이 지나치게 왕성하면 脾의 작용이 약화되는 것이 이러한 예이다. 이 때문에 辨證을 할 때 臟과 臟 사이의 관계를 전면적으로 고려하여 합당한 치료방법을 확정해야 한다.

甲臟器에 병이 있으면 반드시 乙臟器를 치료하는 경우가 있다. 예를 들면 간기(肝氣)가 너무 지나치게 왕성하여 비기(脾氣)가 쇠약해진 것을 치료할 때는 바로 소간이기법(疏肝理氣法)을 써야 한다.

2) 장(臟)과 부(腑) 사이의 관계

臟과 腑 사이의 관계에서 주요한 것은 표리(表裏)관계이다. 臟은 陰으로 裏部를, 腑는 陽으로 表部를 주재한다. 臟과 腑는 陰과 陽으로 배합되기도 하고, 또 경맥(經脈)이 서로 얽힘으로써 表裏關係를 구성하기도 한다. 이러한 관계는 생리상으로 서로 이어지기도 하고, 병리상로도 서로 영향을 주기도 한다. 예를 들면 肺와 大腸은 서로 表裏가 되기 때문에 肺氣가 숙강(肅降)하면 大腸이 아래로 이끌어 내려가게 하는 기능도 정상적으로 작용하여 대변을 잘 배출시킨다. 만약 大腸이 적체(積滯)로 인하여 통하지 않으면 반대로 肺氣의 숙강(肅降)기능에 영향을 주게 된다. 임상적으로 肺氣의 肅降機能이 원활하지 않으면 진액(津液)이 아래로 내려가지 못하여 대변의 배출이 어려우며, 만약 실열(實熱)로 大腸의 氣가 유통하지 않으면 폐기(肺氣)의 작용이 원활하지 못하여 천식(喘息)·해수(咳嗽)·흉만(胸滿) 등의 증상이 발생할 수 있다.

3) 부(腑)와 부(腑) 사이의 관계

六腑의 작용은 각각 다르지만 음식물의 소화·흡수와 노폐물을 배설하는 기능을 공동으로 완수한다. 병리상으로 서로 영향을 준다. 예를 들면 胃에 실열(實熱)이 있기 때문에 진액이 마르면 대변이 말라 뭉쳐 大腸의 전도(傳導)하는 작용이 어려워지고, 腸에 津液이 마르고 대변이 막히는 것도 胃가 음식물을 腸으로 내려보내는 기능에 영향을 주어 위기(胃氣)가 거슬러 올라가므로 오심(惡心)·구토(嘔吐) 등의 병증이 나타나게 된다.

4) 臟腑와 체표조직기관(體表組織器官)과의 관계

臟腑와 體表組織器官의 관계 또한 매우 밀접하다. 臟腑의 기능이 균형을 잃으면 경락(經絡)을 통하여 체표에 반영된다. 體表組織器官에 질병이 발생하면 경락(經絡)을 거쳐서 소속된 臟腑에도 영향을 준다. 예를 들면 肝은 근육(筋肉)을 주관하며, 그 기능의 상태는 손·발톱에 있으며, 눈으로 공규(孔竅)가 열리기 때문에 간혈(肝血)이 부족하면 수족진전(手足振顫)이나 지체마목(肢體痲木)이 일어나는데, 심하면 사지를 굴신(屈伸)할 수 없고, 손톱이 얇아지고 연약해진다. 또한 심하면 손톱이 뒤집어지거나 부스러지고, 눈이 깔깔하며, 물체가 흐리게 보이는 등의 증상이 나타난다. 또 肺는 피모(皮毛)를 주재하니, 만약 외부의 사기(邪氣)가 들어오면 피모(皮毛)를 경유하여 肺氣를 침범하기 때문에 해수(咳嗽) 등을 유발시킨다. 이러한 모든 것들은 臟腑와 體表器官과의 관계를 구체적으로 나타낸 것이다.

이상을 종합하면 臟과 腑의 생리기능은 다르지만 서로 관련이 있고, 서로 의존하면서 유기적인 통일체를 구성하여 인체의 정상적인 생리기능을 유지하며, 병리적으로도 서로 영향을 준다. 그렇기 때문에 臟腑 사이의 상관적인 이론을 배우고 이해하는 것은 진단과 치료에 대하여 매우 중요한 의의를 가지는 것이다.

제 3 절 기(氣)·혈(血)·진액(津液)

1. 기(氣)

氣에 함축된 의미는 광범위하게 연관되어 있지만, 총괄하여 말하면 두 가지로 귀납될 수 있다.

첫째는 인체를 구성하고 인체의 생명활동을 유지시켜 주는 유동적(流動的)이고 풍부한 영양작용을 가지고 있는 정교(精巧)하고 미세(微細)한 물질인데, 水穀의 氣나 호흡의 氣 등이다.

둘째는 장부조직의 생리기능을 가리키는데, 장부(臟腑)의 氣, 경맥(經脈)의 氣 등이다. 이 두 가지는 서로 연계(聯係)되는 것으로, 전자는 후자의 기본물질(基本物質)이며, 후자는 전자의 기능발현(機能發現)이다.

氣는 인체에 대하여 매우 중요한 작용을 하고 있는데, 이를 개괄하면 다섯 가지로 나누어 설명할 수 있다.

1) 추동작용(推動作用)

人體의 생장발육(生長發育), 각 장부(臟腑)와 경락(經絡)의 생리활동(生理活動), 혈액순환(血液循環), 진액(津液)의 운반과 산포(散布) 등의 작용(作用)은 모두 氣가 이러한 것을 일어나게 하고 밀고 나가게 하는 힘에 의지한다.

2) 온난작용(溫暖作用)

인체가 정상적인 체온을 유지할 수 있는 것은 주로 氣가 따뜻하게 하여 주는 작용에 의하여 조절된다. 만약 氣의 따뜻하게 하여 주는 작용이 비정상이기 때문에 체온을 조절하지 못하면 대부분이 추운 것을 싫어하고, 사지가 한랭하게 되는 등의 증상이 나타난다.

3) 방어작용(防禦作用)

氣는 피부를 보호하여 외사(外邪)의 침입을 방어할 수 있다. 【소문·열론(素問·熱論)】에 "사기(邪氣)가 人體에 침입하는 것은 그 사람의 正氣가 반드시 허약하기 때문이다(邪之所湊, 其氣必虛)"고 한 것은 바로 外邪의 侵入을 氣가 防禦하여 주는 것을 설명한 것이다. 또 外邪가 인체에 침입한 뒤에는 正氣가 모여들어 邪氣를 몰아내는데, 이는 外邪에 항거(抗拒)하는 작용을 발휘한다.

4) 고섭작용(固攝作用)

氣의 固攝作用[61]은 혈액을 통제하여 맥관외(脈管外)로 넘쳐 나가지 못하도록 하며, 땀과 소변을 통제하여 절도있게 배출하고 정액(精液)을 새어 나가지 않게 하는 등의 작용이 있다. 氣의 추동력(推動力)과 고섭작용(固攝作用)은 서로 보완하고 도와서 이들의 기능이 완성된다. 예를 들면 氣가 血에 대한 작용은 한편으로는 혈액을 추진하여 운행시키며, 다른 한편으로는 혈액의 순행을 통괄(統括)하는데, 이렇게 하여야 혈액이 정상적으로 순행한다. 만약 氣가 허하여 추동력(推動力)이 감퇴되면 血液을 이끌어 나가는 것이 원활하지 못하고, 심하면 어혈(瘀血)이 생기며, 만약 氣가 허하여 밖으로 새어나가지 않게 보호하는 작용이 감퇴되면 바로 출혈이 발생한다.

5) 기화작용(氣化作用)

氣化에는 두 가지 의미가 있다. 첫째는 精·氣·津·血들이 서로를 化生[62]하는 것을 가리키고, 두번째는 臟腑의 어떠한 機能活動을 가리킨다. 【소문·영란비전론(素問·靈蘭秘典論)】에 "방광(膀胱)을 정부조직에 비교하면 주도(州都)[63]의 관직에 해당되는데 津液이 저장되고 氣化하여야 소변으로 나갈 수 있다(膀胱者, 州都之官, 津液藏焉, 氣化則能出矣)"고 하였다. 여기서의 氣化는 膀胱의 배뇨(排尿)작용을 말하는 것이다. 氣의 작용은 비록 각각 다르지만 또한 모두가 밀접하게 배합되고, 서로 보완하는 작용이 있음을 말한다.

인체의 氣는 분포되어 있는 부위에 따라 다르고, 氣마다 다른 특

61) 고섭작용(固攝作用) - 체강 내에 있는 모든 체액을 밖으로 새어나가지 않게 보호하는 작용.

62) 화생(化生) - 생물의 기관이 보통의 형태와 현저하게 변하고, 그에 따라서 기능도 변화하는 것.

63) 주도(洲都) - 현재의 職能으로는 下水處理를 맡는 기관에 해당된다.

징을 가지고 있기 때문에 명칭도 달리 한다. 상초(上焦)에 모여 있는 것을『종기(宗氣)』, 중초(中焦)에 모여 있는 것을『중기(中氣)』, 하초(下焦)에 모여 있는 것을『원기(元氣)』라 하며, 皮膚와 주리(腠理)에 퍼져 있는 것을『위기(衛氣)』, 혈맥(血脈) 가운데에서 운행하고 있는 것을『영기(營氣)』라고 부르는 것들이 이러한 예이다. 이들의 생성(生成)과 기능은 아래와 같다.

(1) 원 기(元氣) : 元氣를 진기(眞氣)라고도 한다. 이는 선천(先天)의 정기(精氣)에서 화생(化生)되기 때문에 인체의 각종 氣 가운데에서 매우 중요하고 가장 기본이 되는 氣이다. 그러므로 으뜸되는 氣 즉 '원기(元氣)'라 한다. 이는 三焦를 통하여 전신에 분포(分布)되는데, 안으로는 臟腑에서, 밖으로는 皮膚와 腠理에 이르기까지 도달하지 않는 곳이 없다. 元氣는 五臟六腑의 기능활동을 움직여 펴지게 하고 밀고 나가게 하는 작용이 있으므로 인체 생명활동의 원동력이라고 말할 수 있다. 그러나 元氣가 정상적인 생리활동을 끊임없이 발휘하는 것은 후천(後天) 음식물의 영양물질이 끊임없이 길러주고 보충(補充)해 주어야 하기 때문에 이들은 서로 밀접한 관계를 가지고 있다.

(2) 종 기(宗氣) : 이는 음식(飮食)에서 생긴 수곡(水穀)의 氣와 호흡으로 들이마신 자연의 氣가 결합하여 이루어진 것으로 흉중(胸中)에 모여서 쌓인 것이다. 이는 전신의 氣를 집중시키는 기점(起點)이 되기 때문에『종기(宗氣)』라 한다. 이의 작용은 흉중(胸中)에 모여서 肺의 호흡기능을 추진시키고, 또한 음식물에서 정미(精微)로운 영양물질을 혈맥(血脈)으로 보내며, 血液의 운행을 밀어주어 온몸을 길러준다. 이 밖에도 사람이 보고, 듣고, 말하고, 움직이는 각종 기능활동도 모두 宗氣와 관련이 있다.

(3) 영 기(營氣) : 이는 水穀의 氣에서 化生된 것으로 혈맥 속에서 운행하여 혈액(血液)을 조성(組成)한다. 이의 작용은 혈맥을 궤도

(軌道)로 하여 밤낮으로 끊임없이 인체의 상하(上下)·표리(表裏) 각부분과 오장육부(五臟六腑), 사지백해(四肢百骸)로 운행하면서 이들을 모두 길러준다.

(4) 위 기(衛氣) : 衛氣는 인체 양기(陽氣)의 일부분으로 '위양(衛陽)'이라고도 한다. 衛氣의 생성은 본래 先天의 氣에 근원을 두며, 腎 가운데의 陽氣가 化生하는 것이지만 또한 반드시 中焦의 脾胃에서 化生하는 음식물의 영양물질이 끊임없이 보충하고 길러주는 것에 의지한다. 이의 운수(運輸)와 산포(散布)는 肺氣가 퍼트리고 헤치게 하는 작용에 의지한다. 그러므로 위기(衛氣)는 하초(下焦)에 근원을 두고, 중초(中焦)에서 길러지며, 상초(上焦)에서 열려 퍼진다설이 있는 것이다. 衛氣의 특성은 민첩하고 날래며 매끄럽고, 그것이 분포되는 것은 맥관(脈管)에 제약을 받지 않고 경맥(經脈)의 밖으로는 운행하고, 外部로는 피부와 기육에, 內部로는 오장육부(五臟六腑)에 이르기까지 온몸에 두루 미친다.

위기(衛氣)의 주요기능은 체표를 호위(護衛)하고, 외사(外邪)의 침입을 막아주며, 땀구멍의 개폐(開閉)를 규제하여 체온을 조절하고, 臟腑를 따뜻하게 하여 주며, 피모(皮毛)를 윤택하게 하는 것 등이다. 【영추·본장편(靈樞·本藏篇)】에 "위기(衛氣)는 분육(分肉)을 따뜻하게 하여 주고, 皮膚를 충실하게 하며, 腠理를 살찌게 하고, 한공(汗孔)의 개폐(開閉)를 맡는다(衛氣者, 所以溫分肉, 充皮膚, 肥腠理, 司開闔者也)"고 한 것이 바로 이러한 뜻이다.

2. 혈(血)

血은 脈管 속을 운행하는 赤色液體로 脾胃의 水穀과 신정(腎精)이 化生하여 이루어진다. 血液의 生化는 脾·心·腎 등의 臟器와 밀접한 관계가 있다. 血液은 영기(營氣)와 정수(精髓)가 化生하여 만들어진다. 음식이 胃로 들어와 脾로 전화수송(轉化輸送)되면 脾에서 흡수한 음식물의 영양물질이 營氣와 진액(津液)으로 변화되어 肺로 운송되고, 肺氣의 작용을 통하여 심맥(心脈)으로 들어가 혈액의 組成成分이 된다. 精髓는 뼈 속에서 골격을 자양하는 것 이외에 혈액을 化生하는 중요한 물질을 만든다. 그러나 혈액 속의 영양물질은 또한 腎精의 자생에서 根源이 되기 때문에 精과 血 사이에도 서로 轉化하는 관계가 있다고 말한다.

腎은 精을 저장하고 뼈를 주관하며, 골수(骨髓)를 滋生한다. 비(脾)는 영기(營氣)를 생성하는 根源이 되므로 혈액의 化生과 脾·腎 두 장기(臟器)와는 매우 밀접한 관계가 있다.

혈액의 循行은 주로 심기(心氣)의 추동(推動)에 의지하지만 반드시 肺·肝·脾 등의 臟器가 서로 협력하여야 정상적으로 진행된다. 血液의 循行은 먼저 폐기(肺氣)가 추진(推進)하는 힘에 의지하여야 하므로 고인들이 "肺에는 모든 脈이 모인다(肺朝百脈)"고 하였으니, 이는 血液이 쉬지 않고 경맥(經脈)을 따라 운행하며, 經脈의 血은 모두 肺에 모이는데, 肺가 청기(淸氣)를 흡입(吸入)하고 탁기(濁氣)를 호출(呼出)하는 작용을 거쳐서 血液 속에 남은 노폐물(老廢物)을 체외로 배출하고, 肺로 흡수된 신선한 공기를 혈액으로 주입한 뒤에 다시 經脈을 따라 운행하여 온몸을 부드럽게 길러주는 것을 말한다.

이 밖에도 혈액의 순행은 또한 肝의 소설(疏泄)작용에 영향을 받는다. 肝은 血液을 저장(貯藏)하고, 인체의 다양한 활동상태에 따라 혈액의 유동량을 조절하여 인체의 생명활동에 필요한 혈량(血量)을 공급한다. 血液이 經脈 중에서 정상적으로 운행할 수 있고, 經脈 밖으로 넘쳐 나가지 않는 것은 반드시 脾氣가 통괄하는 작용에 의뢰(依賴)하기 때문이다.

위에서 말한 것을 종합하면, 心·肝·脾·肺 등의 臟器는 혈액의 化生과 循行에 매우 밀접한 관계가 있으므로, 그 중에서 어느 한

장기(臟器)의 기능이 균형(均衡)을 잃으면 모두 혈액의 化生과 循行이 정상을 잃게 된다. 이로써 병리변화가 발생하게 되는 것을 알 수 있다. 가령 心肺의 氣가 허약하면 늘 혈액이 어체(瘀滯)될 수 있고, 脾氣가 허약하여 혈액을 통괄하지 못하면 만성 출혈성병변(慢性出血性病變)이 나타날 수 있으며, 肝의 疏泄기능이 균형을 잃는 것도 혈액의 운행작용에 영향을 주기 때문에 氣血이 均衡을 잃는 병증 등이 나타나게 된다.

3. 진 액(津液)

津液은 인체의 정상적인 여러 가지 수액(水液)을 총칭(總稱)한 것으로 타액(唾液)·위액(胃液)·장액(腸液)·관절강(關節腔) 속에 있는 활액(滑液)과 눈물(淚)·콧물(涕)·땀(汗)·소변(尿) 등이 포괄된다.

津과 液은 분포상태와 성상(性狀)이 다르기 때문에 津과 液으로 나누어진다. 맑고 엷은 것을『津』이라 하고, 탁하고 끈끈한 것을『液』이라 한다. 津과 液은 분포상태와 성상에 따라 비록 다르게 말하지만, 이들은 모두 음식물을 근원(根源)으로 하여 化生되므로 임상적(臨床的)으로는 뚜렷하게 나누기는 어렵기 때문에 津과 液을 합하여 보통『津液』이라 한다.

津液의 작용은 주로 자윤(滋潤)[64]과 유양(濡養)[65]이다. 가령 체표(體表)에 산포(散布)된 津液은 피모(皮毛)와 기육(肌肉)을 滋潤하게 하고, 체내(體內)로 들어온 津液은 臟腑를 滋潤할 수 있으며, 공규(孔竅)로 들어온 津液은 孔竅를 滋潤할 수 있다. 津이 氣血 중에 많이 있으면 氣血의 유행을 원활하게 하고, 체표에 분포하여 밖으로 나타나면 눈물(淚)·침(唾)·땀(汗) 등이 된다. 液은 氣血과 함께 유행하지 않고, 다만 관절근막(關節筋膜), 두개골강(頭蓋骨腔) 사이에 저

64) 자윤(滋潤) - ① 축축하게 하다. ② 자음윤조(滋陰潤燥)의 준말.
65) 유양(濡養) - 부드럽게 길러주다.

장(貯藏)되어 관절의 운동을 원활하게 할 뿐만 아니라 뇌수(腦髓)를 滋養한다.

津液의 대사(代謝)는 인체의 체액평형(體液平衡)을 유지시켜 주는 중요한 생리기능(生理機能)이다. 병리변화(病理變化)가 있을 경우 津液의 부족과 비정상적으로 쌓이거나 모인 두 가지 면으로 나눌 수 있다. 津液의 부족에는 경중(輕重)이 있어 輕한 것을 상진(傷津)이라고 하고, 重한 것을 상음(傷陰)이라 한다. 상진(傷津)이 되었을 경우에는 입이 마르고, 인후(咽喉)·입술·혀·피부가 건조하게 되고, 변비·소변단소(小便短少) 등의 증상이 나타난다. 傷陰이 되었을 경우에는 위에 말한 傷津의 증상 외에도 설질(舌質)이 홍강(紅絳)하든지, 열문(裂紋)[66]이 생기든지, 설태(舌苔)가 적어지는 등의 증상이 나타난다. 津液이 비정상적으로 쌓이거나 모이면 津液의 순환(循環)이 장애(障碍)를 받아 머물게 됨으로써 수종(水腫)이나 담음(痰飮) 등의 병증을 형성하게 된다.

땀(汗)·콧물(涕)·눈물(淚)·군침(涎)·침(唾)은 五臟과 일정한 관계가 있다. 이상의 다섯 가지 액(五液)은 五臟에서 化生되는데, 자세한 것은 다음과 같다.

1) 땀(汗)은 심액(心液)이다

땀은 津液에서 化生되고, 津液은 혈액을 조성하는 중요한 성분이며, 血은 心에서 주관하므로 땀은 心의 液이라 한다. 만약 심양(心陽)이 허하면 많은 땀이 흐르며, 심음(心陰)이 허하면 도한(盜汗)[67]이 흐른다.

66) 열문(裂紋) - 혓바닥이 갈라터지는 현상.
67) 도한(盜汗) - 잠이 들었을 때에만 땀이 흐르고, 깨어나면 땀이 흐르지 않는 병증. 침한(寢汗)

2) 눈물(淚)은 간액(肝液)이다

肝은 눈으로 공규(孔竅)가 열리고, 눈물은 눈에서 흘러나오기 때문에 肝液이라 한다. 간음(肝陰)이 허하거나 간혈(肝血)이 부족할 경우 눈이 마르고 깔끄러우며, 눈물이 적은 등의 증상이 나타나고, 간경(肝經)에 풍화(風火)가 있거나 肝과 腎이 허하면 영풍냉루(迎風冷淚)[68] 등이 나타난다.

3) 군침(涎)은 비액(脾液)이다

脾는 입으로 孔竅가 열리고, 군침(涎)은 입으로 넘쳐 흐르기 때문에 涎을 脾液이라 한다. 脾胃의 津이 위로 올라오는 것이 부족하면 涎이 적어져 입이 마르며, 脾氣가 허하여 통괄하지 못하면 涎이 그치지 않고 계속 흐른다.

4) 콧물(涕)은 폐액(肺液)이다

콧물(涕)은 콧속을 축축하게 하고, 코는 肺의 공규(孔竅)이기 때문에 涕를 肺液이라고 한다. 肺에 열이 있거나 肺가 마르면, 涕가 적어져 코가 마르고, 폐기(肺氣)가 펴지지 못하면 코가 막히거나 콧물이 흐르게 된다.

5) 침(唾)은 신액(腎液)이다

腎의 경맥(經脈)은 설근(舌根)을 끼고 설하(舌下)로 통하여 있기 때문에 침을 腎液이라 한다. 신양(腎陽)이 허하여 수기(水氣)가 위로 넘치면 흔히 입과 혀가 미끄럽고, 신음(腎陰)이 부족하면 흔히 입과 혀가 마른다. 오액(五液)은 五臟과 대체로 이와 같은 관계가 있지만 절대적인 것은 아니다. 예를 들어 땀은 심액(心液)인데 肺·腎·胃와도 관계가 있고, 눈물은 肝에 속하지만 心·肺와도 관계가 있으며, 침(唾)은 신액(腎液)이지만 脾와도 관계가 있다. 변증(辨證)

68) 영풍냉루(迎風冷淚) - 바람을 쏘이면 찬 눈물이 때없이 흐르는 증상.

할 때에는 기계적으로 대처하여서는 안되고, 반드시 융통성 있게 파악해야 한다.

제 4 절 경락학설(經絡學說)

(⇒ 십이경맥(十二經脈)의 주행도(走行圖) 참조 p.214)

경락학설(經絡學說)은 인체의 경락계통(經絡系統)의 생리적 기능과 병리변화 및 장부(臟腑)와의 상호관계를 연구하는 학문이다.

經絡은 인체 내의 경맥(經脈)과 낙맥(絡脈)을 총칭하는 것이다. 『經』은 길(道路)이라는 뜻을 가지고 있다. 이것은 經絡系統 중에서 큰 것이고, 인체를 세로로 주행(縱行)하는 주요한 간선(幹線)으로 마치 직물(織物)의 날줄과 같다. 그러므로 經脈이라고도 하며, 대부분 깊은 곳으로 순행(循行)한다.

『絡』에는 망락(網絡)[69]이란 뜻이 있는데 經絡 중에서 작은 것은 옆으로 갈라져 나온 여러 개의 분지(分枝)가 마치 망락(網絡)과 같이 서로 연결되어 있고, 전신에 이르지 않는 곳이 없기 때문에 絡脈이라고 하며, 비교적 얕은 부위로 循行한다. 온몸에 널리 퍼져 있는 經絡은 인체의 陰陽·氣血·津液이 운행하는 통로이다. 經絡의 교류(交流)와 연계(聯係)로 인체의 내장기관(內臟器官)·공규(孔竅)·피모(皮毛)·근육(筋肉)·골격(骨格) 등의 조직은 긴밀히 연결되어하나의 유기적(有機的)인 통일체(統一體)를 이룬다.

고대에 사람들이 생활해 나가는 과정에서 일단 어떤 곳에 통증이 있으면 매우 자연스럽게 손으로 주무르고 누르거나 두드렸는데, 이렇게 함으로써 통증을 회복시켜 제거하게 되었다. 또는 우연한 경우에 불에 데었으나 도리어 신체의 어떤 부위의 통증이 경감되거나 소실됨을 느끼게 되었다. 일상생활을 하면서 작은 돌이나 가시에 상처를 입었으나 어떤 종류의 통증은 도리어 치료가 되는 것을 알

69) 망락(網絡) - 그물처럼 이리저리 얽혀 있음.

았다. 이와 같이 우연히 치료되는 현상이 거듭 여러 차례 나타나게 되었고, 사람들은 어느 곳의 여러 부위에 무의식적인 자극을 주다가 나중에는 의식적인 자극을 주게 되었는데 질병을 치료하는 목적에 도달함으로써 혈위(穴位)[70]를 발견하게 된 것이다. 이를 기초로 하여 많은 새로운 穴位를 발견하였고, 이러한 穴位를 귀납(歸納)·분석(分析)하여 치료작용이 같거나 대동소이(大同小異)한 穴位를 발견하였으며, 이를 일정한 부위에 줄로 이어 분포시켰다. 이렇게 실행하는 중에 또 일정한 부위에 분포하고 있는 穴位는 모두 일정한 장기(藏器)에 대하여 치료작용을 발휘하고 있음을 발견하였다. 예를 들면 수태음폐경(手太陰肺經)의 穴位는 일반적으로 폐(肺)·기관지(氣管支)·인후(咽喉) 등의 부위에 발생한 질병을 치료할 수 있다. 따라서 사람들에게 經絡의 개념(槪念)을 공급(供給)하게 된 것이다.

위의 내용을 종합하면 經絡이론이 형성된 것은 고대인들이 오랫동안 생활해 나가면서 발견한 것이다. 그리고 추나(推拿)·침구(鍼灸)·기공(氣功) 등 의료보건방법의 기초에 입각하여 임상적(臨床的)인 관찰을 거치면서 각종 관련성이 있는 生理·病理現象을 발견하였으며, 점점 더 經絡에 대한 인식이 깊어져 오늘날의 經絡學說로 발전하게 된 것이다.

1. 經絡의 구성

經絡의 構成에는 주로 십이경맥(十二經脈)·기경팔맥(奇經八脈)·십오별락(十五別絡)·십이경별(十二經別)·십이경근(十二經筋)·손락(孫絡) 등이 포괄되는데, 이를 개괄하면 다음과 같다.

십이정경(十二正經)은 전체 경락계통의 주체가 되고, 이는 五臟과 六腑 그리고 심포(心包)에 각각 한 경(經)씩을 가지고 있다. 이들은

70) 혈위(穴位)－침을 놓는 자리, 즉 經穴.

두면(頭面) · 구간(軀幹)[71] · 사지(四肢)로 나누어져 순행하며, 또 수경(手經) · 족경(足經) · 양경(陽經) · 음경(陰經)으로 나누어진다.

腑에 속하고 四肢의 외측면(外側面)으로 循行하는 것이 양경(陽經)이고, 臟에 속하고 四肢의 내측면(內側面)으로 循行하는 것이 음경(陰經), 상지(上肢)로 循行하는 것이 수경(手經), 하지(下肢)로 循行하는 것이 족경(足經)이다.

십이경맥(十二經脈)은 수삼양경(手三陽經) · 수삼음경(手三陰經) · 족삼양경(足三陽經) · 족삼음경(足三陰經)으로 나누어진다.

수삼양경(手三陽經)은 수양명대장경(手陽明大腸經) · 수소양삼초경(手少陽三焦經) · 수태양소장경(手太陽小腸經)이다.

수삼음경(手三陰經)은 수태음폐경(手太陰肺經) · 수궐음심포경(手厥陰心包經) · 수소음심경(手少陰心經)이다.

족삼양경(足三陽經)은 족양명위경(足陽明胃經) · 족소양담경(足少陽膽經) · 족태양방광경(足太陽膀胱經)이다.

족삼음경(足三陰經)은 족태음비경(足太陰脾經) · 족궐음간경(足厥陰肝經) · 족소음신경(足少陰腎經)이다.

2. 경맥(經脈)의 주행방향(走行方向)과 연접(連接)

手足의 三陰 · 三陽經의 走行하는 方向과 서로 連接하는 규칙(規則)은 다음과 같다.

수삼음경(手三陰經)은 흉부(胸部)에서 수부(手部)로 走行하여 수삼양경(手三陽經)에 이어지고, 수삼양경(手三陽經)은 수부(手部)에서 두부(頭部)로 走行하여 족삼양경(足三陽經)으로 이어지며, 족삼양경(足三陽經)은 두부(頭部)에서 족부(足部)로 주행하여 족삼음경(足三陰經)으로 이어진다. 또 족삼음경(足三陰經)은 족부(足部)에서 복부(腹部)로 주행하여 수삼음경(手三陰經)으로 이어진다.

71) 구간(軀幹) - 몸통.

3. 經絡의 생리(生理)와 병리(病理)

1) 經絡의 生理

經絡의 주요한 生理作用은 세 가지로 말할 수 있다.

⑴ 經絡은 인체를 구성하고 있는 유기적인 통일체이다 : 인체의 오장육부(五臟六腑)·사지(四肢)·구규(九竅)·피(皮)·육(肉)·근(筋)·맥(脈)·골(骨) 등의 조직기관(組織器官)은 주로 經絡의 연계에 의하여 內外, 上下가 서로 이어져 유기적으로 배합되어 서로 협조하고 통일되는 기능을 갖게 함으로써 정상적인 생명활동을 유지하게 된다.

⑵ 氣血을 運行한다 : 經絡은 氣血을 운행하는 통로이다. 氣血은 인체의 정상적인 생리활동을 유지하여 주는 물질적인 기초(基礎)이지만, 氣血이 전신(全身)에 전달되려면 반드시 經絡이 전하여 주고 흘려보내 주는 작용을 통하여야 한다. 氣血의 운행은 종기(宗氣)와 원기(原氣)가 참여하고 밀어주는 상황에서 經絡을 통하여 끊임없이 두루 돌아 온몸에 전달됨으로써 臟腑組織을 따뜻하게 길러주고, 외사(外邪)에 저항하고, 인체를 보호하는 작용을 발휘할 수 있다. 【영추·본장편(靈樞·本臟篇)】에 "經脈은 血氣를 운행하게 하고, 陰陽을 운영하여 근골(筋骨)을 축축하게 적셔 주며, 관절(關節)을 원활하게 해 주는 것이다(經脈者, 所以行血氣而營陰陽, 濡筋骨, 利關節者也)"고 한 것은 바로 이러한 생리기능(生理機能)에 대하여 개괄한 것이다.

⑶ 외사(外邪)의 침입을 막아 인체를 보호한다 : 經絡 중의 손락(孫絡)은 분포된 범위가 넓어 무엇보다도 먼저 병사(病邪)와 접촉된다. 영기(營氣)와 위기(衛氣) 중 특히 위기(衛氣)는 손락(孫絡)을 통하여 전신(全身)으로 산포(散布)되어 病邪가 침범할 경우에는 손락(孫絡)과 위기(衛氣)는 외표(外表)를 보호할 뿐만 아니라 病邪에 저항하는 작용을 발휘한다. 經絡에는 병리적인 상태도 반영되므로 질

병의 발생과 병세의 전변(傳變)이 뚜렷하게 나타난다. 예를 들어 인체의 정기(正氣)가 부족할 때에는 經絡의 저항작용(抵抗作用)이 저하되므로 쉽게 외사(外邪)의 침습을 받아 발병하게 된다. 발병된 후에 病邪는 항시 經絡을 따라 밖에서부터 속으로, 표부(表部)로부터 이부(裏部)에 미치는 傳變이 발생하게 된다. 臟과 腑가 표리(表裏) 관계를 형성하는 것은 經絡과 관련이 있기 때문에 장병(臟病)과 부병(腑病)이 서로 영향을 주는 것도 經絡을 통하여 이루어진다. 예를 들면 심(心)이 熱을 소장(小腸)으로 옮기는 것은 수소음심경(手少陰心經)이 심장(心臟)에서 나와 심계(心系)[72]에 속(屬)[73]하고, 心系로부터 세 갈래로 나누어지며, 그 중에서 하나가 횡격막(橫膈膜)을 통하여 小腸과 연락되기 때문이다.

이와 같이 內臟의 질병(疾病)도 經絡이 서로 연결하여 주는 것을 통하여 체표(體表)의 일정한 부위에 그 상태가 반영된다. 가령 간경(肝經)의 실화(實火)로 야기(惹起)된 목적종통(目赤腫痛)은 肝의 經脈이 눈(肝의 經脈은 후롱(喉嚨)의 후면을 따라 상행하고, 비인부(鼻咽部)로 들어가 목계(目系)[74]로 이어진다)에 통하기 때문이다.

2) 經絡의 병리(病理)

經絡의 병리현상은 질병의 발생과 전변과정에서 나타난다. 經絡이 정상적으로 기능을 발휘하지 못하면 경기(經氣)의 균형이 깨져 외부 사기(邪氣)의 침범을 쉽게 받아 질병이 생기게 된다. 일단 병이 들게 되면 피모(皮毛)와 땀구멍(汗孔)으로 사기(邪氣)가 들어와 經絡을 지나 속에 있는 장부로 전해지고, 臟腑의 병변(病變)도 經絡을 통하여 체표로 반영된다. 이로 인하여 經絡은 장부와 체표조직 사이, 그리고 장부와 장부 사이의 병변에 서로 영향을 미치는 주요 통로이다.

---

72) 심계(心系) - 心臟과 기타 臟器를 이어주는 脈絡.
73) 속(屬) - 經脈이 소속된 本臟과 이어지는 것을『屬』이라 한다.
74) 목계(目系) - 眼系·目本. 眼球 內에서 腦로 연락되는 脈絡·視神經 등이 이에 해당한다.

4. 경락(經絡)의 임상응용

1) 진단(診斷)을 도와준다

經絡은 인체의 臟腑와 각 組織器官으로 통하는 통로이다. 그것은 일정한 부위로 循行하는데, 시작하고 끝나는 지점이 있으므로 임상상 질병에서 나타나는 증상을 근거로 하여 經絡이 순행하는 부위 또는 연결되는 臟腑를 결합하여 진단의 근거를 삼는다. 두통(頭痛)을 예로 들면 두부((頭部)에 있는 經脈에 따라 순행과 분포된 부위가 다르기 때문에 診察할 때에 頭痛의 부위에 의거하여 병이 어느 經絡에 속하는가를 판단할 수 있다.

두항통(頭項痛)은 태양경(太陽經)에 속하며, 전정통(巓頂痛)은 궐음경(厥陰經)에, 편두통(偏頭痛)은 소양경(少陽經)에, 전액통(前額痛)은 양명경(陽明經)에 속한다. 양협통(兩脇痛)은 대개 간담경(肝膽經)의 질환이며, 양협(兩脇)은 肝經脈이 지나가는 곳이기 때문이다.

임상(臨床)에서 經絡에 氣血이 막혀 통하지 않을 경우에는 관련된 經絡部位에 동통(疼痛)이나 종창(腫脹)이 나타나고, 氣血이 울체된 뒤에 熱로 변하면 관련된 부위가 붉게 변하거나, 열이 나거나, 붓거나, 아픈 등의 증상이 나타난다. 經絡에 氣血이 부족할 때에는 마목불인(痲木不仁), 機能減退 등이 나타난다.

[상한론(傷寒論)] 중에서 육경변증(六經辨證)의 방법은 바로 전신에 있는 십이경맥(十二經脈)의 수족경(手足經)을 합해서 "육경(六經)"이라 총칭하는데 외감열병(外感熱病)의 辨證方法이 된다.

2) 治療를 도와준다

치료분야에 있어서는 어떤 약물이 어느 장부경락(臟腑經絡)에 주로 작용하는가를 근거(根據)로 하고, 經脈으로 나누어 辨證하는 基

礎 위에 經絡學說에 따라 약성(藥性)을 귀납(歸納)시키는 것을 『약물귀경(藥物歸經)』이라 한다. 『귀경(歸經)』이라 하는 것은 어떤 종류의 약물이 어느 經脈의 병증에 특수한 치료작용이 있음을 설명한 것이다.

예를 들면 마황(麻黃)은 肺와 방광경(膀胱經)에 들어가 발한(發汗)·평천(平喘)·이뇨(利尿)작용을 할 수 있고, 시호(柴胡)는 간담경(肝膽經)에 들어가 소간해울(疏肝解鬱)할 수 있는 것 등이다. 또한 頭痛의 예를 들면 頭痛의 부위에 따라 약을 쓰는 것도 다르다. 백지(白芷)는 양명경(陽明經)에 작용하여 전액두통(前額頭痛)을 치료하고, 시호(柴胡)는 소양경(少陽經)에 작용하여 편두통(偏頭痛)을 치료한다. 이러한 것들은 모두 經絡學說에 의거하여 귀납(歸納)한 뒤에 응용(應用)한 것이다.

침구(鍼灸) 분야에서 『순경취혈(循經取穴)』은 經絡이 순행하는 분포로선(分布路線)과 관계된 범위를 근거로 하여 혈위(穴位)를 선택하는 방법이다. 위통(胃痛)이 있으면 위경(胃經)의 족삼리혈(足三里穴)을 취하며, 肝病은 肝經의 기문혈(期門穴) 등에 자침(刺鍼)한다. 근래에 침구마취도 경락학설의 기초에 의하여 발전하기 시작한 것으로 이는 일정한 穴에 자침함으로써 마취(麻醉)·진통(鎭痛)의 목적에 도달할 수 있다. 같은 방법으로 추나요법(推拿療法) 중에서 점(點)·안(按)·나(拿)·유(揉) 등의 수기법(手技法)도 經絡의 일정한 **혈도**(穴道)에 시술하는 것이며, 위중혈(委中穴)을 안마하면 그 감응(感應)이 발뒤꿈치까지 전달된다. 內臟의 통증은 가끔 배부(背部)의 **수혈**(兪穴)을 안마하여 치료의 목적을 달할 수 있다. 이 밖에도 기공(氣功)을 단련(鍛鍊)하는 중에서 『氣』의 운행감각이 나타나는데, 이 또한 질병을 예방·치료하는 데 있어서도 경락학설이 구체적으로 표현된다.

제 5 절 병인병리(病因病理)

1. 병 인(病因)

1) 질병발생(疾病發生)에 대한 인식

疾病의 발생은 정기(正氣)와 사기(邪氣)가 싸우는 것의 반영(反映)인 것이다. 人體 자신(自身)이 밖으로부터 疾病을 일으키게 하는 소인(素因)에 대하여 방어하는 능력을 정기(正氣) 또는 생략하여『정(正)』이라 하고, 질병을 일으키게 하는 素因을 사기(邪氣) 또는 생략하여『사(邪)』라 한다. 인체에 질병을 발생하게 하는 원인은 정사(正邪)의 싸움에 불과하다. 구체적으로 말하면, 하나는 人體 自體의 機能이 문란한 것이고, 다른 하나는 疾病을 일으키는 素因이 인체에 영향을 주어 인체의 정상적인 생리기능이 어느 정도 파괴되는 것이므로, 즉 음양(陰陽)이 균형을 잃기 때문에 疾病이 발생된다.

외인(外因)은 내인(內因)을 통하여 작용한다. 正氣가 왕성(旺盛)하여 機能이 正常이고, 氣血이 충실(充實)하고, 위기(衛氣)가 굳고 촘촘하게 방어(防禦)하고, 낙천적(樂天的)인 精神이 충만하다면 설령 외부의 자극(刺戟)이나 外邪의 침습(侵襲)이 있다 할지라도 쉽게 발병되지 않기 때문에 人體의 正氣는 매우 중요하다. 그러므로 [내경(內經)]에 "正氣가 내부에 있으면 邪氣가 침범할 수 없다(正氣存內, 邪不可干)"고 하였다. 다만 인체의 正氣가 상대적으로 虛弱하면 外邪에 저항하는 힘이 부족하고, 邪氣가 허약한 틈을 타고 침입하면 臟腑氣血의 기능이 쉽게 균형을 잃기 때문에 질병이 발생하게 된다. 그러므로 [내경(內經)]에 "邪氣가 인체에 침입하게 되는 것은 그 사람의 正氣가 반드시 虛弱하기 때문이다(邪之所湊, 其氣必虛)"고 하였다.

발병하는 과정에서 內因에 속하는 正氣의 상태가 결정적인 작용을 하지만 外因의 작용도 배제할 수 없다. 특수한 상황 하에서는

外邪도 발병의 주요한 소인(素因)이 될 수 있다. 예를 들면 기후의 갑작스런 변화나 희노(喜怒) 등의 정신적인 과도한 자극이나 전염성이 강한 역려(疫癘)[75]의 氣 등은 모두 질병을 일으키는 중요한 역할을 하고 있다.

이 밖에도 생활환경, 영양섭취와 체력단련 등은 모두 正氣의 성쇠(盛衰)를 결정할 수 있기 때문에 병이 발생하는 데에 일정한 의의가 있다.

이를 요약하면, 발병에 대한 이론(理論)에는 辨證法思想도 가지고 있다. 인체에 질병을 일으키는 素因으로 작용하는 것은 陰陽·氣血·臟腑·經絡의 기능활동(機能活動)의 상실(喪失)로 야기(惹起)된다. 이는 外因의 조건을 중요시할 뿐만 아니라 인체의 내재적인 素因을 강조한 것이며, 또한 예방을 중요시하는 사상을 구체적으로 나타낸 것이다. 이러한 학설은 질병을 인식하고 치료하며 예방하는 데에 대하여 적극적인 역할을 하고 있다.

2) 病因의 분류(分類)와 변증구인(辨證求因)

질병을 발생시키는 원인은 각양각색이므로 옛사람들이 그 素因의 성질과 그 특징에 따라 病因을 몇 가지로 분류(分類)하였다. [내경(內經)]에는 病因을 陰陽 두 가지로 分類하였고, [금궤요략(金匱要略)]에는 질병의 발생요인을 세 가지 경로로 제시하였으며, 宋代의 진무택(陳無擇)은 삼인(三因)학설 등을 제시하였다. 옛사람들이 臨床辨證에 대하여 分類한 방법에는 일정한 의의(意義)가 있지만 객관적으로 일치하지 않기 때문에 현재에 病因을 分類하는 것은 다음과 같다.

① 육 음(六淫) : 풍(風)·한(寒)·서(暑)·습(濕)·조(燥)·화(火).
② 칠 정(七情) : 희(喜)·노(怒)·우(憂)·사(思)·비(悲)·공(恐)·경(驚).

75) 역려(疫癘) - 急性傳染病. 즉 전염성(傳染性) 질병의 총칭.

③ 역 려(疫癘) : 강렬한 傳染性을 가지고 질병을 발생하게 하는 邪氣를 가리킨다.

④ 음식(飮食)·노권(勞倦).

⑤ 외상(外傷)과 충수상(蟲獸傷)

⑥ 담음(痰飮)·어혈(瘀血) 등이다.

변증구인(辨證求因)은 변증논치(辨證論治) 중에서 중요한 일부분이다. 임상적으로 원인이 없는 증후는 없으며, 어떠한 증후이든 어떤 원인의 영향과 작용하에서 인체에 병을 발생하게 하는 병태(病態)로 반영되는 것을 파악하는 것이 辨證求因이다. 病因을 파악하는 데는 질병과 싸우는 과정에서 질병을 야기시키는 객관적인 조건을 이해할 수 있는 것 이외에 주로 임상에서 나타나는 병증(病症)을 근거로 한다. 다시 말하면 의료의 실행과정에서 질병을 분석·종합·추리·판단하여 그 발병의 원인을 찾아냄으로써 치료(治療)와 용약(用藥)에 종합적인 근거로 삼는 것이다. 이와 같이 증후를 분석하고 병인을 찾는 방법을 관습상 변증구인(辨證求因) 또는 심증구인(審證求因)·병인변증(病因辨證)이라 한다.

辨證을 통하여 病因을 찾기만 하면 만족할 만한 치료효과를 얻을 수 있음이 임상에서 증명된다. 예를 들면 한 소아가 두드러기를 앓아서 항과민성(過敏性)약제(藥劑)와 글루콘산칼슘을 정맥주사(靜脈注射)로 시술(施術)하였으나 효과가 없어 합성부신피질(合成副腎皮質) 호르몬제를 다시 썼으나 여전히 효과가 없고 더 한층 심해졌다. 뒤에 어떤 의사가 변증구인(辨證求因)의 방법으로 발병한 뒤의 증상과 발병과정을 자세히 관찰하였는데, 환자가 두드러기를 앓기 전에 가벼운 감모(感冒)증상이 있었다. 두드러기는 온몸에 산발적으로 발생하나 두면부(頭面部)에 많이 나타나고, 어떤 때에는 매우 큰 반점(斑點)으로 모이기도 하고, 피부(皮膚) 표면(表面)으로 높이 솟기도 하며, 홍색(紅色)을 띠고, 열은 심하지 않으나 맥상(脈象)은 부삭(浮數)하고, 설질(舌質)은 한쪽만 홍색인 증상들이 나타났다. 이상을 근거로 한다면 풍사(風邪)로 야기된 질병의 특징과 일치하기 때문에 그 병인은 風邪에 속한 것이 이미 熱로 변화한 것으로 인정(認定)된다. 이어서 거풍청열(祛風淸熱)시키는 방법으로 藥을 3첩(貼)을 복용시켜 병이 치유되었다.

3) 외인(外因)으로 인한 병인(病因)

自然界의 풍(風)·한(寒)·서(暑)·습(濕)·조(燥)·화(火) 여섯 가지 기후변화(氣候變化)를 정상적인 상태에서는『육기(六氣)』라 한다. 六氣의 끊임없는 변화로 일년 사계절(四季節)의 기후가 결정된다. 사람들은 생활하면서 점차적으로 이들 변화의 특징을 알게 됨으로써 일정하게 적응하는 능력이 생기게 된다. 그러므로 정상적인 여섯 가지 氣候는 질병을 쉽게 일으키지 않지만, 기후의 이상이나 급격한 변화, 또는 인체의 저항력(抵抗力)이 떨어질 경우에 六氣는 질병을 일으키는 素因이 되고, 이것이 인체에 침범하여 질병을 일으킨다. 이와 같이 질병을 야기(惹起)시키는 六氣를 육음(六淫 - 淫은 太過의 뜻이다)이라 한다. 六淫은 正常이 아닌 氣이기 때문에 육사(六邪)라고도 한다.

육음(六淫)이 병을 일으키는 공동적인 특징은 다음과 같다.

① 六淫이 병을 일으키는 것은 그 季節의 氣候와 住居環境에 관계가 있다. 봄에는 풍병(風病), 여름에는 서병(暑病), 가을에는 조병(燥病), 겨울에는 한병(寒病)이 많이 발생하고, 축축한 곳에 오래 거주하면 습병(濕病) 등이 많이 발생한다.

② 육음사기(六淫邪氣)는 단독으로 질병을 일으킬 수 있고, 또 두 가지 이상의 邪氣가 함께 인체에 침범하여 병을 일으킬 수 있다. 예를 들면 풍한(風寒)으로 인한 감모(感冒), 습열(濕熱)로 인한 설사(泄瀉), 풍한습(風寒濕)으로 인한 비증(痺證) 등이다.

③ 六淫이 병을 일으키는 과정에 있어서 서로 영향을 줄 수 있고, 또한 일정한 조건하에서도 서로 전화(轉化)할 수 있다. 한사(寒

邪)가 裏部로 들어가면 熱로 변화하고, 서습(暑濕)이 오래되면 조(燥)로 변화하여 음기(陰氣)를 손상시킬 수 있는 것 등이다.

④ 六淫이 병을 일으킬 때에 그들이 발병하는 경로는 대개 피부로 침입하거나 입과 코를 통하여 침입하고, 혹 피부, 입·코가 함께 邪氣를 받기도 하므로 六淫으로 발병하는 것을 『외감병(外感病)』이라고도 한다.

(1) 풍(風) : 風은 봄철의 주기(主氣)이지만 일년 사계절(四季節)에 모두 병을 발생하게 할 수 있다. 그 성질과 발병하는 특징은 아래와 같다.

① 풍사(風邪)는 모든 병의 우두머리다(風者, 百病之長也 [素問·玉機眞藏論篇, 風論]). 風邪가 병을 일으키게 하는 범위가 매우 넓어 外感病 중에서 風邪는 여러 종류의 사기(邪氣)와 함께 인체에 침입할 수 있다. 風과 寒이 합하면 풍한(風寒), 熱과 합하면 풍열(風熱), 濕과 합하면 풍습(風濕), 燥와 합하면 풍조(風燥), 火와 합하면 풍화(風火), 暑와 합하면 서풍(暑風)이 된다. 그렇기 때문에 風邪가 실제로는 외감병의 선도적(先導的) 역할을 하기 때문에 六淫 중에서 주요한 발병의 素因이 된다. 그러므로 "풍사(風邪)는 모든 병의 우두머리가 된다"고 한다.

② 風은 가볍게 날리는 성질이 있기 때문에 인체의 上部를 잘 손상시킨다. 風邪는 승발(昇發)·향상(向上)·향외(向外)하는 특성(特性)이 있기 때문에 양사(陽邪)에 속한다. 風이 바로 昇發·向上·向外하는 특성이 있으므로 風邪가 사람을 상하게 할 때에 인체의 상부(上部-頭面)로 쉽게 침범하여 두통(頭痛), 현훈(眩暈), 면목적종(面目赤腫)이 나타나고, 피부를 잘 상하게 하여 피모(皮毛)와 주리(腠理)를 열어 새어나가게 하기 때문에 한출(汗出), 오풍(惡風) 등의 증상이 나타난다.

③ [素問·風論]에 "風邪는 선행(善行)하고 삭변(數變)한다(風者, 善行而數變)"고 하였다. 『선행(善行)』은 風邪로 인하여 병이 발생하면

그 병의 위치가 일정치 않고 이리저리 떠돌아다니는 特性을 말한다.

비증(痺證) 중에서 관절(關節)의 동통(疼痛)이 이리저리 돌아다녀 통처(痛處)가 일정하지 않은 증후가 나타나는 것은 바로 風邪가 성(盛)한 증세(症勢)이므로 이를 풍비(風痺) 또는 행비(行痺)라 한다.『삭변(數變)』은 風邪로 인하여 병이 발생하면 발병하는 속도가 빠르고 종잡을 수 없이 변화하는 특성을 말한다.

풍진(風疹)의 피부소양(皮膚瘙痒)은 흩어져 일정한 곳이 없이 여기저기서 일어나며, 피부의 발진(發疹)이 갑자기 발작하였다가 숨는 등 일정하지 않다. 내상병(內傷病) 중에서 중풍(中風)을 예로 들면 갑자기 쓸어져 인사불성(人事不省)이 되는 등의 증상이 자주 나타나 그 발병이 급격하기 때문에 졸중(卒中)이라 한다.

④ 風의 性質은 주로 동(動)하는데,『동(動)』은 風邪로 인하여 병이 발생하면 동요(動搖), 즉 움직여 흔들리는 것이 일정하지 않은 특성이 있음을 말한다. 임상에서 현훈(眩暈), 진전(震顫), 사지추축(四肢抽搐) 등과, 심하면 경항강직(頸項强直), 각궁반장(角弓反張) 등의 증상이 나타나는 것은 대개 風에 속하는 병변(病變)이다. 예를 들면 열성병(熱性病)이 진행하는 과정에 열극생풍(熱極生風)[76]과 내상병(內傷病) 중에서 간양화풍(肝陽化風)[77] 등의 병증에는 모두 위에 말한 증상들이 나타날 수 있다. 그러므로 [소문·음양응상대론(素問·陰陽應象大論)]에서 "풍기(風氣)가 너무 勝하면 동요(動搖)한다(風勝則動)"고 하였고, [소문·지진요대론(素問·至眞要大論)]에서 "모든 병에 신체가 급격히 강직(强直)되는 것은 다 風邪에 속한다(諸暴强直, 皆屬于風)"고 하였다.

76) 열극생풍(熱極生風) - 邪熱이 너무 성하여 營血이 손상되고, 熱이 肝經을 자극하여 壯熱, 昏迷, 筋脈强急, 筋抽搐, 角弓反張 등 증이 나타난다.
77) 간양화풍(肝陽化風) - 肝陽이 매우 성하여 생긴 風證으로 眩暈, 頭痛, 手足痲痺, 言語蹇澀, 昏倒, 口眼喎斜, 舌强 등의 증상이 나타난다.

⑤ 내풍(內風)은 주로 肝病이 밖으로 나타나는 표현(表現)으로 주요증상은 두목현훈(頭目眩暈), 사지추축(四肢抽搐), 반신불수(半身不隨) 등이다. 肝은 血液의 저장(貯藏)을 주관하여 눈으로는 정(精), 근(筋)으로는 氣를 넘쳐 흐르게 하며, 또한 정신활동과도 관계가 있기 때문에 그 증상은 대부분 근육과 눈과 정신이상(精神異常)에 관련된다. 肝의 기능이 균형을 잃으면 風이 속에서 생기고, 그 증상이 風의 형상(形象)과 유사하기 때문에 "내풍(內風)"이라 한다. 內風의 병리변화(病理變化)는 肝과 관계가 있기 때문에 임상에서는 보통 간풍(肝風)이라고도 한다. 간풍(肝風)이 내부에서 발동하는 원인과 기전(機轉)은 다음과 같이 세 가지로 나타난다.

◇ 열극생풍(熱極生風) : 고열(高熱), 혼미(昏迷), 경궐(驚厥)을 특징으로 한다. 대개 온열병(溫熱病)에 나타나며, 특히 小兒에게 자주 나타나는 증상이다. 이는 熱이 심하여 음기(陰氣)를 손상시키므로 心·肝의 機能이 균형을 잃기 때문에 생긴다.

◇ 간양화풍(肝陽化風) : 대개 간신(肝腎)에 음(陰)이 허하여 간양(肝陽)이 위로 항진(亢進)하므로 간풍(肝風)을 동요(動搖)하게 되는데, 경증(輕症)이면 두통현훈(頭痛眩暈)이 발생하고, 중증(重症)이면 중풍(中風)으로 혼부(昏仆)와 편탄(偏癱)이 발생한다. 고혈압병(高血壓病)이나 급성의 뇌혈관이상 등에 자주 나타난다.

◇ 혈허생풍(血虛生風) : 주로 혈허(血虛)와 신음허(腎陰虛)로 생긴다. 그 증상은 두훈(頭暈), 안화(眼花), 이명(耳鳴), 사지마목(四肢麻木), 진전(震顫), 추축(抽搐), 혼미(昏迷) 등의 증후가 나타난다.

(2) 한(寒) : 寒은 겨울의 주기(主氣)이므로 겨울철에 寒病이 많이 발생하나 다른 계절에도 나타날 수 있다. 그 성질과 병을 발생하게 하는 특성은 다음과 같다.

① 한사(寒邪)는 음사(陰邪)이기 때문에 양기(陽氣)를 잘 상하게 한다. 한사(寒邪)와 대자연(大自然)의 한랭(寒冷)은 얼음을 얼게 하

거나 엉기게 하는 것이 서로 비슷하다. 그러므로 사람의 양기(陽氣)를 잘 상하게 하여 한증(寒證)이 나타난다.

한사(寒邪)가 침입하면 위양(衛陽)이 손상을 받아 오한(惡寒)이 나며, 한사(寒邪)가 속으로 들어가면 곧바로 비위(脾胃)를 상하게 하거나 비신(脾腎)의 양기(陽氣)에 손상을 주므로 바로 지랭(肢冷), 신한(身寒), 하리청곡(下痢淸穀), 소변청장(小便淸長), 구토청수(嘔吐淸水), 담연희박(痰涎稀薄) 등의 증상이 나타난다.

② 한사(寒邪)가 엉겨 막히면 쉽게 인체의 氣가 막히고, 血이 엉기게 된다. 한사(寒邪)가 엉겨 막히게 하는 성질은 겨울의 추위가 땅을 얼어붙게 하고 물이 엉겨 얼음이 되게 하는 것과 같은 이치와 같다. 다시 말하면 한사(寒邪)가 인체의 氣血을 엉겨 막히게 하면 그 운행도 원활하지 못하고 막혀 통하지 않는다. 즉 "氣血이 통하지 못하면 통증(痛症)이 생긴다"고 하는데, 이는 寒邪가 각종 통증을 형성하는 한 원인을 설명한 것이다. 밖으로 한사(寒邪)에 상하여 전신이 아픈 것과 寒邪가 脾胃를 상하여 배가 아픈 것 등이 이에 대한 예이다.

③ 寒邪는 수인(收引)하는 성질이 있다. 『收引』은 즉 수축(收縮)하거나 견인(牽引)한다는 뜻이다. 寒邪가 인체에 침입하면 氣의 순환(循環)이 수축되고 牽引되어 통증(痛症)이 발생한다. 寒邪가 피모(皮毛)나 주리(腠理)에 있으면 모공(毛孔)이 수축되어 위양(衛陽)이 막히고 묶여 오한(惡寒), 발열(發熱), 무한(無汗), 맥부긴(脈浮緊) 등의 증상이 나타난다. 그리고 寒邪가 근육(筋肉)이나 경락(經絡)에 침입하면 몸을 굽히고 펴기 어렵거나 마목불인(痲木不仁)이 발생하게 된다.

寒證을 발생하게 하는 原因과 機轉이 다르기 때문에 임상적으로는 외한(外寒)과 내한(內寒)의 구분이 있으며, 寒證을 구별할 때에는 반드시 外寒과 內寒의 감별에 주의해야 한다.

◎ 외 한(外寒) : 外寒은 외계(外界)의 기온이 내려가면 인체가 寒邪에 감촉(感觸)되어 생긴다. 病의 機轉은 한사(寒邪)가 표부(表部)를 묶어 모공(毛孔)이 막히므로 양기(陽氣)가 밖으로 나갈 수 없기 때문이다. 증후(證候)로는 오한(惡寒), 발열(發熱), 무한(無汗), 두통(頭痛), 신통(身痛), 골절동통(骨節疼痛), 해천(咳喘), 설태박백(舌苔薄白), 맥부긴(脈浮緊) 등이 나타난다.

만약 寒邪가 곧바로 腸胃에 침입하면 구토(嘔吐), 설사(泄瀉), 복통(腹痛), 수족불온(手足不溫), 설태백활(舌苔白滑), 맥침지(脈沈遲) 등의 증상이 나타난다. 또한 날씨가 몹시 추워 寒邪에 감촉(感觸)된 것이 심하면 갑자기 전율(戰慄), 면청신량(面靑身涼), 지랭(肢冷), 수족련통(手足攣痛), 권와부동(蜷臥不動)이 발생하고, 심하면 정신이 혼미(昏迷)하고, 몸이 뻣뻣해지며, 맥상(脈象)은 침복(沈伏)하게 된다.

◎ 내 한(內寒) : 內寒은 인체의 내부기관(器官)에서 생리를 조절하는 기능이 쇠퇴(衰退)되어 양기(陽氣)도 허약하고 쇠퇴되므로 寒邪가 내부에서 생기는 것을 말한다. 寒邪가 내부에서 생기면 안색(顔色)이 창백하고, 수족이 싸늘하며, 찬것을 싫어하고, 따뜻한 것을 좋아하며, 설질(舌質)은 두툼하고 연약하며 담백하고, 설태(舌苔)는 희고 미끄러우며, 맥박(脈搏)은 느리고 약하다. 만약 심양(心陽)이 부족하면 가슴이 답답한 증상을 수반한다. 또한 심하면 격렬한 통증이 발생하며, 얼굴이 푸르고, 입술이 자색(紫色)으로 나타나는 등의 증상이 나타난다.

만약 비양(脾陽)이 부족하면 복부가 창만하고, 음식의 섭취량이 적고, 설사를 하는 등의 증상이 나타난다. 신양(腎陽)이 부족하면 요척(腰脊)이 싸늘해지고, 소변을 자주 보며, 양위(陽痿)와 대하(帶下) 등의 증상이 나타난다. 腎에는 진양(眞陽)이 저장되어 있어 온몸의 陽氣의 근본이 되기 때문에 양허내한증(陽虛內寒證)은 대개 腎과 관계가 있다.

[내경·지진요대론(內經·至眞要大論)]에 "모든 한증(寒證)에 수축(收縮)되고 견인(牽引)되는 것은 다 腎에 속한다(諸寒收引, 皆屬于腎)"고 한 것은 바로 이러한 이치(理致)이다.

(3) 서(暑) : 여름철의 주기(主氣)인데 서사(暑邪)는 뚜렷한 계절성(季節性)을 가지고 있다. 의학문헌(醫學文獻)에 "하지(夏至) 이전에는 온병(溫病)을 일으키고, 夏至 이후에는 서병(暑病)을 일으킨다"고 하였다. 夏至 이후와 입추(立秋) 이전을 천서(天暑－무더운 여름)라 한다. 이러한 계절에 暑邪로 인하여 발생하는 질병을 서병(暑病)이라 한다.

暑邪로 야기되는 질병은 다음과 같이 몇 가지 특징이 있다.

① 暑는 양사(陽邪)이고, 그 성질은 불같이 뜨겁다. 더위는 여름철 자연계의 불처럼 뜨거운 기운이기 때문에 陽邪라 한다. 인체가 暑邪에 감촉되어 병이 발생하면 대개 모두 열증(熱證)인 고열(高熱), 구갈(口渴), 홍맥(洪脈), 다한(多汗) 등의 화열(火熱) 징후가 나타난다.

② 暑氣는 상승(上昇)하고 발산(發散)하는 성질이 있으므로 氣를 모손(耗損)시키고 진액을 상하게 한다. 의학이론(醫學理論)에 "熱은 氣를 상하게 한다"는 說이 있다. 暑는 열사(熱邪)이고, 또 上昇하고 發散하는 특성이 있으므로 가장 氣와 진액(津液)을 잘 소모하고 손상시킨다. 津液이 상하면 구갈희음(口渴喜飮), 심번민란(心煩悶亂), 소변단적(小便短赤) 등의 증상이 나타난다. 땀을 많이 흘리면 津液을 상하게 할 뿐만 아니라 氣도 상하게 하며, 津과 氣가 지나치게 손상되면 갑자기 쓰러져 인사불성(人事不省)이 된다.

③ 暑에는 대개 습(濕)이 끼어든다. 의학문헌(醫學文獻)에 "暑는 熱에 濕이 끼어든 것이다"고 한 것은 여름철 특히 장하(長夏)에는 날씨가 무덥고 동시에 비가 많이 내려 기후가 항상 축축하므로 暑熱에 감촉(感觸)되는 동시에 보통 濕邪에도 感觸된다. 이렇게 되면 대개 사지곤중(四肢困重), 흉민(胸悶), 오심(惡心), 음식부진(飮食不

振), 대변당사(大便溏瀉), 소변단소(小便短少), 유맥(濡脈), 태이(苔膩) 등의 증상이 나타난다.

暑病의 발병기전은 서열(暑熱)이 후끈후끈 타오르면 주리(腠理)가 열리기 때문에 몸이 뜨겁고 땀이 많이 나며, 땀을 많이 흘리면 津液이 밖으로 새어 나가므로 구갈(口渴)이 생긴다. 暑熱이 상부로 훈증(熏蒸)하면 두통(頭痛), 현훈(眩暈)이 나타난다. 津液이 줄어들면 氣도 虛하게 되어 氣를 상하게 된다. 땀은 心의 液인데, 땀을 너무 흘리면 입이 말라 물을 마시게 되고, 가슴이 답답하게 되어 陽氣와 陰氣가 모두 허약하게 되므로 가벼우면 상서(傷暑), 심하면 중서(中暑)가 발생한다.

暑病에는 경중(輕重)의 구분은 있지만 內外의 구별은 없다. 임상적으로는 상서(傷暑)·중서(中暑)·서습(暑濕)이 있다.

◎ 傷 暑 : 몸에 열이 나고, 땀을 많이 흘리며, 가슴이 답답하고, 입이 마르며, 힘이 없고, 소변이 단적(短赤)하게 되는 등의 증상이 나타난다.

◎ 中 暑 : 경증은 머리가 어지럽고 오심(惡心)이 있으며, 가슴이 답답하고, 구토(嘔吐) 등의 증상이 나타난다. 중증은 갑자기 쓰러져 인사불성(人事不省)이 되고, 많은 땀을 흘리며, 수족이 궐랭(厥冷)하여진다.

◎ 暑 濕 : 몸에 열이 심하지는 않으나 오후에는 열이 높아지고, 가슴이 답답하며, 구토가 나고, 음식을 적게 먹으며, 피로하고, 대변은 묽거나 설사를 하며, 소변량이 적은 증상이 나타난다.

(4) 습(濕) : 濕은 장하(長夏)의 주기(主氣)이다. 음력(陰曆) 六月이 바로 장하(長夏)이다. 六月은 바로 여름과 가을이 교차(交叉)하는 시기(時期)이므로 뜨거운 熱氣가 내려가 안개가 많이 끼고, 수기(水氣)는 올라가 축축한 기운(氣運)이 대기(大氣)에 가득 차서 일년 중에 가장 濕氣가 많은 계절이다. 그러므로 장하(長夏)에는 습병(濕病)이 많다. 습사(濕邪)의 성질과 발병하는 특징은 세 가지가 있다.

① 濕邪는 중탁(重濁)하다. 『중(重)』은 무겁다 또는 묵직하게 느낀다는 뜻이다. 濕邪로 병이 발생하면 머리나 몸은 나른하고 무거우며, 四肢는 노작지근하여 무거워지는 등의 증상이 나타난다. 濕邪가 외부에서 피부(皮膚)로 침입하면 청양(淸陽)이 상승하지 못하고 영위(營衛)가 균형을 잃어 머리가 무거운 것을 뒤집어 쓴 것처럼 무겁고, 몸이 노곤하며, 四肢가 저리고 아프다. 만약 濕邪가 경락(經絡)과 관절(關節)에 머무르면 양기(陽氣)가 흩어지지 못하여 기부마목불인(肌膚痲木不仁), 관절중통(關節重痛) 등의 증상이 나타나는데, 임상에서 착비(着痺) 또는 습비(濕痺)라고 한다. 濁은 더럽고 흐리다는 뜻이며, 濕邪로 병이 발생하면 여러 가지의 더럽고 탁한 증상이 나타날 수 있다. 면구치다(面垢眵多)[78], 대변당설(大便溏泄), 소변혼탁(小便混濁), 백대하과다(白帶下過多), 습창(濕瘡)[79]으로 진물이 흐르는 것 등의 증상을 나타낸다.

② 濕의 성질은 점체(粘滯)하다. 『粘』은 끈적끈적하고 『滯』는 머문다는 뜻이다. 濕邪는 끈적끈적하고 머무는 성질이 있기 때문에 병이 발생하면 오래 끌고 잘 낫지 않으며 질병의 치료기간이 비교적 길다. 습비(濕痺)·습열(濕熱)·습온(濕溫) 등과 같은 질병은 모두 치료기간이 길다.

③ 濕은 음사(陰邪)이므로 쉽게 氣의 순환을 막아 양기(陽氣)를 손상시킨다. 濕과 水는 같은 종류이기 때문에 무겁고, 혼탁하고, 끈적끈적하고 머무르는 특징이 있으므로 음사(陰邪)가 된다. 濕邪가 인체에 침입하여 장부(臟腑)나 경락(經絡)에 머무르면 氣의 순환을 가장 잘 막아 氣의 승강(昇降)기능이 정상을 잃어 경락순행이 막히므로 흉완비민(胸脘痞悶), 소변단삽(小便短澀), 대변불상(大便不爽) 등의 증상이 나타난다.

---

78) 면구치다(面垢眵多) – 얼굴에 때가 낀 것처럼 더럽고 눈곱이 많이 낌.
79) 습창(濕瘡) – 습진의 일종으로 浮腫性紅斑, 丘疹, 물집이 생기거나 진물이 나며 딱지가 앉기도 한다.

습사(濕邪)는 음사(陰邪)이기 때문에 인체에 침범하면 가장 쉽게 양기(陽氣)를 손상시킨다. 또 脾는 수습(水濕)을 운화(運化)하는 주요한 장기(臟器)이기 때문에 그 성질은 조기(燥氣)를 좋아하고 습기(濕氣)를 싫어한다. 만약 濕邪가 머무르면 먼저 脾를 피곤하게 하여 비양(脾陽)이 떨치고 일어나지 못하며 운화할 능력이 없으므로 水濕이 머물러 설사(泄瀉), 요소(尿少), 수종(水腫), 복수(腹水) 등의 병증이 발생한다.

임상적으로 보통 외계의 축축한 濕氣가 인체에 침범하여 병이 발생하는 것을 외습(外濕)이라 하며, 신체가 虛弱(주로 脾가 허약한 것을 말한다)하여 발생하는 濕證을 내습(內濕)이라 한다. 外濕과 內濕은 병의 원인과 발생기전(發生機轉)이 다르므로 임상적으로 나타나는 증상도 다르다.

◎ 外濕으로 인하여 병이 발생하는 것은 기후조건(氣候條件)과 많은 관계가 있다. 가령 장마가 계속되거나, 안개가 끼거나 이슬이 내린 축축한 곳에 오래 있거나, 오랜 시간 물을 건너거나, 비에 젖거나, 몸을 보호하는데 주의를 소홀히 하는 등에서, 체력을 단련(鍛鍊)하지 않으면 바로 쉽게 습병(濕病)이 발생한다.

外濕이 인체를 상하게 하면 피부와 경락(經絡)이 병에 걸리는 것이 많다. 濕邪에 감촉되어 춥든지, 머리가 물건을 뒤집어쓴 듯 무겁든지, 가슴이 답답하고 몸이 무거운 증상이 나타나는 것을 표습(表濕)이라 하고, 濕邪가 經絡에 침입하여 관절이 저리고 아프든지, 몸이 무겁고 붓는 등의 증상이 나타나는 것을 착비(着痺) 또는 습비(濕痺)라 한다.

◎ 內濕은 대개 음식을 절도(節度)있게 먹지 않아 비위(脾胃)를 손상(損傷)하는데, 비양(脾陽)이 약하면 운화기능(運化機能)이 정상을 잃으므로 津液을 운행시킬 수 없고, 濕이 내부에서 생겨 한곳에 모여서 병이 발생한다.

內濕이 상초(上焦)에 있으면 가슴이 답답하고, 담이 많이 나며, 氣의 기능이 원활하지 못하게 된다. 內濕이 중초(中焦)에 있으면 위완비민(胃脘痞悶), 구토오심(嘔吐惡心), 불사음식(不思飮食), 소화불량(消化不良) 등의 증상이 나타나고, 하초(下焦)에 있으면 복창만(腹脹滿), 소변소(小便少), 설사(泄瀉) 등의 증상이 나타난다.

(5) 조(燥) : 燥는 가을철의 主氣이다. 가을 날씨는 계속하여 수렴(收斂)하고 마르게 하여 공기(空氣) 중에서 水分이 축축하게 적셔 주지 못하므로 가을은 서늘하고 세차며 심한 건조(乾燥)기후가 나타난다.

조사(燥邪)로 야기되는 질병에는 다음과 같이 몇 가지 특징이 있다.

① 燥邪는 마르고 깔깔하여 진액(津液)을 쉽게 손상시킨다. 燥邪는 맑고 건조한 氣인데 그것이 성(盛)하면 가장 쉽게 인체의 津液을 소모하고 상하게 하여 음액(陰液)이 휴손(虧損)되는 병변을 조성(造成)하므로, 구비건조(口鼻乾燥), 인건구갈(咽乾口渴), 피부군열(皮膚皸裂)[80], 모발불영(毛髮不營), 대변비결(大便秘結), 소변단소(小便短少) 등의 증상이 나타난다. 이 때문에 의학이론(醫學理論)에는 "모두 건조하고 깔깔하며, 윤택(潤澤)하지 못하므로 피부가 딱딱하여 트고 벗겨지는 것은 다 조(燥)에 속한다"는 說이 있다.

② 조기(燥氣)는 肺를 잘 상하게 한다. 肺는 맑고 윤택한 것을 좋아하지만 습(濕)에 견디지 못할 뿐만 아니라 燥에는 더욱 견디지 못하므로 濕하면 정음(停飮)이 되고, 燥하면 津液이 상한다. 燥邪는 대개 입과 코로 들어와 인체를 상하게 하기 때문에 가장 잘 肺를 손상(損傷)시킨다. 燥邪가 肺를 상하게 하여 윤택한 것이 상실되면 肺氣의 퍼지고 내려가는 기능에 영향을 주기 때문에 가래가 적고, 마른 기침을 하거나, 담이 끈끈하여 뱉기가 어렵거나, 담(痰)에 피가 섞여 나오거나, 숨이 차거나, 가슴이 아픈 등의 증상이 나타난다.

---

80) 피부군열(皮膚皸裂) - 피부가 트고 벗겨짐. *皸 : 틀 군, 凍裂皴也.

임상적으로 자주 나타나는 조증(燥證)은 다음과 같다.

◇ 온조(溫燥)는 초가을에 외계의 조사(燥邪)에 감촉되어 발병하므로 또한 외조(外燥)라고도 한다. 초가을 기후의 특성은 건조하며, 여름의 더운 火氣가 여전히 남아 있기 때문에 병에 걸리면 열이 나면서 風寒을 약간 싫어하고, 머리가 아프고, 땀을 약간 흘린다. 입이 마르고, 가슴이 답답하고 코가 마르고, 기침을 하나 가래가 적다. 혹은 痰 중에 피가 섞이기도 하며, 기침을 하고 나서도 시원하지 않는 등의 상기도(上氣道)의 감염이나 감모(感冒) 등과 유사한 증후가 나타나는데 이를 온조(溫燥)라 한다.

◇ 양조(涼燥)도 외조(外燥)에 속한다. 이는 늦가을에 많이 발생한다. 이때의 기후는 공기 중에 수분이 결핍되는 특징이 있을 뿐만 아니라 겨울의 한기(寒氣)에 접근하므로 이러한 시기에 외사(外邪)의 감촉으로 병에 걸리면 자주 열이 나면서 오싹오싹 춥고, 땀이 없으며, 머리가 아픈 등의 증상이 많이 나타난다. 이것은 가을의 풍한감모(風寒感冒)와 유사(類似)하나 痰이 없는 마른 기침을 하거나, 입과 코가 마르는 등 조증(燥證)이 겸하여 나타나는데 이를 양조(涼燥)라고 한다.

③ 내조(內燥)는 자주 熱이 성하여 진액이 손상되거나, 한(汗)·토(吐)·하(下)를 시킨 뒤에 진액이 손실되거나, 실혈과다(失血過多) 혹은 오랜 질병으로 精과 血이 속에서 모손(耗損)되는 등의 원인으로 津과 液이 휴손(虧損)되는 현상이 발생한다. 證候로 입과 목이 마르거나, 피부가 건조하여 거칠어지거나, 모발이 말라 윤기가 없으며, 기육(肌肉)이 마르거나, 소변의 양이 적어지거나, 대변이 말라 뭉치는 등의 증상이 나타난다.

(6) 화(火) : 火는 熱이 더욱 발전한 것인데, "熱이 심한 것이 바로 火이다"고 한 것이 이것이다. 임상적으로 火와 熱을 항상 같이 부르기도 하며, 火의 증후가 있을 때에 또한 열상(熱象)을 항상 겸

하고 있다. 그러나 火와 熱은 완전하게 서로 같지는 않고, 火의 熱象은 熱에 비하여 더욱 뚜렷할 뿐만 아니라 火에는 또한 몇 가지 특징이 있으므로 변증(辨證)을 할 때에 이를 주의하여 구별해야 한다. 화사(火邪)로 인하여 발생한 병의 특징은 다음과 같다.

① 火邪로 인하여 병이 발생하는 것은 계절에 제한을 받지 않기 때문에 어떤 계절에나 화증(火證)이 발생할 수 있다.

② 火는 양사(陽邪)인데 타오르는 특성이 있다. [내경(內經)]에는 "陽이 성(盛)하면 熱이 된다(陽盛則熱)"고 하였다. 陽은 주로 움직이고 올라가므로 火熱의 성질은 불이 타오르듯 하기 때문에 陽邪에 속한다. 그러므로 火熱의 邪氣가 인체를 상하게 하면 고열이 나고 뜨거운 것을 싫어하며, 입이 마르고 땀을 많이 흘리며, 맥이 홍삭(洪數)하는 등의 증후가 나타난다. 만약 熱이 심신(心神)을 요동(搖動)시키면 가슴이 답답하여 잠을 못 이루고, 미쳐 날뛰며, 헛소리를 하는 등의 증상이 나타날 수 있기 때문에 [소문·지진요대론(素問·至眞要大論)]에 "미쳐서 날뛰는 모든 병들은 그 원인이 火에 속한다(諸躁狂越, 皆屬于火)"고 하였다. 화는 타오르는 성질이 있으므로 심화(心火)가 타오르면 구설(口舌)이 미란(糜爛)하며, 위화(胃火)가 타오르면 치은(齒齦)이 종통(腫痛)하고, 간화(肝火)가 치밀어 오르면 두통(頭痛), 목적동통(目赤疼痛) 등의 증상이 나타나는 등 임상적으로 火邪로 인하여 병이 발생하면 증상이 인체의 상부(上部)에 나타난다.

③ 火는 津液을 태워 소모한다. 火熱의 邪氣는 津液을 잘 소모시켜 인체의 津液을 부족하게 하므로 火熱로 인한 병증은 열징후(熱徵候) 외에도 입이 마르고 갈증이 나며, 찬 것을 좋아하고 소변량이 적으며, 대변이 건조한 등의 증상이 나타난다.

④ 火는 風을 일으켜 血液을 요동(搖動)시킨다. 火熱의 邪氣가 인체에 침입하면 때때로 간경(肝經)을 태워 근맥(筋脈)이 길러지지 않으므로 간풍내동(肝風內動)을 일으킨다. 이러한 것을 관습상(慣習

上) "열극생풍(熱極生風)"이라 하는데, 고열이 나고 헛소리를 하며, 사지가 뒤틀리고 눈을 위로 치켜 뜨며, 경항(頸項)이 강직되고, 심하면 각궁반장(角弓反張) 등의 증상이 나타난다. 그뿐 아니라 火熱의 邪氣가 혈류(血流)를 빠르게 하고, 심하면 血液을 함부로 흐르게 함으로써 출혈(出血)과 발반(發斑)을 야기시킨다. 피를 토하거나, 코피를 흘리는 병증에 가슴이 답답하고 입이 마르며, 설질이 붉고, 맥이 빠른 등의 증상이 나타나면 이는 바로 火熱의 세력이 너무 강하여 血液을 함부로 흐르게 하기 때문이다.

온열병(溫熱病)에 熱이 혈분(血分)에 들어가도 피를 吐하거나 코피를 흘리며, 반진(斑疹)이 생기는 등 血을 搖動시켜서 발생하는 증상들이 나타난다. 이들 외에도 熱邪가 血分으로 들어가 血液을 함부로 흐르게 하여 出血을 야기시킬 뿐만 아니라 국부(局部)에 모여서 혈육(血肉)을 부식(腐蝕)시키므로 옹종(癰腫)·창양(瘡瘍) 등을 형성하게 된다.

火證은 외감(外感)이나 내상(內傷)에 의하여 야기된다. 임상적으로는 외감조열(外感燥熱)의 氣나 육음(六淫)이 火로 변화한 것을 습관상 "외화(外火)"라 한다. 내상병(內傷病) 중에서 장부(臟腑)의 음양편성(陰陽偏盛)과 편쇠(偏衰)로 인하여 내부에서 생긴 火를 "내화(內火)"라 한다. 이들의 임상적인 主症은 다음과 같다.

◎ 外火는 밖에서 조열(燥熱)의 邪氣에 감촉되어 발생하는데 溫熱病에서 자주 볼 수 있다. 처음에는 열이 나고 약간 風·寒氣를 싫어하며, 머리가 아프고 인후가 붓고 아프며, 입이 마르고 갈증이 나는 등의 증상이 나타난다. 이것이 낫지 않고 계속되면 熱만 나고 오한(惡寒)은 없으며, 몹시 목이 말라 물을 마시고, 더 진전(進展)하여 熱이 영혈(營血)에 들어가면 가슴이 답답하고 수면(睡眠)장애를 일으킨다. 심하면 風이 발생하여 血을 搖動시키는 등(外火는 감염성 질병에 熱이 가장 심할 때에 나타나는 증상으로 이해하면 된다)의 증상이 나타난다.

◇ 內火는 내인(內因), 즉 체내 장기기능(臟器機能)의 변화와 정신적인 素因 같은 것이 기초가 되고, 그 밖에 외인(外因), 즉 기후변화나 병원균(病原菌) 등의 작용으로 火가 속에서 발생하는 것이다. 이는 장부의 기능이 항성(亢盛)되는 현상으로 심화(心火)·간화(肝火)·신화(腎火) 등으로 나타난다. 이들의 주요 증후는 다음과 같다.

◇ 心火에는 번열이 나고 잠을 못이루며, 갈증이 나고 얼굴이 붉으며, 소변색이 노랗고 가슴이 답답하며, 피를 토하거나 코피를 흘리는 등의 증상이 나타난다. 치료는 청열사화(淸熱瀉火)하는 방법이 적당하다. 방제(方劑)로 사심탕(瀉心湯)에 도적산(導赤散)을 합방(合方)한 뒤 가감(加減)하여 쓴다.

◇ 肝火에는 눈이 빨갛게 붓고 아프며, 입이 쓰고 목이 마르며, 머리가 터질듯이 아프다. 얼굴이 화끈거리며, 열이 나고 미쳐 날뛰거나 화를 잘내며, 밤에는 불안하여 잠을 잘 이루지 못하는 등의 증상이 나타난다. 치료법은 한량사화법(寒凉瀉火法)이 적당하고, 方劑로는 용담사간탕(龍膽瀉肝湯)을 쓴다.

◇ 肺火에는 기침을 할 때 끈끈한 담(痰)을 뱉으며, 인후가 아프고 코피가 나며, 몸에 열이 나고 번조증(煩燥症)이 나타난다. 치료법은 청폐사화법(淸肺瀉火法)이 적당하고, 方劑로는 사백산(瀉白散)에 자완탕(紫菀湯)을 합방한 뒤 가감하여 쓴다.

◇ 腎火에는 일정한 주기에 熱이 나고 유정(遺精)이 발생하며, 인후가 아프고 건조하며, 허리와 무릎이 시고 아픈 등의 증상이 나타난다. 치료법은 자음강화법(滋陰降火法)이 적당하며, 方劑로는 지백지황환(知柏地黃丸)을 쓴다.

4) 칠정(七情)으로 인한 발병요인(發病要因)

정신적인 요소와 병의 발생과는 관계가 깊다. 정서(情緖)의 표현을 희(喜)·노(怒)·우(憂)·사(思)·비(悲)·공(恐)·경(驚)의 7가지를 귀납하여 『칠정(七情)』이라 하는데, 또한 이것이 病因이 된다. 情緖의 활동은 보통의 상황에서는 정상적인 생리현상이며, 이는 인체가 객관적인 사물에 대하여 여러 가지로 나타내는 반영이기 때문에 **질병이** 발생하게 된다. 다만 갑작스럽거나, 강렬하거나, 또는 오랫동안 지속되는 情緖의 자극(刺戟)이라야 인체의 생리기능에 영향을 줄 수 있고, 臟腑의 氣血기능을 문란하게 함으로써 질병의 발생을 초래하는 소인이 된다.

七情으로 인한 병은 육음(六淫)으로 인한 것과는 다르다. 六淫은 주로 입과 코로 들어오거나 피모(皮毛)로부터 체내에 침입하지만, 七情은 직접적으로 관련이 있는 내장에 영향을 줌으로써 병을 발생시키기 때문에 또한 "내상칠정(內傷七情)"이라 한다. 그렇기 때문에 내상병을 초래하는 주요요인 중의 하나가 된다. 七情은 질병을 일으킬 뿐만 아니라 많은 질병이 진행하는 과정에서 환자가 강렬한 情緖的인 충격을 받으면 병세를 변화시키기도 하며, 심하면 악화시키기도 한다.

이 밖에도 情緖로 인하여 병이 발생하는 것은 마음과도 일정한 관계가 있다. 임상에서 외부의 여러 가지 자극에 따라 情緖가 여러 가지로 변화할 수 있고, 동일한 외부의 자극도 사람에 따라 여러 가지의 情緖的인 변화가 일어날 수 있음을 볼 수 있다. 설령 서로 같은 감정의 변화가 일어난다 할지라도 그 격렬한 정도에 따라 각각 다를 수 있다. 이와 같이 情緖로 인하여 병이 발생하는 특징이 있으므로 변증을 할 때에는 주의하여야 한다.

七情 중에서 각각 다른 情緖의 변화는 내장에 대하여 다르게 영향을 준다. **【소문·음양응상대론(素問·陰陽應象大論)】**에 **"노(怒)하는 것은 肝을, 기쁜 것은 心을, 생각하는 것은 脾를, 슬픈 것은 肺를, 두려움은 腎을 상하게 한다**(怒傷肝, 喜傷心, 思傷脾, 悲傷肺, 恐傷腎)"고 한 것이 바로 이러한 것이다. 情緖의 이상변화가 내장에 손

상(損傷)을 주는 機轉에 있어서, 주요한 것은 내장의 기능에 영향을 줌으로써 기순환(氣循環)의 승강(昇降)이 균형을 잃어 氣와 血의 기능을 문란하게 한다. 구체적인 것은 다음과 같다.

① 희(喜) : 喜는 마음이 기쁘다는 表現이다. 기쁘면 마음과 기분이 상쾌하고, 영기(營氣)와 위기(衛氣)의 기능이 원활하고 순조로와 건강하며 무병한 상태이다. 그러나 지나치게 기쁘면 心氣가 모손(耗損)되어 心氣가 늘어지고 흩어져서 정신을 집중할 수가 없게 되는데, 이를 "지나치게 기쁘면 氣가 늘어진다(喜則氣緩)"고 한다.

② 노(怒) : 怒는 불합리한 상황에 부딪치거나 일이 잘 풀리지 않아 분개하고 마음이 편치 못하게 되는데, 이로 인하여 간기(肝氣)가 거슬러 치밀고 올라가면 격한 노여움이 발발(勃發)하게 된다. 지나치게 怒하면 肝氣의 소설기능(疏泄機能)이 균형을 잃고 무리하게 위로 치밀면 혈액(血液)도 氣를 따라 거슬러 올라간다. 또 위로 주행(走行)하여 이(耳)·목(目)·구(口)·비(鼻)를 막아 수족이 싸늘해지며 정신을 잃고 쓰러진다. 이를 "怒하면 기가 거슬러 올라간다(怒則氣上)"고 한다.

[소문·생기통천론(素問·生氣通天論)]에서 "매우 怒하면 형체와 장부의 기능이 끊어져 경맥이 통하지 않고, 血液이 상부에 울체되어 박궐(薄厥)[81]이 발생한다(大怒則形氣絶, 而血菀于上, 使人薄厥)"고 한 것이 바로 이러한 종류에 속한다.

③ 우(憂) : 우수(憂愁)는 마음이 침울한 상태이다. 만약 憂愁가 너무 지나치면 기분이 답답하고 울적하여져 마음이 가라앉고 氣가 소멸(消滅)되므로 肺氣가 손상된다. 이를 "근심은 肺를 상하게 한다(憂傷肺)"고 하였다.

[영추·본신편(靈樞·本神篇)]에 "근심을 하면 氣가 막혀 運行

81) 박궐(薄厥) - 暴怒 등의 심한 정신자극으로 陽氣가 亢盛되고, 血이 氣를 따라 역상하여 혈액이 두부에 울결되어 昏厥을 발생하게 하는 병증.

하지 않는다(憂愁者, 氣閉塞而不行)"고 한 것은 肺는 氣를 주관하므로, 氣의 기능이 폐색(閉塞)되면 폐기(肺氣) 또한 막혀 손상을 받는다는 의미이다.

④ 사(思) : 사려(思慮 – 생각)는 정력(精力)을 집중하여 문제를 생각하는 표현이다. 思慮는 정신에 의존하여 지지를 받아야 한다. 만약 지나치게 생각을 하면 氣循環이 막혀 원활하지 못하므로 비위(脾胃)의 운화기능(運化機能)이 무력해진다. 이를 "생각을 하면 氣가 맺힌다(思則氣結)"고 하였다.

⑤ 비(悲) : 悲는 슬퍼하고 번뇌하며, 고통스러워하는 데서 생기는 情緖이다. 지나치게 슬퍼하면 마음이 가라앉고 氣가 소멸(消滅)되어 폐기(肺氣)가 손상(損傷)된다. 이를 "슬프면 氣가 소멸(消滅)된다(悲則氣消)"고 하였다. 그러므로 "슬퍼하면 肺氣를 손상시킨다"는 설이 있다.

⑥ 공(恐) : 恐은 두려워한다는 뜻이다. 정신상태가 극도로 긴장하여 일어나는 겁많은 표현이다. 과도한 공포(恐怖)로 신기(腎氣)가 견고하지 못하면 氣가 아래로 처져 대소변을 참지 못하게 된다. 이를 "두려우면 氣가 아래로 처진다(恐則氣下)"고 하였다.

⑦ 경(驚) : 驚은 갑자기 놀라운 일을 당하여 정신적으로 긴장하는 표현이다. 갑자기 놀라게 되면 심신(心神)이 의지할 곳이 없어져 당황하고 혼란하여 갈팡질팡하게 된다. 이를 "놀라면 氣가 문란하게 된다(驚則氣亂)"고 하였다. 그러므로 【소문·거통론(素問·擧痛論)】에서 "매우 놀라면 마음이 의지할 곳이 없고, 神 또한 돌아갈 곳을 잃어 생각하는 것을 결정(決定)하지 못하기 때문에 氣가 문란(紊亂)해진다(驚則心無所依, 神無所歸, 慮無所定, 故氣亂矣)"고 하였다.

또한 경(驚)과 공(恐)은 서로 다른 점이 있는데, 【유문사친(儒門事親)】에서 "驚은 자신도 모르는 사이에 일어나는 일이고, 恐은 자신이 아는 사이에 일어나는 일이다(驚者, 爲自不知. 恐者, 爲自知也)"라고 하였다.

(1) 흔히 볼 수 있는 情緖病證 : 인간의 情緖活動은 五臟과 밀접한 관계가 있다. 情緖變化에 따라 내장에 대하여 다르게 영향을 미치지만 임상에서 관찰해 보면 주로 心·肝·脾에 영향을 미치는 것이 많이 나타난다. 이를 나누어 설명하면 다음과 같다.

① 情緖의 변화가 心에 미치는 영향 : 心은 情緖를 주관하는데, 心의 기능이 균형을 잃으면 심계(心悸)·정충(怔忡)·불면(不眠)·다몽(多夢)이 발생하고, 심신(心神)이 불안하거나 정신이 황홀하며, 울다 웃다하는 것이 일정하지 않고, 혹은 미쳐 날뛰거나 정신착란(精神錯亂)이 되기도 한다.

② 정신변화가 肝에 미치는 영향 : 肝은 소설(疏泄)을 주관하는데, 肝의 기능에 병변이 발생하면 정신이 울적해지고, 가슴이 답답하며, 잘 노하고 양쪽 옆구리가 터질 듯이 아프며, 트림을 하고 한숨을 쉰다. 혹은 인후(咽喉)에 경색감(梗塞感)이 생기고, 월경이 고르지 않으며, 유방이 붓고 아프며, 결괴(結塊)가 생기게 된다.

③ 정신변화가 脾에 미치는 영향 : 脾는 운화(運化)를 주관하는데, 脾의 기능이 균형을 잃으면 입맛이 없고 완복창만(脘腹脹滿)하며, 대변이 고르지 못하는 등의 증상이 발생한다.

(2) 情緖의 상극(相剋)을 이용한 심리치료 : [소문·음양응상대론(素問·陰陽應象大論)]에서 "노기(怒氣)가 지나치면 肝이 손상을 받으며, 심하게 怒할 때에 슬프게(悲) 하면 금극목(金克木)의 상극(相剋)작용으로 怒氣가 억제된다. 기쁨이 지나치면 心이 상하게 되며, 지나치게 기뻐할 때에 두렵게(恐) 하면 수극화(水克火)의 相剋作用으로 기쁨이 억제된다. 지나치게 사려(思慮)하게 되면 脾를 상하게 되고, 지나치게 思慮할 때에 怒하게 하면 목극토(木克土)의 相剋作用으로 思慮하는 것이 억제된다. 지나치게 근심하게 되면 肺를 상하게 되고, 기뻐하게 하면 화극금(火克金)의 相剋作用으로 지나치게 근심하는 것이 억제된다. 지나치게 두려워하면 腎을 상하게 되

고, 思慮를 하면 토극수(土克水)의 相剋作用으로 지나치게 두려워하는 것이 억제된다"고 하였다.

5) 기타 발병요인

(1) 음식노권(飮食勞倦)

① 飮食傷 : 飮食은 인체가 생명활동을 유지하는데 중요한 물질이지만 飮食을 절제하지 않거나 기름진 음식, 날것, 찬음식, 불결한 음식을 함부로 먹으면 바로 脾胃를 손상시켜 질병이 발생하게 된다. 臨床에서 자주 볼 수 있는 음식을 절제하지 못하여 생긴 질병은 주로 다음의 세 가지가 있다.

⊠ 음식실절(飮食失節) : 폭음(暴飮)과 폭식(暴食)을 하거나 굶주려도 질병이 되는데 다음과 같다.

◇ 폭음폭식(暴飮暴食)하여 胃에서 받아들일 수 있는 정상용량을 초과하여 마시거나 먹으면 脾胃의 운화(運化)와 부숙(腐熟)작용에 모두 영향을 주기 때문에 흉완비민(胸脘痞悶), 복창(腹脹), 애부(噯腐), 탄산(呑酸) 등의 증상이 나타난다. [소문·비론(素問·痺論)]에서 "음식을 자신의 용량보다 배로 먹으면 곧 腸胃가 손상된다(飮食自倍, 腸胃乃傷)"고 한 것이 바로 이러한 것을 말한다.

◇ 음식을 적게 먹음으로써 氣血이 화생(化生)되는 근원(根源)이 모자라면 氣血이 충분히 보충받지 못하고, 오래되면 쇠약해져 병이 된다. 氣血이 쇠약하면 正氣가 허하여 질병에 대한 저항력이 떨어지므로 다른 병증이 쉽게 발생한다. 그러므로 [영추·오미편(靈樞·五味篇)]에서 "음식물을 반나절 먹지 않으면 氣가 쇠약(衰弱)해지고, 하루를 먹지 않으면 氣가 적어진다(故穀不入半日則氣衰, 一日則氣少矣)"고 하였다.

음식을 잘 먹지 않아 병이 생기는 것을 小兒로 예를 들면 영양불량증이 발생하여 소아의 뇌(腦)가 종대(腫大)해지거나, 두개골

봉합이 결합되지 못하거나, 오연(五軟)[82], 오지(五遲)[83] 등의 병증이 나타나게 된다.

◎ 음식불결(飮食不潔) : 이로 인하여 胃腸疾病과 기생충병이 생기게 된다. 불결(不潔)한 음식물을 먹어 발생하는 위장(胃腸)의 질병으로는 토사(吐瀉), 복통(腹痛), 하리농혈(下痢膿血) 등의 증상이 있다. 불결한 음식을 먹으면 脾胃가 허약해져 腸胃의 습열(濕熱)이 풀리지 않고, 이로 인하여 기생충이 체내에서 번식하고 있는 것이 원인이 되기 때문에 위생에 주의해야 하며, 脾胃의 기능을 건전하게 하는 것이 기생충을 예방하는 중요한 조치이다.

◎ 음식편식(飮食偏食) : 이로 인하여 일부의 영양물질이 결핍되거나 인체의 陰과 陽이 편성(偏盛)·편쇠(偏衰)하게 됨으로써 질병이 발생하게 된다. 가령 너무 맵고, 기름지고 단 음식을 과식하면 체내에서 熱이나 濕이 발생하여 탄산(呑酸), 조잡(嘈雜), 담다(痰多), 흉민(胸悶) 등의 증상이 나타나게 된다. 날것이나 찬 음식을 과식하여 脾胃의 陽氣에 손상을 주면 설사(泄瀉), 복통(腹痛) 등의 증상이 발생한다. 또한 구루병(佝僂病), 야맹증(夜盲症) 등은 바로 영양물질의 결핍으로 야기된다.

이상에서 알 수 있는 바와 같이 음식에 상하면 우선 脾胃에 영향을 주고, 더 나아가 다른 臟腑에 장애를 끼쳐 다른 병증을 발생시키기 때문에 규칙적인 식생활의 습관을 기르는 것이 질병을 예방하고 건강을 지키는 첩경(捷徑)이다.

② 노권상(勞倦傷) : 노권(勞倦)은 수고로움이 과도하게 쌓이는 것으로 脾胃를 손상하기 쉽기 때문에 氣力이 감소하고 사지가 나른하며, 말하기를 싫어하고, 움직이면 쉽게 숨이 차며, 정신적으로 피곤함을 많이 느낀다. 반대로 너무 편안하면 정상적으로 체력이 활

82) 오연(五軟) - 소아의 발육불량으로 인한 頭軟, 項軟, 手足軟, 肌肉軟, 口軟症을 말한다.

83) 오지(五遲) - 소아의 발육이 느린 立遲, 行遲, 髮遲, 齒遲, 語遲를 말한다.

동하지 않고, 氣血의 운행이 순조롭지 못하므로 脾胃의 소화기능에 영향을 미쳐 식욕부진, 피로, 신체허약 등의 증상을 나타낸다.

방사(房事)를 과도하게 하여 신정(腎精)이 소모되면 요슬퇴연(腰膝腿軟)・이명(耳鳴)・현훈(眩暈)과 남자의 경우 유정활설(男子遺精滑泄), 여자의 경우 월경부조(女子月經不調)・경폐(經閉)・대하(帶下) 등의 증상이 나타난다.

⑵ 外傷과 벌레・짐승으로 인한 손상 : 외상(外傷)에는 타박상(打撲傷), 착상(斮傷), 화상(火傷) 등이 포함된다. 外傷으로 피부와 근육의 어혈종통(瘀血腫痛)과 출혈(出血), 근상(筋傷), 골절(骨折) 혹은 탈구(脫臼) 등의 병증이 나타난다. 가령 外邪가 상처에 침입하여 감염될 때 병의 상황은 더욱 나빠진다. 만약 내장(內臟) 중에서 뇌(腦)가 손상되면 뇌출혈(腦出血)이 발생한다. 출혈량이 많으면 정신이 혼미해지고 심하면 사망하게 된다.

벌레나 짐승에 의하여 손상을 입으면 보통 피부손상을 일으키나 독사나 광견(狂犬)에 물려 생긴 손상은 일정하지 않은 중독증상을 일으킨다.

⑶ 기생충(寄生蟲) : 寄生蟲은 흔히 장내기생충(腸內寄生蟲)을 가리키며, 음식을 불결하게 섭취하기 때문에 발생한다. 흔히 보이는 것은 회충(蛔蟲), 요충(蟯蟲), 촌충(寸蟲) 등이다. 장내(腸內)에 기생하면서 주로 체내의 영양분을 섭취하기 때문에 오래되면 氣血이 허약하게 된다.

臨床에서는 복통이 발생하거나, 흙이나 숯 같은 이상한 것을 먹거나, 안색이 누렇고 살이 마르거나, 항문(肛門)의 소양감(瘙痒感) 등이 나타난다. 만약 회충이 담도(膽道)에 들어가면 회궐증(蛔厥證)[84]이 생긴다.

---

84) 회궐(蛔厥)－이는 寒熱이 뒤섞인 데에다 회충까지 있는 병에 속하는데, 증상으로는 手足厥冷, 消渴, 氣上撞心, 心中痛熱, 飢而不欲食, 食則吐蛔, 下之利不止 등의 증상이 나타난다.

(4) 담음(痰飮)과 어혈(瘀血)

① 담 음(痰飮) : 담(痰)과 음(飮)은 모두 장부의 병리변화에 의하여 생긴 산물인데, 유형(有形)과 무형(無形)의 두 종류로 나누어진다. 유형(有形)의 담음(痰飮)은 볼 수 있고 만질 수 있으며, 소리를 들을 수 있는 것을 가리켜 痰 또는 飮이라 한다. 이러한 痰과 飮의 구분은 보통 농도(濃度)가 짙고 끈끈한 것을 담(痰), 농도가 묽은 것을 음(飮)이라 하는데 합쳐서 담음(痰飮)이라 한다.

無形의 痰이라는 것은 痰으로 인하여 자주 나타나는 증후(證候)를 가리키며, 머리가 어지럽고 오심구토(惡心嘔吐)가 나며, 호흡이 짧고 가슴이 두근거리며, 또는 전광(癲狂)이나 인사불성(人事不省) 같은 것들이 대표적인 증후들이다. 다만 배출되어 나오거나 그 밖에 실질적(實質的)인 痰의 형태는 볼 수 없다.

痰飮의 형성은 脾·肺·腎 三藏의 기능이 균형을 잃은 데에다 다시 寒熱과 火氣 등의 원인으로 생기고 津液이 정상적으로 흩어지고 운행하는데에 영향을 줌으로써 水濕이 머무르고 모여서 형성된다.

肺는 氣를 주관하고 또 水分을 운행(運行)시켜 나가게 하는 작용이 있다. 만약 肺가 氣를 펴지게 하고 내려가게 하는 기능을 잃게 되면 수액(水液)·津液의 運行과 배출(排出), 산포(散布)가 이루어질 수 없기 때문에 바로 머무르고 쌓여서 痰飮이 형성된다.

脾는 수습(水濕)을 운화(運化)하는 기능을 담당한다. 만약 脾에 病變이 생기거나 脾氣가 본래 허약하면 運化機能이 무력하여 水濕이 운행되지 못하고 정체되어 痰飮이 된다.

腎은 주로 수액(水液)을 증화(蒸化)시킨다. 신양(腎陽)이 부족하면 蒸化機能이 무력해져 수액(水液)이 기화(氣化)되지 못하고 바로 머무르고 쌓여 痰飮이 된다.

삼초(三焦)는 수액(水液)과 氣가 통행하는 통로이다. 만약 三焦가 水液을 순환하여 배설시키는 기능을 잃으면 水液이 머무르고 氣가 모인 뒤에 水液과 氣가 결합하여 痰飮이 될 수 있다.

痰飮이 형성되는 기전(機轉)은 주로 肺·脾·腎이 정상적으로 생화(生化)하고 수포(輸布)하는 정상적인 기능을 잃었는데 음식물의 정기(精氣)가 체내를 유동하는 과정에서 한습(寒濕)의 사기(邪氣)를 만나면 邪氣와 精氣가 결합하여 飮이 되고, 만약 水飮이 화기(火氣)를 만나 농축되면 痰이 된다. 痰飮이 형성된 뒤에 氣를 따라 밖으로는 근골(筋骨), 속으로는 장부(臟腑), 상하(上下), 좌우(左右), 내외(內外)로 흘러가 이르지 않는 곳이 없다. 이로 인하여 인체에 나타나는 새로운 병리과정에 의하여 여러 종류의 담음병증(痰飮病證)이 생기는 것이다.

② 어 혈(瘀血)

◇ 瘀血의 發生機轉 : 어혈(瘀血)을 축혈(蓄血)이라고도 한다. 이는 血液이 원활하게 순환하지 못하거나, 체내의 일정한 궤도(軌道)에서 벗어난 血液이 흩어지지 않은 것을 모두 어혈(瘀血) 또는 혈어(血瘀)라 한다. 이로 인하여 생기는 證候를 어혈증(瘀血證)이라 한다. 어혈(瘀血)이 형성된 후에 이것이 도리어 氣血의 운행에 영향을 주면 臟腑의 機能이 균형을 상실하므로 여러 가지 질병이 발생한다. 이 때문에 어혈(瘀血)은 중요한 발병(發病)의 인소(因素)에 속할 뿐 아니라 병리현상의 결과인 병증이기도 하다. 어혈(瘀血)이 형성되는 주요한 원인은 기허(氣虛)·기체(氣滯)·혈열(血熱)·혈한(血寒) 및 외상(外傷) 또는 다른 원인으로 조성된 출혈(出血)이다. 그 機轉은 다음과 같다.

◇ 기체(氣滯)로 인한 瘀血은 氣가 血을 거느리는 인솔자(氣爲血之總帥)이므로 氣가 운행하면 血도 운행하며, 氣가 막히면 血도 막힌다. 그러므로 기체(氣滯)는 어혈(瘀血)을 형성하는 매우 중요한 원인 중의 하나이다. 간염환자는 대부분 초기에 간울(肝鬱)로 인한 氣滯(肝부위가 붓고 아프다)에 속하지만, 이것이 오래되면 혈어

(血瘀)로 인하여 항상 肝과 脾가 부어오르거나 肝部位가 침으로 찌르는 것처럼 아픈 증상이 자주 나타나는데 이는 어혈(於血)에 속한다.

◇ 氣가 허하여 힘이 없으면 血液의 운행이 어체(瘀滯)하게 된다. 그리고 기허(氣虛)로 血이 부족하거나 血이 허하여 혈관이 껄끄러워지면 血의 운행을 원활하지 못하게 하므로 혈어(血瘀)가 발생한다.

◇ 한열(寒熱)의 사기(邪氣)가 경맥(經脈)에 침습하면 經脈이 오그라들고 땅기며, 혈액은 엉겨 잘 흐를 수 없으므로 어혈이 생성되어 막힐 수 있다. 풍습증(風濕證)이나 유사 류마티즘성 관절염 등이 이에 해당한다. 이 밖에 熱이 영혈(營血)로 들어가 血과 熱이 결합하여도 血液이 어결(瘀結)될 수 있다. 유행성 척수염(流行性脊髓炎)이나 유행성 출혈열(流行性出血熱)에서 항상 나타나는 반상출혈(斑狀出血)이나 점상출혈(點狀出血) 등이 이에 해당한다.

◇ 여러 가지 출혈(出血) 및 각종 외상(外傷)으로 인하여 정상 궤도를 이탈한 血液이 체내의 어느 한 국부(局部)에 머물러 있어 흩어지거나 배출할 수 없게 되어 어혈(瘀血)이 조성(造成)된다.

◻ 瘀血證의 特性 : 어혈증(瘀血證)이 비록 많기는 하지만, 임상적으로 이들의 공통적인 특징은 다음과 같다.

◇ 동 통(疼痛) : 어혈(瘀血)이 경맥(經脈)을 막으면 혈류(血流)가 원활하게 통하지 못하고 血流가 통하지 못하면 疼痛이 생긴다. 疼痛의 특징은 고정되어 이동하지 않고 또 찌르듯이 아프며, 낮에는 경감하나 밤에는 더욱 심하며, 통처(痛處)를 누를 수 없고, 가끔 오래 되어도 낫지 않는 경우가 있다.

◇ 종 괴(腫塊) : 외상(外傷)으로 야기된 어혈(瘀血)은 상처에 청자색(青紫色)의 혈종(血腫)이 나타나게 된다. 만약 체내의 장부조직에 어혈(瘀血)이 생기면 환처에 종괴(腫塊)가 만져진다. 가령

肝脾의 종대(腫大)나 자궁외임신(子宮外姙娠)의 파열로 형성된 덩어리 등은 모두 어혈종괴(瘀血腫塊)의 종류에 속한다.

◇ 출 혈(出血) : 出血 또한 어혈증에서 흔히 볼 수 있는 증상으로, 특히 부녀의 월경부조(月經不調)와 산후의 악로부진(惡露不盡)에서 흔히 볼 수 있다. 이러한 경우의 혈색은 대부분이 이상한 암자색(暗紫色)이나 덩어리의 형태를 띤다.

2. 병 리(病理)

病理는 질병의 발생(發生)과 진전(進展) 그리고 변화(變化)의 機轉이다. 병을 일으키는 素因이 다르고, 체질의 강약에 차이가 있으며, 외부환경의 조건이 일치하지 않기 때문에 질병이 변천하는 과정에서 병리변화도 복잡다단하고 각양각색이다. 병리변화에는 규칙성이 있는데, 질병이 변화하는 부위로 본다면 표리(表裏)로 출입(出入)하고, 상하(上下)로 승강(昇降)하는 변화에 불과하다.

질병의 성질로 본다면 한열(寒熱)이 진퇴(進退)하는 상호전화(相互轉化)와 정기(正氣)와 사기(邪氣)의 허실(虛實)이 서로 교착(交錯)하는 것과 기혈(氣血)의 음양(陰陽)이 상호 균형을 잃는 것 등에 불과하다. 그렇기 때문에 질병이 비록 뒤섞여 복잡하고, 천 가지 만 가지로 변화를 하지만 기본적으로 병리의 변화과정은 정기(正氣)와 사기(邪氣)의 쟁투(爭鬪), 陰陽의 균형상실(均衡喪失), 승강(昇降)기능의 喪失 등 몇 가지일 뿐이다. 따라서 질병이 변화하는 과정에서 이들은 서로 영향을 주기 때문에 불가분의 관계가 있다.

1) 사정소장(邪正消長)

邪正消長은 사기(邪氣)와 정기(正氣)가 싸우는 과정에 서로 소멸(消滅)되고 성장(成長)하는 것을 말한다. 즉 正氣가 成長하면 邪氣는 消滅되고, 邪氣가 점차 成長하면 正氣가 감소(減少)된다. 正・邪氣의 싸움은 질병의 발생과 관계가 있을 뿐만 아니라 질병이 진전

(進展)하고 전화(轉化)하는 데도 영향을 준다. 가령 正氣와 邪氣가 끊임없이 싸울 때에 正氣가 충실(充實)하면 저항력(抵抗力)이 증강(增强)하므로 邪氣는 강하지 못하여 병세가 가볍고 병이 진행하는 시간도 짧아진다.

만약 正氣가 邪氣와의 싸움에서 완전히 승리하게 되면 病邪가 인체에 작용하는 것이 소실(消失)되어 臟腑와 氣血의 기능이 신속하게 회복되며, 인체의 陰陽이 평형을 되찾아 질병은 치유되는 것이다. 이러한 것을 "정승사퇴(正勝邪退)"라 한다.

만약 正氣와 邪氣가 싸울 때 邪氣는 강성(强盛)하나 正氣가 허약하면 邪氣를 물리쳐 이길 수 없을 뿐만 아니라 심하면 正氣가 더욱 휴손(虧損)되어 臟腑의 기혈기능(氣血機能)이 저하(低下)되고 邪氣의 위해(危害)가 끊임없이 증가한다. 이렇게 되면 병세는 날로 악화되어 더욱 극심하게 된다.

만약 正氣는 쇠잔하여 없어지고, 邪氣만 强盛하면 臟腑와 氣血의 기능이 다시 회복할 수 없어 陰陽이 서로 떨어져나가는 지경에 이르면 생명은 바로 끊어지니, 이는 바로 "사성정쇠(邪盛正衰)"의 病理現象인 것이다.

2) 음양실조(陰陽失調)

[소문・음양응상대론(素問・陰陽應象大論)]에 "陰陽이란 천지 대자연의 법칙이고, 만물의 강기(綱紀)이며, 변화(變化)의 父母(陰陽者, 天地之道也, 萬物之綱紀, 變化之父母)"라는 기록이 있다. 이는 인체내부에서 모순(矛盾)되고, 서로 싸우며, 변화하는 모든 것이 陰陽으로 묶을 수 있음을 설명한 것이다.

인체의 陰과 陽은 서로 대립할 뿐만 아니라 하나로 합쳐지는데, 그 움직임이 상대적으로 평형(平衡)을 유지하여야 정상적인 생명활동이 진행된다. 만약 이러한 상대적인 平衡이 무너지면 질병이 발생한다. 인체에 병이 발생하는 과정에 陰陽이 한쪽으로 치우쳐 성

(盛)하거나 쇠약하게 되면 陰이 陽을 제압하지 못하거나 陽이 陰을 제압하지 못하여 한(寒) 또는 열(熱), 허(虛) 또는 실(實)의 병리변화가 나타나게 된다. 음양성쇠(陰陽盛衰)의 규칙은 陽이 성하면 외열(外熱), 陰이 성하면 내한(內寒 - 實證), 陰이 虛하면 내열(內熱), 陽이 虛하면 외한(外寒 - 虛證)이 된다.

陰陽失調의 구체적인 병증으로는 기혈불화(氣血不和), 영위실조(營衛失調), 장부(臟腑)·경락(經絡)의 음양실조(陰陽失調) 등의 증상으로 반영된다. 기체(氣滯)로 인하여 혈어(血瘀)가, 혈어(血瘀)로 인하여 기체(氣滯)가 발생하게 되고, 기허(氣虛)로 인하여 혈탈(血脫), 혈탈(血脫)로 인하여 氣虛가 발생하게 된다. 이러한 것은 氣血이 병리상 서로 영향을 주므로 氣血의 陰陽이 失調된 현상이다.

풍한(風寒)으로 인한 표증(表證)에 두통(頭痛), 발열(發熱), 오한(惡寒), 신통(身痛)은 땀이 나거나 나지 않거나 모두가 영위(營衛)의 음양불화(陰陽不和)에 속한다.

질병이 진행하는 과정에 내재된 병리의 변화는 병변의 부위가 어디에 있든지, 병세가 표리(表裏)로 출입(出入)하거나, 상승(上昇)·하강(下降)하거나, 한열(寒熱)이 상호 전화(轉化)하거나, 기혈(氣血)이 상호 실조(失調)되거나, 正氣와 邪氣가 허실(虛實)로 소장(消長)하는 것을 막론하고 모두 음양실조(陰陽失調)의 이론으로 귀납하여 설명할 수 있다. 이 때문에 음양실조(陰陽失調)의 병리변화를 파악하는 것은 변증논치(辨證論治)의 기본원칙이라고 말할 수 있다. 그러므로 【경악전서(景岳全書)】에서 "의학(醫學)의 이치가 비록 번잡(繁雜)하나 한 마디로 말하면 陰陽일 뿐이다(陰陽雖繁, 可一言以蔽之, 曰陰陽而已)"고 하였다.

3) 승강실조(昇降失調)

승강출입(昇降出入)은 인체 氣化機能의 기본형식이며, 또한 인체가 신진대사를 진행시켜 생명활동을 유지시키는 기본과정이다. 『승

(昇)』은 氣를 청양(淸陽)으로 올라가게 하는 것이고, 『강(降)』은 氣를 탁음(濁陰)으로 내려가게 하는 것이며, 『출(出)』은 묵은 것을 내보내는 것이고, 『입(入)』은 새로운 것을 받아들이는 것이다.

인체에서 장부·경락의 기능활동과 장부·경락 및 기혈·음양의 상호관계는 氣의 생리기능인 승강출입(昇降出入)에 의존하지 않는 것이 없다. 이로 인하여 장부·경락과 기혈·음양 등은 각 분야마다 생리 기능의 특징이 다르기 때문에 승강(昇降)이 균형을 잃으면 오장육부(五臟六腑)와 표리내외(表裏內外) 및 사지구규(四肢九竅)에 파급되어 각양각색의 병리변화를 나타낸다.

脾와 胃로 말하면 脾의 기능은 昇을, 胃는 降을 담당한다. 만약 脾에서 청양(淸陽)의 氣가 올라가지 못하고 도리어 아래로 처지면 설사(泄瀉)를 하고, 심하면 내장이 아래로 처지는 병증이 나타나게 된다. 胃에서 탁음(濁陰)의 氣가 내려가지 못하고 도리어 거슬러 올라가면 구토(嘔吐)·오심(惡心)·트림 등의 병증이 나타나게 된다.

心과 腎으로 말하면 심화(心火)는 내려가고 신수(腎水)는 올라간다. 이는 심신상교(心腎相交) 또는 수화상제(水火相濟)의 생리적인 표현이다. 만약 腎水는 휴손(虧損)되어 허약하고, 심화(心火)는 위로 타올라 心과 腎이 서로 돕지 못하면 심계(心悸), 실면(失眠), 건망(健忘), 유정(遺精) 등의 心과 腎이 交流하지 못하는 병변이 발생한다. 腎氣가 허약하여 肺氣를 받아들이지 못하면 천식(喘息)·기단(氣短)이, 肺가 숙강기능(肅降機能)을 잃으면 해수(咳嗽)·기역(氣逆)이, 肝이 승발기능(升發機能)을 잃으면 흉협창만(胸脇脹滿)과 억울번조(抑鬱煩躁)가 발생하는 등 이러한 것들이 너무 많아 일일이 다 예거할 수 없다.

氣機能의 승강출입(昇降出入)은 인체 각 장부조직의 종합적인 작용이다. 다만 그 중에서 脾胃의 승강(昇降)작용이 매우 중요하다. 이는 脾胃가 후천(後天)의 근본이고, 중초(中焦)에 있어서 昇降運動

의 중추(中樞)가 되기 때문이다. 脾胃의 昇降運動이 없으면 청양(淸陽)의 氣가 흩어질 수 없고, 후천의 정(精)이 되돌아와 간직되지 못하며, 음식의 청기(淸氣)가 진입할 방법이 없고, 노폐된 탁한 氣도 배출될 수 없다. 다만 脾胃의 건운작용(健運作用)이 있어야 청양(淸陽)이 耳·目·口·鼻로 나가고, 탁음(濁陰)이 전음(前陰)·후음(後陰)으로 나가며, 청양(淸陽)이 주리(腠理)로 퍼지고 탁음(濁陰)이 五臟으로 들어가며, 청양(淸陽)이 사지(四肢)를 채워 주고 탁음(濁陰)이 六腑로 돌아가는 정상적인 승강작용이 유지될 수 있다.

따라서 肝의 승발(昇發), 肺의 숙강(肅降), 心火의 하강(下降), 腎水의 상승(上昇), 肺氣의 선발(宣發), 腎陽의 증등(蒸騰)과 肺가 호흡을, 腎이 납기(納氣)를 담당하는 것이 모두 脾胃와 배합하여야 승강운동(昇降運動)이 완성되는 것이다. 이로 미루어 보면 임상적으로는 비록 병증은 매우 많지만 결국은 그 病理變化의 대부분이 승강출입(昇降出入)의 균형상실(均衡喪失)과 관계가 있다.

제 6 절 **사 진**(四診)

병을 진찰(診察)하는 方法에 있어서 주요한 것은 망(望)·문(聞)·문(問)·절(切)의 네 가지를 통하여 질병의 병세(病勢)변화를 관찰하고 이해하는 것인데, 약칭(略稱)하여 『사진(四診)』이라 한다. 진찰하고 치료하는 과정은 바로 四診의 검사(檢査) 소견(所見)을 가지고 외부에서 내부를 측정하고, 병증(病證)을 보고 병을 판단하며, 항상 변하는 방식을 고려한 뒤 분석(分析)과 귀납(歸納)을 진행하여 변증입법(辨證立法)[85]하고 처방용약(處方用藥)[86]하는 근거를 삼는 것이다. 그러나 사진(四診)의 내용마다 특징이 있기 때문에 한 가지만을 강

85) 변증입법(辨證立法) – 병을 가려서 치료방법을 정함.
86) 처방용약(處方用藥) – 처방에 따라 약을 구성하여 쓴다.

조하지 말고 반드시 종합 응용하여 유기적으로 결합하여야 정확한 결론을 얻을 수 있다.

1. 망　진(望診)

人體는 유기적인 통일체이므로 인체의 외부 특히 면부(面部)·설질(舌質)[87]·설태(舌苔)[88] 등과 장부(臟腑)와의 관계는 대단히 밀접하다. 국부(局部)의 병변은 전신에 영향을 줄 수 있고, 내부에 있는 장부기혈(臟腑氣血)에 병변이 생기면 또한 반드시 체표(體表)에 반영되기 때문에 환자의 외부(外部)와 국부(局部)의 이상변화의 관찰을 통하여 내부에 있는 병변을 알아낼 수 있다.

1) 신(神)의 望診

신(神)이란 인체의 생명활동을 총칭하는 것이다. 망신(望神)은 즉 의사가 환자를 진찰할 때에 잠깐 관찰하면 환자의 안광(眼光)상태와 언어·행동·질문에 대한 반응, 안색의 표정 등에 반드시 초보적인 인상이 있다. 이것을 가지고 환자의 정기(精氣)와 성쇠(盛衰)를 이해하고, 병세의 경중(輕重)을 분석하며, 예후의 길흉(吉凶)을 추측하는 것이다.

[소문·이정변기론(素問·移精變氣論)]에서 "신(神)을 얻으면 살고, 신(神)을 잃으면 죽는다(得神者昌, 失神者亡)"고 하였다. 이는 망신(望神)이 진단에 매우 중요한 의의를 가지고 있음을 설명한 것이다.

① 득 신(得神) : 得神은 신(神)이 있는 것인데, 이는 정(精)·기(氣)가 충족하고, 신(神)이 왕성한 표현이다. 得神한 상태는 눈빛(眼光)이 밝고 정채(精彩)가 어리어 있으며, 의식이 분명하고 언어가 뚜렷하며, 안색에 화려하고 윤택한 기운이 깃들어 있고 표정이 자연스러우며, 반응이 민감하고 동작이 활발하고 자태가 자유스러우며,

87) 설질(舌質) - 혀(舌)의 기육(肌肉)과 맥락(脈絡)조직.
88) 설태(舌苔) - 혓바닥에 이끼처럼 덮인 물질.

호흡이 평온하고 기육(肌肉)이 마르지 않은 것이다. 이러한 것이 정상인의 신기(神氣)이다. 혹은 병이 있더라도 정기(精氣)가 아직 쇠잔하지 않고 장부의 기능이 쇠약하지 않으므로 병이 쉽게 낫고 예후(豫後)도 양호하다.

② 실 신(失神) : 失神은 신(神)이 없는 것인데, 이는 정(精)과 기(氣)가 휴손(虧損)되고 신(神)이 쇠약해진 표현이다. 失神이 된 상태는 눈이 어둡고 눈동자가 혼미하며, 동자(瞳子)의 광채(光彩)가 흐리멍텅하고, 의식이 혼미하거나, 언어에 조리가 없거나, 순의모상(循衣摸床)[89]이나 촬공이선(撮空理線)[90]하고, 안색(眼色)이 어둡고, 표정이 냉담하고 딱딱하며, 반응이 느리고 동작이 민첩하지 못하며, 자세가 굳어지고 호흡이 이상하며, 큰 근육들이 말라서 빠진다. 병세(病勢)가 악화되어 失神에 이르게 되면 이는 위중한 단계이다. 이는 장부기능이 쇠퇴되고 패란(敗亂)된 증후로 豫後가 좋지 않다.

③ 가 신(假神) : 假神은 사경에 이른 환자에 정신상태가 잠시 호전되어 나타나는 가상(假象)이다. 假神의 상태는 구병(久病)이나 중병인(重病人)이 본래 실신(失神)의 상태였으나 갑자기 정신상태가 좋아지고, 瞳子에 생기가 나며 쉬지않고 말을 하고 사람들을 가까이 있게 하며, 혹은 병이 발생한 이후 언성이 낮고 미약하며 끊어졌다 이어졌다 하던 것이 갑자기 맑아지며, 혹은 본래는 안색(顔色)이 회암(晦暗)하던 것이 갑자기 화장을 한 것처럼 뺨이 붉어지며, 원래는 음식을 전혀 먹지 못하던 것이 갑자기 식욕이 증가하게 된다. 이러한 것은 精氣의 쇠잔갈(衰殘竭)이 극(極)에 이르러 음(陰)이 양(陽)을 거두어들이지 못하여 허양(虛陽)이 밖으로 발월(發越)하므

89) 순의모상(循衣摸床) - 병이 위중할 때 정신이 혼미해서 손으로 옷소매나 침대 모서리를 더듬거나 만지작거리는 증상.

90) 촬공이선(撮空理線) - 정신이 혼미하여 허공에서 무엇을 잡으려는 것처럼 헛손질을 하는 증상이 撮空이고, 실을 비비는 시늉을 하는 것이 理線이다.

로 갑자기 일시적으로 호전되는 가현상(假現象)이 노출되는 것으로 임종(臨終)하기 직전의 예후이다. 이러한 것을 고인들은 "등불이 꺼지려면 다시 밝아진다(殘燈復明)"·"지는 해가 오히려 더 밝다(回光返照)"고 비유하였다. 임상적으로는 음양(陰陽)이 즉시 끊어질 위태한 증후이다.

2) 형체의 강약(强弱)과 비수(肥瘦)의 望診

『강(强)』은 신체가 강하고 건장한 것을 뜻한다. 골격이 굵직하고 흉곽(胸廓)이 넓고 두터우며, 기육(肌肉)이 충실하고 피부가 윤택한 등의 징후를 가지고 있다. 형체가 강하고 건장한 사람은 내장(內臟)도 견실(堅實)하고 기혈(氣血)도 왕성하므로 비록 병에 이환(罹患)되었으나 예후가 양호하다.

『약(弱)』은 신체가 쇠약한 것을 뜻한다. 골격이 가늘고 흉곽(胸廓)이 협착(挾窄)되었으며, 기육(肌肉)이 마르고 피부가 고조(枯燥)하는 등의 징후를 가지고 있다. 형체가 쇠약한 사람은 내장(內臟)도 취약(脆弱)하고 기혈(氣血)도 부족하므로 신체가 약하고 병도 많으며 豫後도 비교적 좋지 않다.

『비(肥)』는 비만(肥滿)을 뜻한다. 肥滿하면서 음식을 적게 먹으면 형체는 왕성하나 기(氣)는 허(虛)한 것으로 대개 비(脾)가 허약하여 습기(濕氣)가 모여서 담(痰)이 잘 생성되므로 중풍(中風)이나 폭궐(暴厥)[91]에 이환(罹患)되기 쉽다. 그러므로 "肥滿한 사람은 담습(痰濕)이 많아 중풍(中風)에 잘 이환된다"고 하는 설이 있다.

『수(瘦)』는 수척(瘦瘠)한 것을 가리킨다. 瘦瘠한 사람은 기육(肌肉)이 말라서 골격에 달라 붙는다. 이는 기(氣)와 體液이 마르고 臟腑와 精氣도 없어지며, 血이 적고 陰은 虛하여 상화(相火)가 쉽게 항성하므로 "瘦瘠한 사람은 火가 많아 노수(勞嗽)에 잘 이환된다"

91) 폭궐(暴厥)－궐증(厥證)의 하나. 氣運이 갑자기 거슬러 올라서 전신을 잃고 넘어지며 손발이 싸늘해지고 말도 하지 못하는 증.

고 하는 설이 있다. 그러므로 형체의 강약(强弱)·비수(肥瘦)를 망진(望診)하는 것은 임상진단의 참고자료로 제공될 수 있다.

3) 안색(顔色)의 望診

동양 황인종(黃人種) 정상적인 얼굴색은 은은한 홍황색(紅黃色)에 밝고 윤택한 빛을 띤다. 다만 타고난 체질의 차이나 생리활동의 변동에 따라 홍(紅)·흑(黑)·청(靑)·백(白) 등의 색으로 편중될 때도 있다. 이러한 것들은 모두 정상현상이기 때문에 어떠한 색상을 막론하고 신기(神氣 - 밝고 윤택한 것)와 위기(胃氣 - 은은한 미황색이 함축되어 있고 드러나지 않는 것)가 있으면 이는 정상색이다.

병색(病色)은 인체가 질병상태에 있을 때에 안면에 나타나는 색택(色澤)이다. 病色은 어떠한 색상을 막론하고 어둡고 초췌(憔悴)하거나, 선명하게 노출되거나, 비록 밝고 윤택한 것이 함축되어 있으나 응당(應當)한 시기와 부위가 아니거나, 어떠한 색상만이 단독으로 나타나면 모두 병색(病色)이다.

병색(病色)에는 오색(五色)의 선악(善惡)·순역(順逆)과 오색(五色)의 주병(主病) 등 두 가지 방면으로 응용된다. 가령 질병이 발생했을 때 얼굴색도 따라서 변하는데 얼굴이 윤택하지 않고 흰색을 띠는 경우는 기허(氣虛)나 혈허(血虛) 환자에게서 볼 수 있고, 얼굴색이 누런색을 띠는 경우는 혈허(血虛) 혹은 비위기허(脾胃氣虛) 환자에게서 볼 수 있다. 얼굴색이 홍적색이면 외감풍열(外感風熱)이나 간화상염(肝火上炎)[92] 환자에게서 볼수 있고, 양쪽 빰 부위가 붉은색이 나타나면 음허내열(陰虛內熱)[93]에서 볼 수 있다. 또한 얼굴색이

---

92) 간화상염(肝火上炎) - 간화가 성하여 나타나는 병리적 현상을 불길에 비유하여 한 말. 肝은 승발기능을 하기 때문에 肝火가 성해지면 그것이 불길처럼 위로 떠올라서 머리가 어지럽고 얼굴이 붉어지며 눈에 핏발이 서며 입 속이 쓰며 마음이 조급해지고 잘 노하며, 심하면 피를 토하고 미쳐 날뛰는 증상이 나타나게 된다.

93) 음허내열(陰虛內熱) - 음허발열. 정혈(精血)과 음액(陰液) 등이 지나치게 소모되어 생긴다.

청색을 띠면 통증에 속하고 청자색(靑紫色)을 띠면 폐기불선(肺氣不宣)[94]이나 간풍내동(肝風內動)[95]에 속하며, 얼굴색이 어두우면 허한증(虛寒證)이나 어혈정체(瘀血停滯)와 간신휴허(肝腎虧虛)[96]에 속한다.

4) 피부(皮膚)의 望診

(1) 황 달(黃疸) : 안색(顔色)이 엷은 황색이고 초췌(憔悴)하며 광택이 없는 것을『위황(萎黃)』이라 하는데, 비위(脾胃)의 氣가 虛하거나 기혈(氣血)이 부족한 환자에게 자주 나타난다. 안색이 누렇게 뜬 것을『황반(黃胖)』이라 하며, 이는 비기(脾氣)가 허약하거나 습사(濕邪)가 내부에 막혀 있어서 발생한다. 얼굴·눈·전신이 모두 황색인 것을『황달(黃疸)』이라 한다. 황달은 원인에 따라 양황(陽黃)과 음황(陰黃)으로 구분한다. 황색이 선명하여 귤색과 같은 것은 양황(陽黃)에 속하는 것으로 습열(濕熱)이 훈증(熏蒸)하기 때문에 발생하고, 황색이 어두워서 연기에 그을린 것 같으면 음황(陰黃)에 속하는 것으로 한습(寒濕)이 울체(鬱滯)되어 발생한다.

(2) 부 종(浮腫) : 얼굴, 눈, 하지, 복부 혹은 전신부종이 있는데 이는 수습(水濕)이 내부에 정체되어 발생한다. 두면부(頭面部)에 부종(浮腫)이 심한 사람은 대개 풍(風)에 속하고, 허리 이하에 부종(浮腫)이 심한 사람은 수습(水濕)이나 비신양허(脾腎陽虛)[97]에 속한다.

---

94) 폐기불선(肺氣不宣)－肺氣가 펴지지 못하는 것을 말함. 풍한사(風寒邪)에 감촉되어 생긴다.

95) 간풍내동(肝風內動)－간풍(外風과 구별하기 위해 간풍내동이라 함). 병이 경과하는 과정에서 몸이 떨리고 어지러우며 경련이 일어나는 등 풍(風)이 동(動)한 증상이 나타나는 것.

96) 간신휴허(肝腎虧虛)－간신음허(肝腎陰虛). 간음(肝陰)과 신음(腎陰)이 모두 허한 증. 오랜 병이나 기타 원인으로 간신(肝腎)의 정혈이 모두 소모되어 생긴다. 肝陰과 腎陰은 상호의존하고 있으므로 신음이 부족하면 간음이 부족해지고, 간음이 부족하면 역시 신음이 부족해진다.

97) 비신양허(脾腎陽虛)－脾와 腎의 陽氣가 다같이 虛해진 증. 腎陽이 虛하여 脾陽을 溫養하지 못하면 脾陽이 虛해지고, 脾陽이 虛하여 음식물의 精氣를 腎에 넉넉하게 보내주지 못하면 腎陽이 虛해진다.

⑶ 반 진(斑疹) : 반(斑)과 진(疹)은 모두 전신성 질병이 진행되는 과정에 피부로 나타나는 증상이다. 기육(肌肉)으로부터 나오는 것은 반(斑)이고, 혈락(血絡)으로부터 나오는 것은 진(疹)이다.

반(斑)은 홍색이고, 처음에는 점(點)으로 시작하여 편(片)을 형성하며, 피부 아래에 평평하게 퍼져 있으므로 더듬어 보아도 손에 걸리는 것이 없다. 원인이 동일하지 않아 음반(陰斑)과 양반(陽斑)으로 나누어진다. 진(疹)은 형태가 좁쌀알 같고 홍색이며, 높게 솟아올라 더듬어 보면 손에 걸리는 것이 있다. 진(疹)도 원인이 같지 않아 마진(痲疹)·풍진(風疹)·은진(癮疹)의 구별이 있다.

양 반(陽斑) : 반점이 커서 편(片)을 형성하고 홍색이나 자색을 띠며, 모양이 비단의 무늬나 구름조각 같으며, 피하(皮下)에 평평하게 퍼져 손으로 문지르면 걸리는 것이 없고, 외감열병(外感熱病)에 잘 나타난다.

음 반(陰斑) : 반점이 크기도 하고 작기도 하며, 담홍색이나 암자색을 띠고, 은은한 것이 드물며, 나타나는 곳이 일정하지 하지 않고, 나왔다 들어갔다 하는 것도 일정하지 않으며, 내상으로 인한 혈열(血熱)에 외감(外感)을 겸하거나 기혈(氣血)이 휴손(虧損)되어 발생한다.

반점이 희소(稀少)하고 홍색(紅色)이며, 신열(身熱)이 있다. 우선 흉복부(胸腹部)로부터 나타나서 사지(四肢)로 번지며, 동시에 열(熱)이 식고 정신이 맑아지면 사기(邪氣)가 발설(發泄)되어 나가는 좋은 징조이고 경증(輕症)이며 순증(順症)이다. 반대로 반점이 조밀하게 퍼지고 심홍색(深紅色)이거나 자흑색(紫黑色)이며, 우선 사지(四肢)로부터 나타나서 흉복부(胸腹部)로 번지며, 동시에 고열(高熱)이 계속 나고, 정신과 의식이 맑지 못하면 정기(正氣)가 사기(邪氣)를 이기지 못하여 사기(邪氣)가 속으로 들어가는 중증(重症)이며 역증(逆症)이다. 반진(斑疹)이 흑색이고 침침하게 어둡고 까칠하여 윤기가 없으면 비교적 위중한 증후이다.

마 진(痲疹) : 보통 발열(發熱)이 3·4일간 지속되다가 진점(疹點)이 피부에 나타난다. 두면(頭面)에서 시작하여 흉복(胸腹)과 팔다리에 이르고 도홍(桃紅)색이며, 참깨 모양으로 끝이 뾰족하고 희소(稀少)하며, 문질러 보면 손끝에 닫는 감촉이 있고 점차로 조밀하게 된다.

풍 진(風疹) : 진(疹)의 모양이 작고 희소하며, 약간 융기되어 있고 담홍색이며, 가려운 것이 그치지 않고 발진(發疹)하였다 없어졌다 한다.

은 진(癮疹) : 진(疹)이 은복(隱伏)되었다 출현하였다 하고 피부가 가려우며, 긁으면 긁은 자국을 따라 큰 구진(丘疹)이 솟아오르고 구름 모양으로 피부가 일어나기도 하며, 담홍색에 백색을 띠고 일정한 때가 없이 발진(發疹)한다.

(4) 백 배(白痦) : 피부에 백색의 적은 과립(顆粒)이 맑고 투명한 좁쌀알 크기로 나타나는 것을 백배(白痦)라 한다. 이것은 대개 서습(暑濕)이나 습온(濕溫) 환자에 습(濕)이 울체(鬱滯)되어 땀으로 충분히 배출되지 않았기 때문에 발생한다. 白痦는 정배(晶痦)와 고배(枯痦)로 나누어진다. 색이 희고 작아 좁쌀알 같으며, 수정과 같이 맑고 윤이 나는 것을 晶痦라 하는데, 이는 순증(順症)이다. 만약 痦가 색이 까칠하면 枯痦라 하는데, 이는 진액이 고갈된 역증(逆症)이다.

5) 이(耳)·목(目)·구(口)·비(鼻)의 望診

눈이 홍색인 것은 열(熱)이고, 황색은 황달(黃疸)이며, 눈의 부종(浮腫)은 기허(氣虛)나 수종(水腫)의 초기이다. 양쪽 눈을 상시(上視)한 경우는 간풍(肝風)에서 많이 보이며, 사시(斜視)는 경풍(驚風)[98]이고, 눈에서 고름이 흐르는 것은 간담실열(肝膽實熱)이며, 귓바퀴가 건조하고 검은 것은 신정(腎精)이 손상된 것이다. 코를 벌름거리는 것은 고열이 肺를 폐색(閉塞)하기 때문이고, 입을 꽉 다물고 말을 못하는 것은 경병(痙病)이다. 입과 눈이 한쪽으로 삐뚤어지는 것(口眼喎斜)은 중풍(中風)이고, 입술색이 담백(淡白)하면 혈허(血

98) 경풍(驚風) — 보통 경기(驚氣)라 한다. 갑자기 의식을 잃고 경련이 일어나는 병증으로 소아에 많이 발생한다.

虛)이고, 입술이 붉고 마르는 것은 열이 심한 것이며, 암자색(暗紫色)은 혈허(血虛)이다.

6) 치은(齒齦)·인후(咽喉)의 望診

치아(齒牙)와 치은(齒齦-잇몸)의 망진(望診)은 온병(溫病)[99]의 변증에 있어서 매우 중요한 의의를 가지고 있다. 온병학파(溫病學派)[100]에서는 설태(舌苔)의 분변과 치아의 증험을 매우 중요시한다. 양명기열증(陽明氣熱證)이나 열(熱)이 신음(腎陰)을 손상시킨 상황하에서 잇몸의 윤택과 건조를 관찰하여 위(胃)와 신(腎)에 진액이 있고 없는 것을 알 수 있다. 치아는 뼈(骨)의 여분(餘分)이고, 腎은 뼈를 주재하며, 수·족양명경맥(手·足陽明經脈)이 잇몸에 얽혀 있으므로 치아·잇몸과 胃·腎·大腸은 생리·병리상 밀접한 상관관계를 가지고 있다. 가령 치아가 깨끗하고 희며 윤택하면, 진액이 내부에 충만하고 신기(腎氣)가 충족한 현상이므로 병이 발생하였으나 진액이 아직 손상되지 않은 것이다. 치아가 누렇고 건조하면 열이 성하여 진액이 손상된 것이므로 이는 온병(溫病)의 극성기에 나타난다. 만약 광택이 나고 건조하여 돌과 같으면 양명열(陽明熱)이 성(盛)한 것이며, 건조한 것이 고골(枯骨)과 같으면 신음(腎陰)이 마른 것이다.

인후(咽喉)가 붉게 붓고 아픈 것은 대부분 肺胃에 열이 쌓여 있기 때문이다. 편도선(扁桃腺)이 붉게 붓고 헐어서 문드러지거나 황백색의 부점(腐點)이 있는 것은 열독(熱毒)이 막혀 성한 것이며, 선

99) 온병(溫病)-여러 가지 외감성 급성 열병을 통틀어 이르는 말.

100) 온병학파(溫病學派)-明·淸代 이후, 고대의 傷寒病 치료의 기초 위에 장기간의 임상을 통하여 온열병의 원인과 병리 및 치료원칙면에서 점차 비교적 정리된 하나의 학설이 형성되었다. 溫病學說의 형성은 전염병의 예방치료에 대하여 한층 발전을 이루었다. 이 學說을 제창하고 이에 찬성한 의가들이 스스로 일대학파를 이루었으므로 후세에 이를 온병학파라 하였다.

홍색을 띠고 종대(腫大)되었으나 아프지 않는 것은 음허화왕(陰虛火旺)[101]에 속하기 때문이다. 만일 회백색의 가막(假膜)이 있어 비벼도 제거되지 않거나 세게 비비면 출혈(出血)하거나 뒤따라 생기는 것은 백후풍(白喉風)[102]이다.

7) 설 진(舌診)

설진(舌診)은 사진(四診) 중에서 망진(望診)의 일부이다. 증후에 따른 혀의 상태변화가 다양하고 분명하여 변증에 매우 중요하므로 망진(望診)에서 분리하여 하나의 진법(診法)으로 독립시키려는 추세에 있다.

혀의 상태변화를 관찰하는 것은 임상변증에 매우 중요한 의의를 갖고 있다. 그 내용은 다음과 같다.

① 정기성쇠(正氣盛衰)의 판단 : 설질(舌質)이 홍윤(紅潤)하면 氣血이 왕성한 증후이고, 담백(淡白)하면 氣血이 쇠약한 증후이다. 설태(舌苔)가 얇고 희며 윤택하면 胃에 진액(津液)이 충족한 증후이고, 혓바닥에 광채가 나며 태(苔)가 없는 것은 胃에 氣와 津液이 쇠잔한 증후이다.

② 병위천심(病位淺深)의 분변 : 설태(舌苔)가 얇고 희면 외감(外感)의 초기로 병세가 가볍고 표천부(表淺部)에 있는 것이며, 누렇고 두터우면 주로 사기(邪氣)가 이부(裏部)로 들어가서 병세가 심한 것이다. 설질(舌質)이 홍색이면 氣分에 熱이 성한 것이며, 진홍색이면 열이 영혈(營血)로 침입한 증후이다.

③ 병사성질(病邪性質)의 구별 : 백태(白苔)는 寒을, 황태(黃苔)는 熱을 주재하며, 태(苔)가 두터우면 대개 濕에 속한다. 중풍(中風)에

---

101) 음허화왕(陰虛火旺) - 음정(陰精)이 부족해져서 허화(虛火)가 왕성해진 것. 증상은 煩躁證이 나고 성을 잘 내며 볼이 붉어지고 입이 마르며, 목안이 아프고 성욕이 더욱 강해진다.

102) 백후풍(白喉風) - 지금의 디프테리아.

는 대개 혀가 뻣뻣하고 굳어져서 잘 돌아가지 않고, 心·脾經에 熱이 있으면 대개 혀가 늘어져 입밖으로 나오며 들여보내지 못한다.

④ 병세진퇴(病勢進退)의 추측과 판단 : 보통 설태(舌苔)가 황(黃)·회(灰)·흑색(黑色)으로 변하거나 설질(舌質)이 담백색(淡白色)에서 홍(紅)·강(絳)·청자색(青紫色)으로 변하면 사기(邪氣)가 표부에서 이부(裏部)로 들어간 것이며, 병세가 경증(輕症)에서 중증(重症)으로 변한 것이다. 반대로 설태(舌苔)가 灰·黑色에서 黃·白色으로 변하거나 舌質이 검붉은 진홍색에서 담홍색(淡紅色)으로 변하면 병사(病邪)가 裏部에서 表部로 나와 중증이 경증으로 변화된 증후이다.

(1) **정상인 설상**(舌象) : 정상인의 설상(舌象)은 설체(舌體)가 유연하고 운동이 민활(敏活)하며, 담홍색으로 윤기가 있다. 또한 혀의 두께와 굳고 연한 정도 및 크기가 적당하고 형태가 이상하지 않다. 舌苔는 엷은 白色인데 고르게 분포되어 있으며, 건습(乾濕)의 정도가 적당하여 끈끈하거나 미끄럽지 않고, 舌苔에 뿌리가 있다. 요약하면 淡紅한 설체(舌體)에 엷은 白苔가 있다.

(2) **망설색**(望舌色) : 망설색(望舌色)에는 혀의 바탕과 색깔이 포괄된다. 정상적인 舌質의 색깔은 은은한 淡紅色이 적당하다.

① 담백설(淡白舌) : 淡白舌의 색깔은 정상적인 설색(舌色)에 비하여 얕고 엷으며, 주로 허한증(虛寒證)으로 대개 양기(陽氣)가 쇠약하거나 氣血이 부족한 증후이다.

② 홍 설(紅舌) : 舌色이 정상적인 혀보다 붉으며, 주로 열증(熱證)으로 대개 이실열증(裏實熱證)이나 음허화왕증(陰虛火旺證)이다. 이는 熱이 왕성하면 氣血이 심하게 넘쳐 흘러 舌質에 반영되기 때문에 紅色을 띠게 된다.

③ 강 설(絳舌) : 혀의 색깔이 짙은 홍색을 띠게 되므로 설강(舌絳)이라고 한다. 주로 열이 왕성한 증이다. 외감열병(外感熱病)에서

는 사열(邪熱)이 영분(營分)[103]·혈분(血分)[104]에 침입하였을 때에 혀가 짙은 홍색을 띠며, 내상잡병(內傷雜病)에서는 흔히 오랫동안 병을 앓거나, 병이 심하거나 음허(陰虛)하여 허화(虛火)가 왕성한 사람에게 나타난다. 보통 혀의 색깔이 짙으면 짙을수록 熱邪가 더욱 심한 것을 나타내는 것이다.

④ 청자설(靑紫舌) : 靑紫舌의 舌質은 청자색이거나 설상(舌上)에 청남색(靑藍色)의 반점(斑點)덩어리나 점상출혈(點象出血)이 있으므로 청자설이라 한다. 그 주병에는 寒熱의 구분이 있다. 즉 邪熱이 왕성하여 음기(陰氣)와 체액이 모두 손상되어 야기된 것은 혀의 색깔이 홍자색(紅紫色)으로 짙고 건조하여 진액이 적다. 음한(陰寒)이 안에서 왕성하여 야기된 것은 혀의 색은 열은 자주색으로 습윤하며, 舌上에 자주색의 반점이 나타나면 대개 혈어(血瘀)의 증이다.

(3) 망설태(望舌苔) : 혀에 엷은 苔가 있는 것은 본래 胃에서 생겨나는 것이다. 장허곡(章虛谷)의 [상한본지(傷寒本旨)]에서 "舌苔는 胃中의 生氣에서 생기고 胃氣는 心脾로부터 발생하기 때문에 병이 없는 사람은 항상 엷은 苔가 있다. 이는 胃中의 生氣가 地上에 작은 풀이 돋아 나오는것 처럼 혀에 舌苔로 돋아나는 것이다"고 하였다.

五臟六腑는 모두 胃로부터 氣를 받기 때문에 胃氣에서 생겨나는 舌苔를 보고 臟腑의 寒熱虛實 및 病邪의 성질과 발병부위의 천심(淺深)을 진찰할 수 있다.

① 백 태(白苔) : 보통 表證이나 寒證에서 자주 나타나며, 엷은 白苔는 본래 정상적인 舌苔이다. 外邪에 감촉되어 병이 表部에 있

103) 영분(營分) - 온병변증(溫病辨證)에서 營에 해당하는 부분과 거기에 병이 생기는 단계를 말하는 것으로, 부위로 보면 기분과 혈분 사이에 해당되고 병증상으로 보면 몹시 중한 단계이다.

104) 혈분(血分) - 온병병증에서 血에 해당한 부분과 거기에 병이 생기는 단계를 말하는 것으로, 부위로 보면 온병에사 가장 깊은 곳에 해당하며 병증상으로 보면 가장 중한 단계이다.

고 아직 裏部로 전해지지 않았을 때에 苔는 여전히 얇은 白苔를 나타내고 있기 때문에 병사가 表部에 있고 裏部로 들어가지 않았다는 간접적인 증거가 될 수 있다.

정상적인 혀보다 약간 연한 白苔는 裏寒證에 자주 나타난다. 혀의 白苔가 밀가루처럼 가득히 쌓여 있으면 外邪로 인한 熱毒이 안에서 왕성해진 것이다. 이는 온역(瘟疫)[105]에 자주 나타나며, 내옹(內癰)[106]에서도 나타난다.

② 황 태(黃苔) : 주로 裏證이나 熱證에 나타난다. 黃苔는 熱邪가 타올라 야기되기 때문에 주로 表熱證이다. 舌苔가 黃色으로 짙어질수록 熱邪가 더욱 심한 것이다. 淡黃色이면 熱은 가벼운 것이고, 짙은 황색이면 熱이 심한 것이며, 누르스름한 색이면 熱이 울결(鬱結)된 것이다.

黃苔는 주로 裏證이다. 가령 外感病이 진행하는 과정에 舌苔가 백색에서 황색으로 바뀌면 表邪가 裏部로 들어가 熱로 변화된 것이다. 黃苔는 또 裏熱로 인하여 생기기도 하며, 이 때문에 黃苔는 紅絳舌과 함께 자주 나타난다. 만약 혀가 담백색으로 붓고 연하며, 黃苔가 미끄럽고 촉촉하고 윤택하면 陽이 虛하여 수습(水濕)이 氣化하지 못하는 것이로 보아야 한다.

③ 회 태(灰苔) : 주로 裏證에 나타난다. 裏熱證에 나타날 수 있고 한습증(寒濕證)에도 나타날 수 있다. 灰苔는 白苔가 변하여 되기도 하고, 黃苔로부터 변화되어 생기기도 한다. 만약 舌苔가 회백색이고 윤기가 있으면 대개 寒濕이 속에서 막히거나 담음(痰飮)이 속에서 정체된 것이며, 만약 舌苔가 회색이고 건조하면 대개 熱이 너무 성하여 진액이 손상되거나 陰虛하여 虛火가 왕성한 證候이다.

---

105) 온역(瘟疫) - 傳染性이 있는 사기를 받아서 생기는 급성 열성 전염병.
106) 내옹(內癰) - 장부 혹은 가슴이나 뱃속에 생긴 癰의 총칭.

④ 흑 태(黑苔) : 주로 裏證이나 熱邪가 심하여도 나타나고, 寒邪가 성하여도 나타난다. 黑苔는 灰苔나 누르스름한 黃苔가 발전되어 생긴 것이며, 질병의 심한 단계에서 자주 나타난다. 만약 舌苔가 黑色이며 말라 갈라지는데, 심하면 혓바늘이 돋으며 熱이 심하여 津液이 고갈된 것이고, 黑苔가 윤활하면 陽虛하여 寒이 왕성한 증이다.

(4) 망태질(望苔質) : 건강인(健康人)의 舌苔는 얇으면서 고르다.

① 설태의 후박(舌苔厚薄) : 舌苔가 두터운가 얇은가를 망진(望診)하여 病邪의 경중(輕重) 및 질병상황의 진퇴(進退)를 알 수 있다. 보통 舌苔가 얇은 것은 질병초기에 病邪가 表部에 있고 병세가 가벼운 것을 나타내며, 舌苔가 두꺼운 것은 병사가 裏部로 전해져 병세가 심하거나 내인(內因)으로 음식과 담습(痰濕)이 적체된 것임을 나타낸다. 舌苔가 얇다가 두터워지면 邪氣가 表部에서 裏部로 들어간 것이고, 병세가 경증(輕症)에서 중증(重症)으로 진행되는 것이며, 두꺼운 舌苔가 얇게 되면 병세가 중증에서 경증으로 바뀐 것이니 이는 邪氣가 안에서 소산되어 밖으로 나올 수 있기 때문에 병이 물러난 것임을 나타낸다.

② 설태의 윤조(舌苔潤燥) : 舌苔의 潤燥를 관찰함으로써 津液이 변화한 상태를 이해할 수 있다. 舌苔가 마르는 원인은 두 가지가 있다. 첫째는 津液이 손상되어 陰液이 부족하기 때문에 생기는데 대개 熱이 성하여 진액이 손상되거나 陰液이 손상된 병증이다. 둘째는 陽氣의 허약으로 인하여 氣가 체액을 대사하여 진액을 위로 올릴 수 없으므로 舌苔가 도리어 건조하게 된다. 舌苔가 습윤하게 되는 원인은 水濕이 속에서 정체된 까닭이다. 舌苔가 건조하다가 윤택한 상태로 전환되는 것은 熱邪가 점점 물러가거나 진액이 점차 회복되는 현상으로 병세가 호전됨을 나타낸다. 舌苔가 윤택하다가 건조한 상태로 전환되면 진액이 이미 손상되어 열세가 가중되거나 邪氣가 熱로 변화된 것임을 표현하는 것이다.

③ 설태의 부이(舌苔腐膩) : 腐는 비지라는 뜻인데, 마치 두부의 찌꺼기가 설면에 쌓인 것과 같은 모양으로 이를 문지르면 벗겨진다. 이는 대개 陽熱이 많아 胃中을 훈증(熏蒸)하여 끓어올라 부패되고 탁한 邪氣가 상승하여 생기게 된 것인데, 식적(食積)[107]이나 습담(濕痰)으로 인한 병증 등에 자주 나타난다. 膩는 끈끈한 기름이라는 뜻인데, 이는 혀에 탁하고 미끄러워 기름 같은 것이 덮여 있는 舌苔로, 가운데는 좀 두껍고 혀의 가장자리는 얇고 빛나며 미끄럽고 이를 문지르면 벗겨지지도 않고 긁어도 떨어지지 않는다. 대개 습탁(濕濁)·담음(痰飮)·습온(濕溫) 등으로 陽氣가 음사(陰邪)에 눌린 병리 변화에서 나타난다.

④ 박 태(剝苔) : 舌苔가 고르지 않고 한 곳이나 여러 곳이 벗겨져 나간 것을 剝苔라 한다. 이는 대부분 陰氣가 부족한 현상이다. 만약 舌苔가 갑자기 없어져 다시 생겨나지 않고 맑고 깨끗하여 거울과 같으면 이는 胃의 陰氣가 고갈되고 胃氣가 매우 손상된 것이다. 만약 舌苔가 꽃처럼 벗겨지고 기름 같은 때가 있으면 습(濕)과 담(痰)이 풀리지 않고 正氣가 이미 손상되어 병세가 매우 복잡한 것이다.

⑤ 경면설(鏡面舌) : 舌苔가 모두 떨어져나가고 다시 생기지 않아 혀 전체가 빛이 나고 깨끗하여 거울면과 같은 것을 '鏡面舌'이라 한다. 이는 주로 胃陰이 고갈되어 胃氣가 단절되려고 하는 것이다. 만약 설면(舌面)이 홍강(紅絳)하고 광채가 나면 胃와 腎의 陰液이 고갈되어 水氣가 마르고 火氣가 염상(炎上)하는 위험한 증후이며, 혀가 담백하고 광채가 나면 脾胃의 氣와 陰이 모두 없어진 중증(重證)이다.

---

107) 식적(食積)－脾胃의 운화기능(運化機能) 장애로 먹은 음식물이 정체되어 생긴다. 증상은 가슴과 배가 답답하며, 뱃속에 단단한 것이 만져지거나, 때로 덩어리가 만져지며 아프고, 트림하며 신물이 올라오고 입맛이 떨어진다. 대변은 굳거나 설사를 한다.

(5) 설진(舌診)의 주의사항

① 광 선(光線) : 혀를 望診할 경우에 충분한 광선이 필요하며, 또 직사광선을 입 속에 비춰야 하고 색깔있는 창에서 망진을 해서는 안된다. 야간에는 강한 조명 아래에서 망진을 하여야 설상(舌象)의 색깔을 쉽게 분변할 수 있다. 저녁에 望診하면 정확하지 않으므로 필요에 따라 낮에 다시 검사해야 한다.

② 자 세(姿勢) : 음식과 양치질을 하면 태질(苔質)과 색깔에 변화가 발생할 수 있다. 음식물의 마찰은 후태(厚苔)를 박태(薄苔)로 변할 수 있고, 물을 마신 뒤에 舌質을 축축하고 미끄럽게 변화시킬 수 있으며, 뜨거운 음식물이나 자극성 음식물은 舌質을 紅色으로 변화시킬 수 있기 때문이다. 그 밖에 코가 막히거나 입을 벌려 숨을 쉬는 환자는 혀바닥이 건조하므로 이들 모두는 혀를 望診할 때에 매우 주의해야 한다.

③ 염 태(染苔) : 어떤 식물이나 약물은 舌苔를 색깔로 물들여 染苔가 될 수 있다. 오매(烏梅)·감람(橄欖)은 舌苔를 흑색으로, 황련(黃連)·비타민B_2는 황색으로, 흡연은 회색 등으로 물들인다. 臨床에서 舌苔가 갑자기 변하거나, 舌苔가 병증과 일치하지 않을 경우에는 복약 등의 상황을 상세히 물어 染苔인가 가상(假象)인가를 정확히 알아야 한다.

8) 배출물(排出物)

排出物을 망진(望診)할 경우에는 색(色)·형(形)·질(質)의 변화를 주의깊게 관찰을 해야 한다. 이러한 변화는 내장의 병리변화를 이해하는데 많은 도움이 된다. 배출물에는 담연(痰涎)·구토물·대소변·콧물·눈물·대하(帶下) 등이 포함된다. 담연·대소변 등 주로 배출물의 변화와 질병의 관계는 다음과 같다.

(1) 담 연(痰涎) : 담색(痰色)이 황색으로 농도가 짙고 끈적거리거나 덩어리져서 달라붙은 것이 잘 떨어지지 않는 것은 대개 열담(熱痰)이며, 백색이고 묽은 액상을 이루거나 언뜻 보기에 청색으로 덩

어리져 보이면 대개 한담(寒痰)이다. 痰色이 희면서 미끄럽고 내뱉기 쉬운 것은 흔히 습담(濕痰)이고, 痰이 묽고 거품이 섞여 있는 것은 흔히 풍담(風痰)이며, 기침을 하며 고름이 섞인 痰이나 피고름이 섞인 痰을 뱉어내고 비린 냄새가 나면서 흉통(胸痛)을 겸하면 대개 폐옹(肺癰)으로 야기되는 것이다. 기침을 하고 거품섞인 침을 뱉어내고 입을 벌려 숨을 쉬고 헐떡거리면 대개 폐위증(肺痿證)이다.

(2) **구토물**(嘔吐物) : 토해낸 물질이 맑고 미세하며, 냄새가 없거나 묽은 물이거나, 거품이 섞인 침이면 흔히 한구증(寒嘔證)이고, 토해낸 물질에 시큼한 썩은 냄새가 나며, 시원한 것을 마시기를 좋아하면 열구증(熱嘔證), 토출물에 소화되지 않은 음식이 있고, 시큼한 썩은 냄새가 나면 대개 숙식(宿食)이다. 자주 토하며 소화되지 않은 음식물이 나오지만 시큼한 냄새가 적으면 대개 기체증(氣滯證)이며, 농혈(膿血)을 토하고 역겨운 냄새가 나면 대개 내옹(內癰) 때문이다.

(3) 대 변(大便) : 大便色이 누렇고 죽과 같으며 악취가 나는 것은 장(腸)에 열이 있는 것이며, 음식물이 소화되지 않은 상태의 大便을 보거나, 물같은 설사를 하면 이한(裏寒)이 성하거나 중양(中陽)의 부족한 것이다. 대변이 흑색이거나 콜타르 같으면 대개 축혈증(蓄血證)이고, 대변이 양(羊)의 변(便)과 같은 것은 열격병(噎膈病)에서 자주 나타나며, 대변과 피고름이 섞여 있으면 이질(痢疾)이다.

(4) 소 변(小便) : 小便色이 맑고 줄기가 길고 양이 많은 것은 대개 허한증(虛寒證)이고, 소변량이 적고 황적색이면 대개 열증(熱證)에 속한다. 소변이 혼탁하여 맑지 않으면 대개 습열(濕熱)이 아래로 흘러내렸거나 신허(腎虛)하기 때문이며, 소변에 모래알과 같은 것이 있으면 석림(石淋)이고, 기름 같은 것이 있으면 고림(膏淋)이다.

이상을 종합하면 배출물의 색(色)·형(形)·질(質)의 변화와 한열(寒熱)과의 관계가 매우 밀접하다는 것을 알 수 있다. 대개 배출물이 맑고 흰색이고 엷으면 대개 한증(寒證)에 속한다.

한증(寒證)으로 인한 환자는 대개 양기(陽氣)가 부족하고 기능이 감퇴되어 더럽고 탁한 것이 비교적 적고 수습(水濕)이 성하기 때문에 색이 청백(淸白)하고 설질은 엷다. 배출물이 누렇고 탁하며 농도가 짙고 끈적거리는 것은 대개 熱에 속한다. 열증(熱證)으로 인한 환자는 양열(陽熱)이 항성하고 기능이 항진되어 더럽고 탁한것이 비교적 많고 사열(邪熱)이 진액을 훈증하기 때문에 색이 누렇고 탁하며, 그 모양과 바탕은 끈적끈적하고 짙게 나타난다.

2. 문 진(聞診)

"성음(聲音)을 들어서 병을 알 수 있는 사람을 성의(聖醫)라 한다(聞而知之者, 謂之聖)"고 하였드시 문진(聞診)은 진찰방법 중에서 필수불가결한 것으로 의사가 객관적으로 병을 증명하는 중요한 診法이다. 음성(音聲)은 肺·咽喉·회염(會厭)·혀·치아·입술 등의 발성기관과 밀접한 관계가 있기 때문에 음성의 변화를 들어서 이상에 열거한 기관의 병변을 알 수 있다.

고대의 聞診은 오음(五音)을 오장(五臟)에 배속시켜 오음의 변화로 장부의 생리·병리의 변화를 추측하였다. 五音은 궁(宮)·상(商)·각(角)·치(徵)·우(羽)이다. 五音의 변화는 곧 물체의 질과 기능의 변동상태가 다르기 때문이며, 물질은 자발적이거나 외부의 힘에 의하여 진동(振動)이 발생한다. 진동할 때에 진폭(振幅)의 대소와 振動數가 다르므로 인하여 강약의 음조(音調)가 발생한다. 진동수가 높으면 음조가 높고, 반대가 되면 음조가 낮으며, 진폭이 크면 소리의 울림이 강하고 반대가 되면 울림이 약하다.

오장은 생리·병리의 상황에 따라 질과 기능이 다르게 변동하고, 오장의 자발적인 변동량의 차이에 따라 氣가 유동하는 양에 영향을 주어 형성된 변동상황이 발음기관에 충격을 주는 동력에도 다르게 작용하므로 音聲도 다섯 가지로 변화하여 다르게 발현된다. 그러므로 五音의 변화를 들어서 장부와의 상관관계를 변별(辨別)할 수 있고, 병증도 알아낼 수 있다.

1) 청성음(聽聲音)

환자의 언어, 기침, 구역 등의 소리를 들어 병증의 한열허실(寒熱虛實)을 감별할 수 있다.

(1) 어 성(語聲) : 音聲이 높고 우렁차거나 중탁하여 힘이 있고 거칠면 대략 실증(實證)이나 열증(熱證) 또는 외감열증(外感熱證)에 속한다. 音聲이 낮고 힘이 없으며, 호흡이 짧고 미약하며 갑자기 경중(輕重)이 교차하거나 지속과 단절이 반복하면 주로 허증(虛證)이거나 한증(寒證) 또는 내상(內傷)의 만성병이다.

섬어(譫語)·광언(狂言)·독어(獨語)·정성(鄭聲)의 네 가지는 모두 言語의 착란으로 대개는 심신(心神)의 병에 속하나 허실(虛實)의 구분이 있다.

엉터리없는 말을 두서없이 하고 音聲이 높으며 힘이 있는 것이 섬어(譫語)인데, 흔히 열이 심신(心神)을 어지럽힌 실증(實證)이다.

환자의 정신과 지각상태가 정상이 아니고, 言語가 우악스러우며 웃다가 욕을 하기도 하고, 소리를 지르기도 하며, 높은 곳에 올라가 노래를 부르기도 하는 것이 광언(狂言)인데, 대개 담화(痰火)가 心을 요동(搖動)시킨 양열(陽熱)의 실증(實證)이다.

혼잣말을 되뇌이며 사람을 보면 중지하는 것이 독어(獨語)인데, 심기(心氣)가 매우 손상된 경우에 잘 나타나므로 심신(心神)의 조양(調養)이 상실된 허증(虛證)이다.

환자의 정신상태가 맑지 않고 같은 말을 거듭하며, 목소리가 낮고 힘이 없으며, 거듭하는 말을 계속하였다 중단하였다 하는 것이 정성(鄭聲)인데 심기(心氣)가 대단히 손상되어 정신이 산란된 허증(虛證)이다.

(2) 호 흡(呼吸) : 呼吸을 들을 경우 소기(少氣), 식미(息微), 천식(喘息), 단기(短氣)의 구별에 주의해야 한다.

少氣는 들이마시고 내쉬는 공기가 적으며, 미약하게 호흡하는 것인데 대개 중기(中氣)가 부족하거나 肺와 腎이 虛하여 생긴다.

息微는 깊은 호흡을 하지 못하고 힘없이 얕게 하는 것인데, 양기(陽氣)가 쇠약하거나 肺·腎의 氣가 단절되려고 하는 예후이다.

喘息은 호흡하기가 곤란하여 단촉하고 급박하며, 심하면 비익(鼻翼)을 벌름거리며, 입을 벌리고 어깨를 들먹이며 숨을 쉬고, 편히 누울 수 없다.

短氣는 호흡이 빠르고 출입하는 氣가 급하여 흡기(吸氣)와 호기(呼氣)가 서로 이어지지 않아 천식(喘息)과 비슷하나 어깨를 들먹이지 않고 호흡에 걸림과 담이 끓는 소리가 없다. 喘息과 短氣는 모두 담음(痰飮) 등의 실사(實邪)가 기순환(氣循環)의 승강을 막아서 생기기도 하고, 원기(元氣)가 허약하여 肺가 氣를 주재하지 못하거나 腎이 납기(納氣)하지 못하므로 발생한다. 短氣는 비교적 가볍고 점차 喘息으로 진행되며, 喘息은 비교적 심한 것으로 대개 단기(短氣)가 심하여 생긴 것이다.

(3) 해 수(咳嗽) : 咳嗽를 聞診할 경우에는 기침소리의 울림과 담성(痰聲)의 유무(有無) 등에 주의해야 한다. 痰이 있으면 痰의 色·量·質의 변화를 근거로 하여 병증의 성질을 판별한다.

① 실증(實證)의 咳嗽는 중탁한 기침소리가 난다.

② 허증(虛證)의 咳嗽는 기침소리가 낮고 미약하며 잘 놀란다.

③ 기침하는 것이 한바탕 발작적이며, 숨이 급박하고 기침소리가 연속하여 끊이지 않으며, 심하면 구토하는 것을 돈해(頓咳-또는 百日咳)라 한다.

④ 담(痰)이 없거나 농도가 짙은 담(痰)이 나오는 것을 건해(乾咳)라 하는데, 대개 조사(燥邪)가 肺를 침범하거나 음허(陰虛)하여 폐기(肺氣)가 건조한 때문에 생긴다.

(4) 딸꾹질(呃逆) : 애역(呃逆)을 옛 사람들은 얼(噦)이라 하였는데, 이것은 지금의 딸국질이다. 딸국질하는 소리가 높고 짧으며, 울리는 소리가 맑고 힘이 있으면 실열증(實熱證)이다. 딸국질 하는 소리가 낮으며 길고 또한 미약하여 힘이 없으면 흔히 허한증(虛寒證)

이다. 만약 오래된 병과 중증에 딸국질이 나고 소리가 힘이 없는 것은 위기(胃氣)가 쇠약하거나 없어진 위중한 증후이다.

(5) 트 림(噯氣) : 애기(噯氣)를 옛날 사람들은 애기(噫氣)라고 하였는데, 지금의 트림이다. 숙식(宿食)이 풀리지 않았거나 肝胃가 불화하거나 胃氣가 허약하여 氣가 상역되는 등의 원인으로 발생한다. 肝胃가 불화(不和)하거나 胃氣가 허약함으로써 氣가 상역하여 트림이 나오는 것은 시큼하거나 썩은 냄새가 없다. 만약 트림의 냄새가 시큼하고 썩은 냄새가 나면 宿食이 정체되어 쌓이거나 소화불량으로 인한 것이다.

트림의 맛과 냄새의 차이로 질병을 판단할 수 있다.

① 트림에 아무 맛이 없는 것은 대개 肝과 胃가 不和하거나 胃가 허(虛)하여 氣가 상역하기 때문이다.

② 트림이 시거나 썩은 맛이 나면 소화불량이나, 숙식의 정체에 속하거나, 혹은 위장기능의 실조 또는 음식물의 적체로 소화되지 못하고 부패되든지, 산을 생산하여 이것이 위로 올라오기 때문이다.

③ 트림맛이 쓰면 정신상태가 우울하거나 조급하든지 또는 쉽게 怒하게 되는데 이는 肝이 소설기능을 상실하여 담기(膽氣)가 간기(肝氣)의 역상을 따라 입으로 올라올 때에 쓴맛의 담즙(膽汁)도 올라오는 것이다. 또 膽熱로 기화(氣化)된 膽汁이 膽氣가 상승하는 것을 따라 올라오므로 쓴맛의 트림을 하게 된다.

④ 트림의 맛이 단것은 여름에 비습(脾濕)이 너무 성하든지 이질(痢疾)·설사(泄瀉)·단복고창(單腹蠱脹-肝硬化)·복수(腹水) 등에 잘 나타난다. 만약 오래도록 단맛을 트림하며 입맛이 상쾌하지 못하면 좋지 않은 병증들이 발생하게 되므로 미리 방지하여야 한다.

⑤ 트림하여 올라온 물질이 끈끈하거나 떫은 맛이면 기후가 조열(燥熱)하든지 또는 한랭한 邪氣에 감촉되었기 때문이다. 이러한 사람은 종종 물을 충분히 마시지 못하여 대변이 막히거나 소변이 노랗고 머리가 어지러우며, 잠만 자려고 하고, 흉복이 창통(脹痛)하며, 음식

을 잘 먹지 못하고 소화가 않되며, 심하면 부종이 발생한다. 이는 燥熱에 濕邪가 합하여 병을 형성한 것으로 병세가 매우 복잡하다.

⑥ 트림이 짜거나 매운 것은 대개 신열(腎熱) 또는 췌장(膵臟)의 적열(積熱)이거나 장위암(腸胃癌)의 전조증(前兆症)도 될 수 있으므로 세심한 주의를 해야 한다.

⑦ 이 밖에도 D.D.V.P(유기인산제농약)의 중독에는 마늘냄새, 소갈병(消渴病)의 중증에는 사과향, 뇨폐중독(尿閉中毒)에는 노린 냄새를 트림하는 등 모두 애기(噯氣)의 식별로 어떤 질병인가를 판단할 수 있다.

2) 문취기(聞臭氣)

臭氣는 구기(口氣)·비기(鼻氣)·한기(汗氣)·담체(痰涕)·이변(二便)·월경(月經)·대하(帶下)·악로(惡露) 및 병실 등의 냄새를 포괄하여 말한다.

① 비린내가 나는 특이한 냄새는 대개 열독(熱毒)이 내부에 성한 것인데, 간성(肝性) 혼수(昏睡)의 환자에게서 나타날 수 있다.

② 특수한 사과냄새는 대개 비기(脾氣)가 허약하고, 신(腎)의 정기(精氣)가 쇠약하게 된 위급한 증상에 속하는데 가스성 산중독의 환자에게 나타날 수 있다.

③ 입 속에서 악취가 나는 것은 肺胃의 熱이 성한 것인데, 괴저성구내염(壞疽性口內炎)·폐농양(肺膿瘍) 등의 질병에서 나타날 수 있다.

④ 계란 썩은 것과 같은 냄새가 나는 것은 흔히 胃中의 食積 때문인데, 소화불량에서 흔히 나타날 수 있다.

⑤ 대소변, 담액, 농액, 대하 등에 악취가 나는 것은 흔히 실열증(實熱證)에, 약간 비린냄새를 띤 것은 흔히 허한증(虛寒證)에 속한다.

⑥ 방귀냄새가 기이한 냄새로 나는 것은 흔히 소화불량, 숙식이 정체된 것이다.

⑦ 탁한 콧물이 흐르고 비린내가 나면 흔히 비연증(鼻淵症)이다.

⑧ 땀냄새에 만약 노린내가 나는 것은 흔히 오랫동안 피부에 풍습열(風濕熱)이 쌓여서 나는 것이며, 진액(津液)이 훈증(熏蒸)을 받게 되어 변화되기 때문이다.

⑨ 백대하(白帶下)가 끈끈하고 비린내가 나면 습열(濕熱)로 인한 때문이고, 희박(稀薄)하고 비린내가 심하지 않으면 비신휴허(脾腎虧虛)한 것이다.

⑩ 산후에 악로(惡露)[108]에 고약한 냄새가 나는 것은 산욕기(産褥期)에 외사(外邪)가 침입한 때문이다.

3. 문 진(問診)

問診은 의사가 환자나 보호자에게 질문하여 병세를 이해하는 진찰방법이다. 질병발생과 관계가 있는 시간·원인·경과·기왕력(旣往歷)·통증의 소재 및 생활습관, 음식기호(飮食嗜好) 등 질병과 관계가 있는 상황을 모두 물어 보아야 이해할 수 있기 때문에 문진(問診)은 사진(四診) 중에서 중요한 위치를 차지하고 있다.

問診할 때 환자의 일반적인 상황을 이해하여 질병과 관련이 있는 자료를 얻을 수 있다.

연령에 따라 다발(多發)하는 병도 다르다. 예를 들면 마진(痲疹)·수두(手痘)·백일해(百日咳) 등은 小兒에 많이 발생하고, 청장년(靑壯年)의 환자는 실증(實證)이 많으며, 老人이나 허약자, 병을 오래 앓는 사람은 허증(虛證)이 많다.

성별(性別)에 따라 부녀(婦女)들은 보통의 질병 외에도 월경·대하·임신·해산 등에 따른 특유한 질병이 있다.

본적지로 말하면 지방과 환경에 따라 매우 다른 병이 발생한다. 강가에 사는 사람에는 흡혈충병(吸血蟲病)이 다발하고, 누에를 치는 지방에는 십이지장충병이 많다.

---

108) 악로(惡露) - 임산부가 몸푼 뒤에 子宮을 비롯하여 性器에 나오는 이슬.

직업과 질병도 일정한 관계가 있다. 규폐증(硅肺症)과 연중독증(鉛中毒症) 등은 직업과 많은 관련이 있다.

기왕력(既往歷)을 묻는 것은 변증(辨證)에 반드시 참고가 된다. 既往歷을 알고자 하는 목적은 발병(發病)의 전과정(全過程)을 자세히 조사하자는 데에 있다. 처음 병이 발생하였을 때는 어떠하였으며, 발병한 뒤에는 어떠하였으며, 현재는 어떠한가를 자세히 물어보면 그 중에서 규칙적인 변화를 찾을 수 있다. 새로 생긴 질병은 대개 실증(實證)이고, 오래된 병은 대개 허증(虛證)이며, 전에 있던 병이 재발하면 대개 虛한 가운데 實證을 겸한다. 가령 외감병은 대개 實證이고, 폐로증(肺癆證)은 대개 虛證이며, 허한성위통(虛寒性胃痛)은 寒邪에 감촉되거나 찬것을 마셔서 생긴 것인데, 재발하면 虛한 가운데 實證을 겸한 것이다. 그러므로 問診을 할 경우에는 既往의 병증을 물어보아야 한다.

현재의 증상을 물어보는 것은 問診의 중요한 부분이다. 이는 환자의 전체상황과 辨證을 이해하는 데 모두 중요한 의의를 가지고 있다.

1) 현병력(現病歷)

(1) 오한발열(惡寒發熱) : 惡寒發熱은 질병이 진행할 때에 자주 나타나는 증상이다. 惡寒은 환자의 주관적인 감각으로 惡寒과 외한(畏寒)의 차이가 있다.

환자가 냉감(冷感)을 꺼리고, 심하면 옷을 껴입고 이불을 덮으며, 불을 가까이 하여 따뜻하게 하여도 여전히 한랭감(寒冷感)을 느끼는 것을 『惡寒』이라 한다. 또 비록 冷感을 꺼리지만 옷을 껴입고 이불을 덮거나 불을 가까이 하여 따뜻하게 하면 회복되어 풀리는 것을 『畏寒』이라 한다.

발열(發熱)은 정상보다 체온이 높거나 환자 자신이 전신 또는 신체의 일부분에 열이 나는 것을 느끼는 주관적(主觀的)인 감각이다. 예를 들면 '오심발열(五心發熱)' 등과 같은 것이다.

병이 나자마자 惡寒發熱이 있는 것은 외감의 表證에 잘 나타난다. 表證에서 한열(寒熱)의 경중(輕重)은 病邪의 성질 및 정기(正氣)의 성쇠(盛衰)와 모두 일정한 관계를 가지고 있다.

病邪로 말하면 外邪는 풍한(風寒)과 풍열(風熱)로 구별된다. 임상적으로는 惡寒이 심하면 發熱은 경미하고, 惡寒이 경미하면 發熱이 심한 차이가 있다. 외감풍한(外感風寒)의 특징은 惡寒이 심하면 發熱이 경미하며, 항상 두신통(頭身痛)·무한(無汗)·맥부긴(脈浮緊) 등의 증상을 수반한다. 외감풍열(外感風熱)의 특징은 發熱이 심하나 惡寒은 경미하고 아울러 항상 구갈(口渴)·자한(自汗)·맥부삭(脈浮數) 등의 증상을 겸한다.

정기(正氣)와 사기(邪氣)의 성쇠인 경우, 邪氣가 경미하고 正氣가 쇠약하면 오한발열(惡寒發熱)이 경미하고, 邪氣와 正氣가 모두 성하면 惡寒發熱이 심하며, 邪氣가 왕성하고 正氣가 쇠약하면 惡寒은 심하고 發熱은 경미하다.

(2) 한(汗) : 땀에 대한 문진(問診)에는 먼저 땀이 나는가 나지 않는가를 물은 뒤에 다시 땀이 나는 시간, 부위, 양의 다소 및 주요한 겸증을 묻는 것이다. 자주 볼 수 있는 발한증(發汗症)은 다음과 같다.

① 자 한(自汗) : 낮에 항상 땀이 나고, 활동한 후에는 더욱 심하게 흘린다. 땀이 난 뒤에는 추운감을 느끼고, 정신적으로 피곤해 하며, 무기력하고 단기(短氣) 등의 증상을 수반한다. 自汗은 대개 氣가 허하거나 위양(衛陽)이 고밀(固密)하지 않아 발생한다.

② 도 한(盜汗) : 잠이 든 뒤에 땀이 나고 잠을 깬 뒤에는 바로 땀이 그치는 것으로 항상 오심번열(五心煩熱)[109]·불면(不眠)·관홍(顴紅)·구인건조(口咽乾燥) 등의 증상을 수반한다. 盜汗은 陰이 虛하고 陽이 항성(亢盛)하거나 양열(陽熱)이 亢盛하여 이들이 음액(陰液)을 증발(蒸發)시켜 땀으로 나오게 한다.

---

109) 오심번열(五心煩熱) - 양쪽 손발바닥과 가슴 등 다섯 곳에 열감을 느끼는 증상.

③ 두 한(頭汗) : 머리에서만 땀이 나는 것인데 대개 상초(上焦)의 열사(熱邪)로 인하여 생기거나, 중초(中焦)에 울체된 습열(濕熱)이 훈증(熏蒸)하여 방생한다. 上焦에 熱邪가 있으면 번갈(煩渴)·태황(苔黃)·맥부삭(脈浮數) 등의 증상이 수반되며, 中焦에 울체된 濕熱이 훈증하면 신중권태(身重倦怠), 소변불리(小便不利), 태황이(苔黃膩) 등의 증상이 자주 나타난다. 만약 큰병을 앓은 뒤나 노인에게 기천(氣喘)으로 두한증(頭汗證)이 나타나면 대개 허증(虛證)이다. 중병(重病)의 말기에 갑자기 이마에서 땀을 많이 흘리는 것은 허양(虛陽)이 위로 떠올라서 음기(陰氣)가 의탁할 수 없고 진액(津液)이 기(氣)를 따라 탈진되는 위험한 징조이다.

④ 반신한출(半身汗出) : 좌측(左側) 또는 우측(右側), 상반신(上半身) 또는 하반신(下半身)에 땀이 난다. 모두 풍담사(風痰邪)나 풍습사(風濕邪)가 어혈(瘀血)을 끼고 경맥(經脈)을 막거나 영위(營衛)[110]의 불균형(不均衡) 또는 氣血이 화합하지 못하여 발생한다.

⑤ 수족심한(手足心汗) : 손발에 약간의 땀이 나는 것은 보통 생리현상이다. 만약 손발에 많은 땀이 나는 동시에 구건인조(口乾咽燥)·변비(便秘)·소변황(小便黃)·맥세(脈細) 등의 증상을 겸하면 음경(陰經)에 울체된 熱이 훈증하기 때문이다. 만약 과도한 사려(思慮)나 과로(過勞)로 心脾가 상하면 땀이 많이 흘리는 증상이 나타나지만 단지 심흉부(心胸部)에만 땀이 난다.

⑶ 음식구미(飮食口味) : 飮食을 잘 먹는가 못 먹는가로 체내에 津液의 성쇠(盛衰)와 수포(輸布)상황을 판단하고, 또 脾胃의 기능상태와 한열허실(寒熱虛實) 등을 분석하며 변별(辨別)하는 데에 중요한 임상적 의의를 가지고 있다.

110) 영위(營衛)－營과 衛는 다같이 음식물의 정미로운 물질에서 생기는데, 영은 혈맥 속으로 온몸을 순환하면서 영양작용을 하고, 衛는 혈맥 밖에서 分肉 사이를 순환하면서 外邪의 침입을 막는 기능을 한다. 영은 위의 보호를 받고 위는 영의 영양을 받는 관계에 있다.

① 구갈(口渴)에 물을 마시는 것과 질병과의 관계 : 질병이 진행하는 과정에 갈증이 없는 것은 津液이 아직 손상되지 않음을 알려주는 것이며, 갈증이 없는 것은 대개 한증(寒證)에 나타나고, 또한 분명히 열사(熱邪)가 없는 것이다. 갈증이 있는 것은 진액이 이미 손상되거나 진액이 내부에 정체되고 氣로 화하여 올라올 수 없음을 제시한다.

입이 말라 계속 물을 마시는 것은 대개 열증(熱證)이며, 입맛에 변화가 없고 물을 찾기는 하나 마시지 않는 것은 대개 한증(寒證)에 속한다. 몹시 갈증이 나는 동시에 대변을 보지 못하는 것은 대부분 실열증(實熱證)에 속하고, 항상 물을 마시려 하나 마시는 것이 많지 않으면 대개 허증(虛證) 또는 습열증(濕熱證)에 속한다.

입이 말라서 물을 마시려 하지만 다만 입을 가시기만 하고 삼키지 않는 것은 血分에 사열(邪熱)로 어혈(瘀血)이 생긴 것이며, 갈증이 나서 더운 물을 마시나 양은 적고, 갈증으로 물을 마시려 하지만 물을 먹으면 바로 토하고 소변이 잘 나가지 않으면 대개 수음(水飮)이 내부에 정체된 것으로 이는 수기(水氣)와 진액(津液)이 올라갈 수 없기 때문이다.

갈증이 나서 많은 물을 마시고 소변량도 많은 것은 소갈증(消渴證)이며, 먼저 구토한 뒤에 갈증으로 물을 마시는 것은 胃中의 津液이 이미 손상되어 물로 보충하려는 현상이다.

② 음식(飮食) 및 식량(食量)과 질병과의 관계 : 병을 앓는 동안에 음식양의 증가와 감소는 병세가 호전되거나 악화되는 징조이다. 병이 난 뒤에 평소와 같이 음식을 먹으면 胃氣가 손상되지 않은 것이며, 먹는 것이 늘어나면 胃氣가 점차 회복되는 것이고 감소하면 脾胃의 氣가 허한 것이다.

병세가 심하지 않으나 식욕이 크게 감소하고 온갖 방법으로 치료를 하였으나 식욕이 여전히 부진한 것은 병이 아직 깊지는 않으나

胃氣가 먼저 손상되었거나 中氣가 이미 쇠약하여 胃氣를 도와주지 못함을 설명하는 것이다.

만약 병을 오래 앓던 사람이 본래 먹지 못하다가 갑자기 폭식을 하면 이는 중초비위(中焦脾胃)의 기(氣)가 곧 끊어지려 하는 징조(徵兆)로 『제중(除中)』이라 하고, 이 또한 지는 해가 더 밝은 것과 같은 형상이다(回光反照).

식욕과 먹는 양의 변화는 자주 볼 수 있다. 가령 식상(食傷)으로 인한 환자는 음식을 싫어하며, 肝膽과 脾胃에 습열(濕熱)이 있는 환자는 기름진 음식을 싫어한다.

胃火가 성한 환자는 식욕이 지나치게 왕성하여 먹어도 여전히 배는 고프고, 잘 먹기는 하나 몸은 마른다. 위음(胃陰)이 부족하고 허화(虛火)만 들뜬 사람은 배는 고프나 먹지 못한다.

기생충이 있는 소아는 생수, 흙, 소금 등 이물질을 잘 먹으며, 병을 앓는 가운데 음식을 먹어야 좀금 편안해지면 대개 허증(虛證)이며, 음식을 먹고 병세가 가중되면 대개 실증(實證)에 속한다.

(4) **대 변**(大便) : 大便이 비결(秘結)된 것은 대개 열증(熱證)에 속하고(實熱 혹은 虛熱), 대변이 끈끈하고 악취가 나거나 피고름이 섞이면 대개 실열증(實熱證)에 속한다. 대변이 무르고 소화되지 않은 음식물이 섞여 있으면 대개 허한증(虛寒證)에 속한다. 한밤중에 설사하는 것을 『오경설(五更泄)』이라 하며 대개 신양허(腎陽虛)에 속한다.

(5) **소 변**(小便) : 小便이 황적색을 띠면서 양이 적고 혼탁하면 熱證에 속하고, 소변이 맑고 양이 많으면 寒證에 속한다. 小便色이 맑고 자주보며 심하면 참을 수 없는 상태에 이르거나 노인의 야뇨(夜尿)는 氣虛에 속한다.

(6) **두신통**(頭身痛) : 머리는 모든 陽이 모이는 곳이며(頭者, 諸陽之會), 뇌(腦)는 수(髓)의 해(海)이다(腦爲髓之海). 십이경맥(十二經脈)과 기경팔맥(奇經八脈)은 모두 머리로 이어지고, 특히 삼양경(三陽經)

은 직접 두부(頭部)로 순행하고 있다. 장부의 정기(精氣)도 오관(五官)의 모든 공규(孔竅)[111]로 올라가기 때문에 陰陽이 균형을 잃어 생기는 모든 증후는 頭部의 병변(病變)으로 나타날 수 있다.

① 두통(頭痛)을 問診할 때 두통의 발작시간과 성질에 주의해야 한다. 두통이 때로 발작하고 끊임없이 아프며 한열(寒熱)을 수반하면 대부분 外感이다. 그러나 또한 화사(火邪)가 위로 침범하여 발생한 것은 실열증(實熱證)에 속하고, 頭痛이 여러날 끌면서 때로 발작하였다 그쳤다 하는 것은 대개 內傷으로 인한 것이며, 대부분 虛證에 속하지만, 잠시 아픈 것이 虛證인 경우도 있고, 오랫동안 아픈 것에도 實證인 경우가 있으므로 구애받을 필요는 없다.

② 頭痛의 部位를 問診할 때 주의할 점은 경락(經絡)의 분포를 결합하여 자세히 물어야 한다. 육경두통(六經頭痛)을 예로 들면 다음과 같다.

◇ 태양경두통(太陽經頭痛) : 후두부(後頭部)의 동통(疼痛)이 항배부(項背部)로 이어지며, 대개 풍한(風寒)이나 풍열(風熱)로 인한 外感證에 나타난다.

◇ 양명경두통(陽明經頭痛) : 전액부(前額部)의 동통(疼痛)이 미릉골(眉稜骨)로 이어지며, 대개 火熱이 위로 침범하거나 혈허증(血虛證)에서 자주 나타난다.

◇ 소양경두통(少陽經頭痛) : 양측두(兩側頭)나 태양혈(太陽穴) 부근이 아프기도 하고, 편두(偏頭)만이 아프기도 하며, 肝膽의 火熱이 위로 침범하거나 풍열증(風熱證)에 자주 나타난다.

◇ 태음경두통(太陰經頭痛) : 무엇을 뒤집어 쓴 것처럼 머리가 무겁고 아프며, 습사(濕邪)가 위로 떠오른 증후(證候)에 흔히 나타난다.

111) 공규(孔竅) - 몸의 겉에 있는 구멍. 귀·눈·입·코·전음(前陰)·후음(後陰) 등 구규(九竅)를 말함.

◇ 소음경두통(少陰經頭痛) : 頭痛이 때로 발작하기도 하고 때로 심하기도 하며, 疼痛이 뇌·치아·얼굴로 이어진다.

◇ 궐음경두통(厥陰經頭痛) : 疼痛이 정수리에 있으면서 두각(頭角)으로 이어지며, 상기감(上氣感)을 느끼고, 심하면 구토(嘔吐)를 한다. 이는 궐음경(厥陰經)의 한사(寒邪)가 경락(經絡)을 따라 위로 침범하여 발생하기도 하며, 간열(肝熱)이 위로 침범하거나 음허(陰虛)하고 간양(肝陽)이 왕성하여도 발생한다.

이 밖에도 頭痛을 問診할 때 頭痛을 발생시키고 가중(加重)시키는 유인(誘引)에 주의해야 한다. 가령 頭痛이 찬 기운을 만나면 加重되는 것은 한증(寒證)이고, 열기를 만나면 가중되는 것은 열증(熱證)이며, 바람을 만나면 가중되는 것은 풍사(風邪)를 낀 것이고, 피곤하면 바로 두통이 발생하는 것은 허증(虛證)이다.

③ 전신동통(全身疼痛) : 신통(身痛)이 올라가기도 하고 내려가기도 하여 일정한 곳이 없고, 表證과 표증맥(表證脈)을 겸하면 外感으로 인한 身痛이며, 온몸이 아프고 힘이 없으며 表證이 없는 것은 오래된 허로(虛勞)나 노인에게 많이 나타난다. 오래된 병이 있는데, 갑자기 온몸이 아픈 것을 느끼는 것은 氣血이 쇠약하여 영위(營衛)의 氣가 기육(肌肉)과 근골(筋骨)을 길러 주지 못하기 때문이다. 부녀(婦女)의 산후(産後)에 몸이 아프며 表證이 없는 것은 대개 혈허(血虛)하거나 혈맥(血脈)에 어혈(瘀血)이 정체되어 氣血의 운행이 원활하지 못하기 때문이다.

④ 관절동통(關節疼痛) : 關節疼痛을 『비증(痺證)』이라고도 한다. 이는 풍한습(風寒濕)의 病邪가 서로 결합하여 이루어진다. 대개 疼痛이 돌아다니거나 여러 곳에 발생하는 것을 『행비(行痺)』라 하는데, 이는 풍사(風邪)가 편중(偏重)하기 때문이다. 疼痛이 매우 심하고 마목(痲木)을 겸하며 아픈 곳이 이동하지 않고 수족(手足)이 둔하고 무거운 것을 『착비(着痺)』라 한다. 이는 습사(濕邪)가 偏重하

기 때문이며, 일정한 곳이 매우 아프나 따뜻하게 해주면 통증이 경감되는 것은 한사(寒邪)의 偏重으로 야기된 것인데 『통비(痛痺)』라 한다. 만약 관절이 붉게 붓고 작열감(灼熱感)이 있으면서 아픈 것은 풍습열비(風濕熱痺)에 속한다.

⑤ 요배동통(腰背疼痛) : 신양(腎陽)이 허하여 발생한 요통(腰痛)은 허리에 힘이 없고 아픈 것이 계속되며, 소변청장(小便淸長), 대변당(大便溏), 요냉통(腰冷痛)을 겸한다. 신음(腎陰)이 허하여 발생한 腰痛은 항상 대변비결(大便秘結), 소변적(小便赤) 및 허화(虛火)가 상염(上炎)하는 모든 증상을 나타낸다. 물 속에 앉은 것같이 허리가 아프고 몸이 무거우며, 요부(腰部)에 마치 무거운 물체를 두른 것 같고, 날씨가 흐리거나 오래 앉아 있으면 더욱 심해지는 것은 습통(濕痛)이다. 송곳으로 찌르는 것같이 아픈 것이 한 곳에 머물고 옆으로 돌릴 수 없거나 대변이 흑색(黑色)으로 변하면 어혈(瘀血)로 인한 疼痛이다. 배통(背痛)에 있어서 배부(背部)의 일정한 곳이 아프며 옮기지 않는 것은 대개 담습(痰濕)이 속에서 막히거나 어혈(瘀血)로 인한 것이다. 배통(背痛)이 어깨로 이어지며 목과 등이 뻣뻣한 것은 대개 태양경증(太陽經證)이고, 背痛이 오랫동안 낫지 않는 것은 신허(腎虛)나 풍습병(風濕病)으로 볼 수 있다.

(7) 흉복협통(胸腹脇痛)

① 흉 통(胸痛) : 흉격(胸膈)에 疼痛이 있는 것은 대개 心肺와 胸膈에 病變이다. 가슴이 아프면서 기침을 하고 농혈(膿血)을 토해내는 것은 폐옹(肺癰)에 자주 나타난다. 가슴이 아프며 숨이차고 발열(發熱)을 수반하고 녹슨 쇳물과 같은 담을 토해내는 것은 폐열(肺熱)에 한다. 가슴이 아프며 조열(潮熱), 도한(盜汗), 담중대혈(痰中帶血)을 겸하는 것은 폐로(肺癆)에 속하고, 疼痛이 흉부(胸部)에서 배부(背部)로, 또는 背部에서 胸部로 이어지는 것은 대개 心陽이 부족하고 濕痰이 막힌 흉비증(胸痺證)이다.

② 협 통(脇痛) : 협(脇)은 유하(乳下) 양쪽에서 늑골(肋骨) 끝까인데, 간담경(肝膽經)이 분포하는 부위이다. 肝氣의 소설(疏泄)기능상실, 肝火의 울체(鬱滯), 肝膽의 습열(濕熱), 혈어기체(血瘀氣滯), 현음(懸飮) 등의 병변이 모두 협통을 일으키게 한다.

③ 완 통(脘痛) : 완(脘)은 상복부(上腹部)에 胃가 있는 부위인데, 위완(胃脘) 또는 심하(心下)라고도 한다. 한사(寒邪)가 胃에 침범하거나, 음식이 胃脘에 정체된 병증인데, 肝氣가 胃를 침범한 병증은 모두 위완통(胃脘痛)을 일으키게 된다.

④ 복 통(腹痛) : 배꼽 위를 대복(大腹), 배꼽 아래를 소복(小腹), 소복(小腹) 양쪽을 소복(少腹)이라 한다. 복통에 있어서 實하여 발생되는 것이 있는데, 한응(寒凝), 열결(熱結), 기체(氣滯), 혈어(血瘀), 식체(食滯), 충적(蟲積) 등이다. 虛로 인하여 일으키는 것은 기허(氣虛)・혈허(血虛)・허한(虛寒) 등의 병증에서 볼 수 있다.

2) 기왕력(既往歷)

과거의 病歷을 아는 것은 변증(辨證)과 변병(辨病)에 참고가 된다. 대개 신병(新病)은 실증(實證)에 속하고, 구병(久病)은 허증(虛證)에 속한다. 오래된 병이나 재발하는 것은 본허표실(本虛標實)에 속한다. 예컨대 이미 신장병으로 부종(浮腫)이 있는데 최근 외감(外感)으로 부종이 다시 생긴 것은 만성 신장염이 급성으로 발전하였기 때문에 병세가 처음 발병한 것에 비하여 심하다. 그러나 소아가 마진(痲疹), 백일해(百日咳), 성홍열(猩紅熱) 등의 질병을 앓은 뒤에는 다시 그 병이 발생하지 않는다.

3) 개인생활사(個人生活史)

주로 환자의 체질과 생활상태를 알아보아야 한다. 만약 평소에 술, 담배를 좋아하는 사람은 비위습열(脾胃濕熱)이 비교적 심하다. 음식을 절도있게 먹지 않으면 위장에 병이 많이 생기고, 평소 뜨거운 것을 좋아하고 찬 것을 싫어하면 대개 허한증(虛寒證)에 속한다. 평소 찬것을 좋아하고 더운 것을 싫어하면 대개 음허내열증(陰虛內熱證)에 속한다. 장기간 차고 습한 곳에 생활하면 종종 한습(寒濕)에 쉽게 감촉된다.

환자의 정신상태도 알아야 한다. 예를 들어 감정이 울체(鬱滯)되고 잘 성내는 사람은 쉽게 간울(肝鬱)증상이 발생하고, 우수사려(憂愁思慮)를 많이 하는 사람은 心脾를 쉽게 손상한다.

부녀(婦女)는 또한 월경상태를 알아 보아야 한다. 만약 월경기(月經期)가 앞당겨지고, 혈색이 선홍색(鮮紅色)이거나 자색(紫色)이며, 양이 많거나 혈괴(血塊)가 섞여 있으며, 찬것을 좋아하고 뜨거운 것을 싫어하면 대개 열증(熱證)에 속한다. 월경기(月經期)가 늦어지고, 혈색이 암적색(暗赤色)이며, 양이 적고 뜨거운 것을 좋아하고 찬것을 싫어하거나 아랫배가 차고 아픈데 온기를 얻으면 통증이 감소되는 것은 대개 한증(寒證)에 속한다.

월경 전에 복통이 있고, 아랫배가 창만(脹滿)한 것은 대개 기체(氣滯)에 속하며, 월경 후에 배가 아프고 아랫배가 창만(脹滿)하지 않는 것은 혈허(血虛)에 속한다. 만약 기혼녀(旣婚女)가 月經이 멎은 지 40일 이상이 되었으면 임신인가를 살펴야 한다.

4. 절 진(切診)

切診은 의사가 손으로 직접 환자의 맥상과 체표의 각 부위를 검사하는 진단방법인데, 맥진(脈診)과 촉진(觸診)의 두 부분을 포괄한다.

1) 맥 진(脈診)

脈診을 절맥(切脈)이라고도 하는데, 맥상을 검사하는 것이다. 切脈은 매우 중요한 것이며, 이에 대하여 풍부한 경험이 누적되어 있다. 다만 이 切脈은 여러 가지 진단방법 중의 하나이며, 유일한 수단이 아니므로 임상에 있어서 운용할 때는 꼭 이들을 유기적으로 결합하여 사진(四診)을 참고하여야만 한다.

(1) **절맥(切脈)하는 部位와 方法** : 切脈을 실시하기 전에는 우선 환자를 편히 쉬게 하여 氣血이 평정(平靜)되게 한 뒤에 切脈을 해야 한다. 切脈을 할 경우에는 환자와 의사는 옆으로 향하여 앉게 하고, 환자의 손바닥을 위로 향하게 하여 평평하게 맥침(脈枕) 위에 놓도록 한다. 의사는 세 손가락으로 진맥(診脈)할 부위를 잡고, 먼저 중지(中指)로 손바닥 뒤쪽의 고골(高骨)에 있는 관부(關部)를, 다음에 식지(食指)로 關部의 앞에 있는 촌부(寸部)를, 무명지(無名指)로 關部의 뒤에 있는 척부(尺部)를 정하여 눌러 본다. 세 손가락은 궁형(弓形)으로 하여 지두(指頭)를 가지런히 하고 평평하게 한 뒤에 지복(指腹)으로 맥의 체상을 살핀다. 손가락은 환자의 신장(身長)에 따라 배열(排列)하여야 하는데, 키가 큰 사람은 손가락을 성글게 排列하고, 신체가 왜소한 사람은 손가락을 촘촘히 排列한다. 소아의 切脈方法은 성인과 약간 차이가 있다. 소아의 촌구(寸口) 부위는 협소하기 때문에 3세 이하는 항상 지문(指紋)을 망진하는 진찰법을 쓰고, 3세 이상은 일지법(一指法)을 응용한다. 즉 의사는 왼손으로 소아의 손을 잡고, 오른손 엄지손가락으로 소아의 촌구부(寸口部)를 눌러 맥상을 살핀다.

切脈할 때 보통 세 가지 방법으로 맥상을 살핀다. 손가락을 가볍게 올려 놓고 맥외(脈外)의 피부에 닿게 하여 진맥하는 것을 부취(浮取) 또는 거(擧), 조금 무겁게 눌러 보는 것을 중취(中取) 또는 심(尋), 무겁게 눌러 진맥하는 것을 침취(沈取) 또는 안(按)이라 한다.

세 손가락을 모두 펴서 동시에 절맥하는 것을 총안(總按)이라 하고, 어느 한 부위의 맥상을 알기 위하여 한 손가락으로 눌러 진맥하는 것을 단진(單診) 또는 단안(單按)이라 한다.

(2) **맥상(脈象)의 종류** : 정상 성인이 안정되었을 때의 맥박은 72회(즉 한 번 호흡에 4회)이고 눌러서 부드럽고 고른 것을 평상맥이라 한

다. 오장(五臟)의 정상맥인 심맥(心脈)은 부대(浮大)하면서 산(散)하고, 폐맥(肺脈)은 부색(浮澁)하면서 단(短)하고, 간맥(肝脈)은 현장(弦長)하면서 부드럽고, 비맥(脾脈)은 완대(緩大)하면서 분명하지 않고, 신맥(腎脈)은 침연(沈軟)하면서 활(滑)하다. 이상의 오장맥(五臟脈)이 의사가 1호흡할 때 환자의 맥(脈)이 4~5번 박동하는 것은 모두 평상인(平常人)의 병이 없는 맥상(脈象)이다.

脈象에 대한 분류는 매우 정밀한데, 가장 많은 것은 28맥 즉 浮・沈・遲・數・滑・澁・大・緩・洪・實・弦・緊・長・芤・微・細・濡・弱・虛・革・動・散・伏・絶・短・促・結・代脈이 있다. 임상에서 흔히 보는 병태맥(病態脈)은 아래의 11종이 있다.

① 부 맥(浮脈) : 맥박(脈搏)이 비교적 얕게 떠 있어 가볍게 누르면 촉지(觸知)할 수 있고, 대개 表證(즉 急性 發熱性 질병 초기 때)에서 보인다. 만일 浮하고 가늘고 힘이 없어 중안(重按)을 견디지 못하는 것은 濡脈이다. 이는 대개 氣血不足이거나 습곤(濕困)한 병증에서 나타난다.

② 침 맥(沈脈) : 脈搏이 비교적 깊이 가라앉아 있어서 가볍게 누르면 잘 나타나지 않고 重按해야 비로소 觸知된다. 대개 寒證에서 나타난다. 沈하며 힘이 있는 것은 이실증(裏實證)이고, 沈하며 힘이 없는 것은 이허증(裏虛證)이다.

③ 지 맥(遲脈) : 脈搏 횟수가 감소된 것으로 한 번 호흡하는데 4회 미만인데(매분당 60회 미만) 대개 寒證에서 나타난다. 느리고 힘이 있는 것은 寒實證이고, 느리고 무력한 것은 虛寒證이다.

④ 삭 맥(數脈) : 맥박 횟수가 증가된 것으로 한 번 호흡하는데 5회를 초과한다(매분당 90회 이상 초과). 대개 熱證에서 나타난다. 빠르고 힘이 있는 것은 實熱이고, 빠르고 힘이 없는 것은 虛熱이다.

⑤ 홍 맥(洪脈) : 脈形이 굵고 크며 충실유력(充實有力)하다. 대부분 열성 질환에서 나타난다.

⑥ 세 맥(細脈) : 脈形이 가늘어 실과 같다. 대부분 오래된 병의 虛證에서 나타난다. 脈이 아주 가늘고 미약하며 힘이 없어 누르면 있는 듯 없는 듯한 것을 다른 말로 微脈이라 한다. 이것은 陽氣가 쇠약하고 진액과 혈액이 대량으로 모산(耗散)된 위중한 증상에서 나타난다.

⑦ 현 맥(弦脈) : 맥박에 탄력이 있고 힘이 있는데 모양이 거문고 줄과 같다. 대개 肝病(肝風 · 肝陽亢盛 혹은 肝氣鬱結)에서 나타나며, 痛症이 있을 때도 이 脈이 나타난다.

⑧ 색 맥(濇脈) : 脈搏이 껄끄럽게 박동한다. 氣滯血瘀이거나 血液이 적거나 精이 손상된 증후에 나타난다.

⑨ 활 맥(滑脈) : 脈搏이 매끄럽고 힘이 있다. 흔히 痰盛, 食滯, 發熱 등의 증상에서 나타난다. 婦女가 임신하였을 때에 滑脈이 나타나는데 이것은 病脈에 속하지 않는다.

⑩ 결대맥(結代脈) : 맥박이 혹 빠르거나 느린 가운데 때로 정지하는 현상이 있다. 간헐적(間歇的)으로 정지하며 불규칙적인 것은 結脈이고, 규칙적인 것은 代脈이다. 대개 氣血虛衰 혹은 血瘀, 氣滯, 痰鬱의 병증에서 나타난다.

여러 가지 脈象은 단독으로 나타날 때도 있고, 겸해서 나타날 수도 있다. 예를 들면 浮數, 沈細 등이다.

2) 안촉진(按觸診)

按觸診은 사진(四診) 중에 切診의 범주에 속하며, 손으로 환부를 누르거나 어루만져 느끼는 감촉으로 진단하는 방법이다. 일반적으로 촉진(觸診)이라 하나, 요즘 중국에서는 안진(按診)이라 하고 있다. 촉진(觸診)이나 안진(按診)이란 명칭이 본래의 뜻에는 모두 미흡하므로 어루만진다는 뜻의 『안(按)』과 느낀다 또는 접촉한다는 뜻의 『촉(觸)』을 합쳐 안촉진(按觸診)이라 한다.

(1) 안피부(按皮膚) : 皮膚가 뜨거우면 대개 邪氣가 성한 것이고, 차면 양기(陽氣)가 쇠약한 것이다. 몸에 熱이 있을 때에 처음에 만져서는 매우 뜨거우나 한참 뒤에 뜨거운 것이 도리어 경감하면 열이 表部에 있는 것이고, 만약 오래 만지고 있을수록 더욱 뜨거워지거나 뜨거운 것이 속으로부터 밖으로 증발(蒸發)하면 열이 裏部에 있는 것이다.

皮膚가 유연하고 누르는 것을 좋아하면 허증(虛證)이고, 환부가 단단하고 아프며 누르는 것을 싫어하면 실증(實證)이다. 가볍게 눌러서 아프면 그 병의 부위가 얕은 것이고, 무겁게 눌러야 아픈 것은 부위가 깊은 것이다. 皮膚가 건조하면 아직 땀이 나지 않은 것이고, 바싹 말라 오그라들면 津液이 부족한 것이며, 축축하면 땀이 난 것이고, 피부갑착(皮膚甲錯)이 되면 陰이 손상되었거나 내부에 瘀血이 있는 것이다. 皮膚가 종창(腫脹)되었을 때에 누르면 움푹 들어 갔다가 손을 들자마자 곧 다시 일어나면 기종(氣腫)이고, 일어나지 않으면 수종(水腫)이다.

(2) 안수족(按手足) : 手足을 안촉(按觸)하는 중요한 목적은 한열(寒熱)을 구별하는 데에 있다.

手足이 모두 한랭하면 양허음성(陽虛陰盛)이거나 한증(寒證)에 속하고, 진열가한증(眞熱假寒證)에도 나타날 수 있으며, 모두 뜨거우면 대략 내부에 양열(陽熱)이 성하거나 음허화왕(陰虛火旺)한 것이다. 手足의 등이 뜨거우면 대개 外感으로 인한 發熱이고, 手足의 바닥이 뜨거우면 內傷으로 인한 발열이다. 전액부(前額部)가 손바닥 보다 뜨거우면 대개 표열(表熱)이고, 이와 반대가 되면 이열(裏熱)이다.

소아의 경우 고열이 나며 손발끝이 한랭하면 경궐(驚厥)이 발생하기 쉽다. 이 밖에도 手足의 차고 뜨거움을 진찰하여 양기(陽氣)가 있고 없는 것을 알 수 있는데, 양허증(陽虛證)에 사지가 따뜻하면 양기(陽氣)가 아직 있는 것이므로 치료할 수 있으나, 사지가 싸늘하면 양기(陽氣)가 매우 쇠약한 것이므로 예후가 좋지 않다.

⑶ 안복부(按腹部) : 腹部를 안촉하는 중요한 목적은 그곳의 한열(寒熱)·연경도(軟硬度)·창만(脹滿)·종괴(腫塊) 및 압통(壓痛) 등의 상황을 알아내어 질병의 진단에 응용하는 데에 있다. 복통에 있어서 보통 누르는 것을 좋아하면 허증(虛證)에 속하고, 누르는 것을 거부하면 실증(實證)에 속한다. 복창(腹脹)에 있어서 누르면 충실감과 압통이 있고 두드려서 소리가 중탁하면 실증(實證)의 창만(脹滿)이고, 반대로 복부는 脹滿하나 누르면 유연하고 충실하지 않으며 압통이 없고 두드려서 속이 빈 소리가 나면 기창(氣脹)으로 허증(虛證)의 창만(脹滿)에 속한다.

⑷ 안농종(按膿腫) : 창양(瘡瘍)의 병변부위를 만지거나 눌러보아 붓기는 하였으나 굳어 있고 단단하며, 열이 없으면 대략 한증(寒證)이고, 종처(腫處)가 뜨겁고 압통이 있으면 열증(熱證)이다. 종양의 밑바탕이 평평하고 납작하게 퍼져 부어 있으면 대개 허증(虛證)에 속하고, 밑바탕이 뭉쳐 있고 높게 융기되어 있으면 실증(實證)에 속한다.

환처가 단단하면 완전히 곪지 않은 상태이고, 가장자리는 단단하나 정상이 유연하면 이미 화농(化膿)이 된 것이다. 심부에 있는 농종(膿腫)을 누르거나 만져서 파동감(波動感)이 있으면 이미 化膿이 된 상태이고, 그 波動 범위의 대소를 근거로 하여 대략 농액(膿液)의 다소를 판단할 수 있다. 波動感이 없으면 대개는 화농이 되지 않았거나 농액(膿液)이 비교적 적다.

제 7 절 **변 증**(辨證)

辨證은 망(望)·문(聞)·문(問)·절(切)의 四診에서 수집된 증상과 신체에 나타나는 여러 가지 징조 등의 자료들을 가지고, 이들에 내재된 유기적인 관계를 근거로 하여 필요 없는 것은 버리고 꼭 필요한 것은 취한다. 그래서 위증(僞症)은 버리고 진증(眞症)은 존속시키며, 이쪽의 병변(病變)이 저쪽에 미치는 것과 表證이 裏證으로 전변(轉變)하는 것 등을 분석하고 귀납한다. 이것을 가지고 발병의 원인, 병변의 부위, 병리의 변화 및 변천 등의 상황을 탐구하여 진단하는 과정을 辨證이라 한다.

辨證의 『증(證)』과 증상(症狀)의 『증(症)』은 개념이 다르다. 症은 개별적인 症狀을 말하는데 두통·발열 등과 같은 것이고, 證은 하나의 조(組)를 이룬 특정한 症狀과 신체에 나타나는 징조(徵兆)를 말한다. 이는 병리와 임상에서 나타나는 것을 종합적으로 개괄한 것이며, 또한 치료의 원칙을 제시할 수 있으므로 실제적인 진단방법이 된다. 비위허한증(脾胃虛寒證)을 예로 들면 병변 부위는 脾胃에 있고, 병을 일으키게 된 원인은 寒邪이며, 인체의 正氣가 허약한 것을 설명하는 것이다. 동시의 치료에는 온비건위(溫脾健胃)하는 치료원칙을 제시하고 있다. 이는 證이 바로 증후(證候)의 약칭으로 그 개념은 병의 원인, 성질, 위치, 正氣와 邪氣의 강약 등 병리를 개괄한 것이며, 또한 그에 상응하는 질병 자체에서 반영되는 각종 증상의 개괄을 설명한다. 證은 질병에 반영되는 개별적이고 표면적인 외재현상, 즉 症狀과는 다른 것이므로 하나로 혼동하여서는 안된다.

임상을 실행하는 과정에서 매우 많은 변증방법이 형성되어 왔는데, 팔강변증(八綱辨證)·장부변증(臟腑辨證)·기혈진액변증(氣血津液辨證)·육경변증(六經辨證)·위기영혈변증(衛氣營血辨證)·삼초변증(三焦辨證)·병인변증(病因辨證) 등이 이와 같다. 이러한 변증방법은 각각 특징이 있고, 각종 질병의 진단에 중점적으로 응용되지만, 이러한 변증방법 사이에는 또한 상호 보충하고 상호 연계시켜야만 한다. 가령 팔강변증(八綱辨證)은 각종 변증의 대강령(大綱領)이고, 장부변증(臟腑辨證)은 주로 잡병(雜病)에 응용될 뿐만 아니라 또한 기타 각종 변증의 기초가 된다. 六經·衛氣營血 및 三焦辨證은 주로 외감열성병(外感熱性病)에 응용되고, 氣血津液辨證은 臟腑辨證과 서로 밀접한 관련이 있으므로, 이들은 상호 보충하여야 한다.

1. 팔강변증(八綱辨證)

八綱은 표리(表裏)·한열(寒熱)·허실(虛實)·음양(陰陽) 등이다.

팔강변증(八綱辨證)은 질병을 진단하는 과정에서 四診으로 얻어진 자료들을 분석하고 귀납한 후 복잡한 질병의 상황을 8가지의 보편적인 증후(證候)의 유형으로 개괄하여 병변의 부위, 병세의 경중(輕重), 질병의 속성을 설명하는 변증방법이다.

1) 표 리(表裏)

외감열병(外感熱病)의 변증에 있어서는 큰 의의가 있으나 내상잡병(內傷雜病)은 주로 裏證에 속하기 때문에 內傷雜病에 있어서 表裏를 분별하는 것은 큰 의의가 없다.

表는 인체표면의 얕은 부위를 가리키는데, 피부(皮膚)·기육(肌肉)·경락(經絡) 등을 말한다. 외감의 육음사기(六淫邪氣)는 먼저 皮膚·經絡으로 침범하여 오한(惡寒), 발열(發熱), 두통(頭痛), 신통(身痛), 사지산통(四肢酸痛), 비색(鼻塞), 맥부(脈浮), 설태박백(舌苔薄白) 등의 증상을 나타낸다. 외감의 초기에 나타나는 증후를 표증(表證)이라 한다. 表證의 특징은 병의 발생이 급격하고 진행과정이 짧으며 발병 부위가 체표에 얕게 있다.

육음외사(六淫外邪)의 성질이 다르고, 환자의 체질에도 강약의 구별이 있기 때문에 表證을 구별할 때에는 표증의 寒熱·虛實을 감별해야 한다.

裏證은 表證과 상대되는 말인데, 발병 부위가 내부에 깊이 있는 證候를 가리킨다. 裏證의 범위는 넓으나 病邪가 表部에서 裏部로 들어가 그 영향이 臟腑에 미치거나, 또는 기타의 원인이 직접 臟腑에 영향을 주어 나타나는 병증이다. 그 症候는 장열(壯熱) 또는 조열(潮熱), 신혼(神昏), 번조(煩躁), 구갈(口渴), 소변적(小便赤), 복통(腹痛), 오심구토(惡心嘔吐), 변비(便秘) 혹은 설사(泄瀉), 맥침(脈沈), 설태황건(舌苔黃乾) 등이다.

表證과 裏證을 감별하려면, 다음과 같은 몇 가지 점을 파악하여야 한다.

① 질병의 진행과정으로 말하면, 신병(新病) 및 진행과정이 짧은 병은 대개 表證에 속하고, 구병(久病) 및 진행과정이 긴 병은 대개 裏證에 속한다.

② 발열(發熱)과 오한(惡寒)으로 말하면, 발열오한(發熱惡寒)하는 것은 表證이고, 發熱만 하고 惡寒이 없거나 惡寒만 하고 發熱이 없는 것은 모두 裏證에 속한다.

③ 설상(舌象)의 구별로 말하면, 表證의 설태(舌苔)는 보통 큰 변화가 없거나, 다만 혀의 가장자리나 끝만이 붉게 되기도 한다. 만약 舌苔가 누렇거나 다른 이상의 상태가 나타나면 裏證이 존재하고 있지 않나를 고려하여야 한다.

④ 맥상(脈象)감별로 말하면, 脈象이 浮하면 병이 표부(表部)에 있고, 脈象이 沈하면 병이 이부(裏部)에 있다.

2) 한 열(寒熱)

寒과 熱의 구별이 중요한 것은 질병의 성질을 구별하여 한량약(寒涼藥)이나 온열약(溫熱藥)을 사용하는 근거를 제공하기 때문이다.

한증(寒證)은 한사(寒邪)에 감촉(感觸)되거나, 陽은 虛하고 陰이 왕성하여 인체의 기능활동이 쇠약하게 되므로 발생되는 證候를 가리킨다.

열증(熱證)은 열사(熱邪)에 감촉(感觸)되거나 陽은 왕성하고 陰은 虛하여 발생된 기능활동의 항진이나 양기과성(陽氣過盛)의 증후를 가리킨다.

寒證과 熱證의 변별은 주로 질병의 성질을 변별하여 치료할 때에 溫熱藥이나 寒涼藥物의 사용근거를 삼기 때문에 반드시 전반적이며 세밀하게 관찰하여 정확한 결론을 얻을 수 있다. 寒과 熱을 아래와 같이 여러 가지 방면으로 변별할 수 있다.

① 구 갈(口渴) : 갈증이 없거나 갈증이 있더라도 더운것을 마시기를 좋아하면 寒證이고, 갈증이 있고 찬것을 마시기를 좋아하면 熱證이다.

② 한열감(寒熱感) : 찬 것을 싫어하고 뜨거운 것을 좋아하면 寒證이고, 뜨거운 것을 싫어하고 찬 것을 좋아하면 熱證이다.

③ 안 색(顔色) : 안색이 붉으면 熱證이고, 희면 寒證이다.

④ 手足의 냉열(冷熱) : 손발에 열이 나거나 작열감(灼熱感)이 있으면 대개 熱證이고, 손발이 궐냉(厥冷)하면 寒證이다.

⑤ 대소변(大小便) : 소변의 줄기가 짧고 붉으며, 대변이 굳게 뭉치면 熱證이고, 소변의 줄기가 길고 맑으며 대변이 묽고 소화되지 않은 음식물이 배설되면 寒證이다.

⑥ 설 상(舌象) : 설질(舌質)은 담홍(淡紅)하고 백태(白苔)가 있고 윤기가 나면 寒證이고, 설질이 홍적(紅赤)하고 설태(舌苔)가 누렇고 건조한 것은 熱證이다.

⑦ 맥 상(脈象) : 맥상이 빠르면 熱證이고, 맥상이 느리면 寒證이다.

이상과 같이 寒證과 熱證을 비교하면, 寒證은 陰이 왕성한 것에 속하며, 양허증(陽虛證)이 함께 나타날 수 있고, 공통적인 발병의 원인은 인체의 열에너지 부족현상이다. 熱證은 陽이 왕성한 것에 속하며, 보통 음액(陰液)이 휴손(虧損)되는 증이 나타나고, 병리학의 공통적인 원리는 인체의 기능대사항진으로 열에너지가 과잉되기 때문이라는 것을 알 수 있다.

寒證과 熱證은 쉽게 구별할 수 있지만 질병이 매우 심한 상태로 발전하는 단계에서는 왕왕 가상(假象), 즉 진한가열증(眞寒假熱證)과 진열가한증(眞熱假寒證)이 나타날 수 있다. 이 때문에 변증할 때에는 질병의 상황과 이들의 본질을 살펴보고 가상적이고 표면적인 현상을 파헤쳐 그 본질을 파악하여야 비로소 정확한 진단을 내릴 수 있다.

임상에 있어서 심도있고 세밀하게 질문하고 체표(體表)에 나타나는 특징을 검사하는 외에도 舌苔와 脈象은 진한가열(眞寒假熱) 또는 진열가한(眞熱假寒)을 구별하는 중요한 근거가 된다. 그 요점은 다음과 같다.

① 진한가열증(眞寒假熱證)은 내부에 진한(眞寒)이 있으나 외부로는 가열(假熱) 증후가 나타나는 것을 가리킨다. 이러한 證候의 출현은 음한(陰寒)이 내부에 성하여 陽을 밖으로 밀어내기 때문이다. 그러므로 또한『음성격양증(陰盛格陽證)』이라고도 한다. 臨床에서의 주요증상은 몸에는 열이 나나 옷이나 이불을 덮으려 하고, 갈증이 나지만 물을 마시려 하지 않거나 더운 물을 마시기를 좋아하며, 얼굴은 붉게 부어 오르고, 舌苔는 흑활(黑滑)하고, 맥은 대(大)하면서 힘이 없는 것 등이다.

이상의 증후들로 볼 때 발열(發熱), 구갈(口渴), 면홍(面紅), 흑태(黑苔), 맥대(脈大) 등의 증상은 자못 열증(熱證)과 유사하나 다만 상세히 살펴보면 환자는 비록 몸에 열이 나지만 도리어 옷이나 이불을 덮으려 하고, 갈증이 나지만 물을 마시려 하지않거나 더운 물을 마시기를 좋아하며, 비록 얼굴이 붉기는 하나 얼굴이 희면서 양쪽 볼만 엷은 홍색이 때때로 나타났다 없어지기도 하여 진열(眞熱)의 얼굴 전체가 붉은 것과는 다르다. 舌苔는 비록 검지만 도리어 윤택하면서 미끄럽고, 맥상은 비록 大하지만 누르면 힘이 없다. 이러한 것들로 미루어보면 위의 모든 증상의 熱은 곧 가열(假熱)이고, 실제에 있어서는 진한증(眞寒證)임을 알 수 있다. 임상에 있어서 급성 위장염의 중증환자에 토사(吐瀉)가 매우 심하며, 속으로는 하리(下痢)가 그치지 않고, 맥상은 미(微)하여 끊어지려 하는 등의 한증(寒證)이 나타나나, 밖으로는 안색이 약간 붉고, 口渴(그러나 물을 마시려 하지 않거나 물을 마시면 즉시 토한다)이 있으며, 번조(煩躁)하는 등이 나타나므로 진한가열증(眞寒假熱證)이라고 표현할 수 있다.

② 진열가한증(眞熱假寒證)은 내부에 진열(眞熱)이 있으나 밖으로는 가한(假寒)의 증후가 나타난다. 이러한 증후의 출현은 내부에 열이 지나치게 왕성하여 양기(陽氣)가 속에서 막혀서 사지로 전달되지 못하여 생기므로 『양성격음(陽盛格陰)』이라고도 한다. 그 증후에 수족궐랭(手足厥冷)의 특징이 있기 때문에 보통 이것을 양궐(陽厥) 또는 열궐(熱厥)이라 한다.

임상적인 증상으로는 사지가 궐랭하나 옷이나 이불을 덮으려 하지 않고, 대변은 당설(溏泄)이나 고약한 악취가 나며, 설태(舌苔)는 희고 건조하며, 맥상은 침(沈)하면서 힘이 있다. 이상의 증후로 볼 때에 사지궐랭(四肢厥冷), 대변당설(大便溏泄), 맥침(脈沈) 등이 있어서 한증(寒證)에 속하는 것 같으나, 다만 세밀히 분석하여 보면 사지가 궐랭(厥冷)하지만 도리어 옷이나 이불을 덮으려 하지 않으며, 또한 대변은 당설(溏泄)이나 고약한 냄새가 나고, 설태는 비록 희지만 건조하여 진액이 없으며, 맥상은 沈하지만 누르면 힘이 있다. 또 하나의 특징이 있는데, 사지는 궐랭하지만 흉복부(胸腹部)를 만져보면 도리어 매우 뜨겁다.

이상의 모든 증후들을 보면 한증(寒證) 같으나 실제는 열증(熱證)인 진열가한증(眞熱假寒證)의 표현인 것이다. 진열가한증(眞熱假寒證)은 중독성폐렴, 중독성이질 및 여러 가지의 급성전염병의 진행과정에 나타날 수 있고, 소아에게 많으며, 대개 사지궐랭(四肢厥冷), 맥침세(脈沈細), 흑태(黑苔) 등이 나타난다. 다만 사지는 궐랭(厥冷)하지만 몸에 열이 있으며, 오한(惡寒)은 나지 않고 도리어 오열(惡熱)을 한다.

3) 허 실(虛實)

虛와 實의 변별은 正氣와 邪氣 양쪽의 힘을 대비하는 형세를 변별하는 것인데, 이는 치료할 때에 正氣의 부양(扶養)과 邪氣의 축출(逐出)을 채택하는 근거가 된다.

[소문 · 통평허실론(素問 · 通評虛實論)]에서는 "사기(邪氣)가 성

하면 실증(實證)이 되고, 정기(精氣)가 빠져나가면 허증(虛證)이 된다(邪氣盛則實, 精氣奪則虛)"고 하였다. 이것은 虛는 正氣가 부족하다는 것을 설명한 것이다.

허증(虛證)은 또한 正氣의 부족으로 나타나는 증후이다. 가령 안색이 창백하여 핏기가 없고, 정신은 혼미하며, 신체가 피곤하고 힘이 없으며, 가슴이 뛰고 호흡이 짧으며, 몸은 차고 사지는 한랭하며, 혹은 오심(五心)에 번열(煩熱)이 나며, 자한(自汗)이나 도한(盜汗)을 흘리고, 대변은 활탈(滑脫)하고 소변을 참지 못하며, 혀에는 태(苔)가 적거나 없기도 하며, 맥상은 虛하고 힘이 없는 것 등은 모두 虛證의 표현이다.

實은 邪氣가 지나치게 성한 것을 가리킨다. 實證은 邪氣가 성하여 나타나는 증후의 유형(類型)이다. 가령 熱이 나고 복부가 창통(脹痛)하며 누르는 것을 싫어하며, 가슴이 답답하면서 번조증이 나타나고, 심하면 정신이 혼미하고 헛소리를 하며, 호흡은 거칠고 담이 많으며, 대변은 비결하고 소변은 시원하지 않으며, 맥은 實하면서 힘이 있고, 舌苔는 두터운것 등은 모두 實證의 표현이다.

虛證과 實證을 변별에는 다음의 몇 가지 점에 주의하여야 한다.

① 질병의 신구(新久) : 질병의 초기·극기(極期)는 대개 實證에 속하고, 질병의 후기나 특히 만성 소모성 질병의 대부분은 虛證에 속한다.

② 체질의 강약(强弱) : 체질이 본래 허약한 사람이나 나이가 많은 환자는 대개 虛證으로 나타나는, 체질이 강한 사람은 대개 實證으로 나타난다.

③ 설질(舌質)과 설태(舌苔) : 설질이 담백(淡白)하고 연약하며, 설태가 얇으면 대개 虛證에 속하고, 설질(舌質)이 푸르고 설태(舌苔)가 두터우면 대개 實證에 속한다.

④ 맥 상(脈象) : 허세(虛細)한 맥상은 대개 虛證에 속하고, 홍대유력(洪大有力)하거나 침실(沈實)한 맥상은 대개 實證에 속한다.

4) 음 양(陰陽)

陰陽은 진단에 있어서 팔강(八綱)의 첫째가 된다. 陰陽은 대립적인 반면에 통일적인 관계를 가지고 있기 때문에 인체의 모든 생리·병리의 현상을 陰陽으로 개괄하여 설명한다. 八綱 중에서 표리(表裏)·한열(寒熱)·허실(虛實)은 모두 질병이 진행하는 과정에 나타나는 하나의 조(組)로 대립하거나 통일되는 모순된 현상이다. 이러한 모순된 현상을 모두 陰陽으로 개괄할 수 있다.

陰證과 陽證이라는 것은 복잡하고 변화가 많은 증후를 陰陽의 양대류(兩大類)로 개괄한 것이다. 임상에 나타나는 증상은 다음과 같다.

① 음 증(陰證) : 보통의 증상으로 정신이 혼미하고, 안색이 암회(暗晦)하며, 신체가 한랭하고, 눕기를 좋아하며, 말을 하기 싫어하고, 음성이 낮고 미약하며, 움직이기를 싫어하고, 뜨거운 것을 잘 마시며, 복통희안(腹痛喜按)하고, 대변이 희당(稀溏)하며, 소변이 청장(淸長)하고, 설질이 담눈(淡嫩)하며, 설태가 윤활(潤滑)하고, 맥상은 침지세약(沈遲細弱)한 맥이 많이 나타난다.

② 양 증(陽證) : 보통의 증상으로 정신이 흥분되고, 안색이 붉고, 신체가 따뜻하며, 호흡이 거칠고 말을 많이 하며, 음성이 크고, 움직이기를 좋아하며, 찬 것을 잘 마시고, 복통거안(腹痛拒按)하며, 대변이 마르고 굳으며, 소변이 짧고 붉으며, 설질은 홍강(紅絳)하고, 설태는 황조(黃燥)하며, 맥상은 홍삭유력(洪數有力)한 맥이 많이 나타난다.

그리고 망음(亡陰)과 망양(亡陽)은 질병이 진행하는 중에서 위중한 증후이다. 대개 고열(高熱), 대한출(大汗出), 극렬한 토사(吐瀉), 출혈과다 등으로 음액(陰液)이나 양기(陽氣)가 매우 빨리 손실되는 상황에 나타난다. 또한 만성병에서 신음(腎陰)과 신양(腎陽)의 부족이 발전하여 야기되기도 한다.

대개 다량의 출혈이나 토사는 망음(亡陰)을 일으키며, 많은 땀을 흘리면 망양(亡陽)이 발생된다. 그러나 기계적으로 대응할 수는 없다. 陰陽은 대립적인 양면일 뿐만 아니라 또한 상호의존하는 관계이므로 만약 일방적으로 어느 한쪽이 상실되면 상대방도 영향을 받을 수 있기 때문에 망음(亡陰)이 더욱 발전하여 망양(亡陽)이 될 수도 있다. 임상적으로 망음(亡陰)과 망양(亡陽)은 반드시 서로 이어져 나타나며, 다만 선후(先後)와 경중(輕重)의 차이가 있을 뿐이다.

2. 장부변증(臟腑辨證)

팔강변증(八綱辨證)과 장부변증(臟腑辨證)은 공통성과 개별성의 관계에 있다. 八綱辨證은 변증 중에서 공통적인 성질을 개괄하는 것이며, 이는 변증의 강령으로 임상에서 번잡한 증을 간략하게 간추리는 역할을 한다. 그러나 八綱辨證은 다만 각종 증후의 유별(類別)·부위(部位)·성질(性質)·정사기성쇠(正邪氣盛衰)의 강령을 분석·귀납할 수 있고, 더 나아가 질병의 구체적인 병리변화를 분석하려면 반드시 각 장부에서 확정하여야 한다. 가령 八綱辨證의 음허증(陰虛證)은 실제적으론 心·肺·肝·腎·胃 등 각 장부의 음허(陰虛)로 나누어지기 때문에 어느 장부(臟腑)의 음허(陰虛)인지를 판명하여야만 치료의 정확한 목표성을 갖게 될 뿐 아니라 만족스런 치료효과를 얻을 수 있다.

그리고 육경변증(六經辨證)·위기영혈변증(衛氣營血辨證)과 삼초변증(三焦辨證)은 비록 외감열성병(外感熱性病)의 변증방법이지만 이들 변증방법으로 판단된 질병의 병리변화는 모두 특정한 장부의 기혈실조(氣血失調)와 관계가 있으며, 심지어 어떠한 병리변화는 바로 관련된 장부에 있기도 한다. 따라서 장부변증은 임상에서 질병을 진단하는 기본방법이며, 이는 각종 변증의 핵심임을 알 수 있다.

臟腑辨證의 기본방법을 파악하려면 각 臟腑의 생리기능과 병리변화의 규칙을 상세히 알아야 한다. 예를 들면 肺는 氣를 주관하여 선통(宣通)·숙강(肅降)과 정(精)을 피모(皮毛)로 운송하는 기능이 있다. 그런데 해수(咳嗽)와 기천(氣喘) 등은 위기(衛氣)가 표부를 견고하게 하지 못하여 발생하는 것인데, 바로 肺의 병리를 반영한 것이다. 더 나아가 병인변증(病因辨證)으로 그 병사(病邪)의 속성을 확정하고, 八綱辨證에 의하여 병리변화의 寒熱虛實을 분석하면 최후에 확실하고 적절한 진단을 할 수 있다.

1) 심병변증(心病辨證)

심(心)은 신(神)을 간직하고 혈맥(血脈)을 주관하며, 혀에 공규(孔竅)가 열리는데, 心病은 대부분 혈맥(血脈)과 정신(精神)방면의 병변을 초래하는 경우가 많다.

심포락(心包絡)은 心을 밖에서 싸고 있는 것으로 심장의 작용을 보조한다. 온열병(溫熱病) 중에서 溫熱로 인해 정신증상이 출현하는 것은 온사(溫邪)가 속으로 전해져 심포락(心包絡)을 침범하였기 때문이다.

心의 병증은 허실(虛實)의 양면이 있는데, 허증(虛證)은 기혈음양부족(氣血陰陽不足)이고, 실증(實證)은 화(火)·열(熱)·담(痰)·어혈(瘀血)의 침범으로 인하여 생긴다.

(1) 허 증(虛證)

① 심양허(心陽虛) : 심기(心氣)와 심양(心陽)은 생리적으로 모두 심장이 박동하게 하며 혈맥(血脈)을 따뜻하게 하고 혈액을 운행시키며, 정신활동을 흥분시키는 기능을 가지고 있다. 병리상황 하에서 심기(心氣)가 虛하거나 심양(心陽)이 虛하면 혈액의 운행이 원활하지 못하게 되고, 심하면 혈액이 엉겨 막히는 등의 증이 나타날 수 있다. 또한 기허증(氣虛證)과 양허증(陽虛證)도 나타날 수 있다. 질병의 진행단계와 경중(輕重)의 정도는 다르기 때문에 임상적으로는 심기(心氣)의 虛와 심양(心陽)의 虛 및 심양허탈(心陽虛脫)의 구분이 있다.

심기허(心氣虛)의 증상은 가슴이 두근거리고, 호흡이 급하며, 땀을 흘리고, 안색은 창백(蒼白)하며, 사지에 힘이 없고 피로하며, 설태는 담백(淡白)하고 맥상은 虛하다.

심양허(心陽虛)의 증상은 안색이 창백하고, 신체가 한랭하고, 가슴이 답답하고, 설질은 담백(淡白)하거나 혹은 자암(紫暗)하다.

심양허탈(心陽虛脫)의 증상은 땀방울이 뚝뚝 떨어지고, 사지가 궐랭(厥冷)하며, 입술이 청자색(青紫色)이고, 호흡은 미약하다.

② 심음허(心陰虛) : 心血과 心陰의 기능은 주로 심장을 부드럽게 자양(滋養)해 주며, 혈맥(血脈)을 충만하게 채워준다. 血을 화생(化生)하는 근원이 부족할 때나 혹은 출혈 후나 정신적·육체적 과로로 말미암아 영혈(營血)을 훼손(毁損)시켜 허약해지거나, 음정(陰精)이 암암리에 소모되면 심음허(心陰虛)나 또는 심혈허증(心血虛證)이 발생되기 때문에 임상적으로는 대개 음혈부족증(陰血不足證)과 심신불안증(心神不安證)이 발생한다.

심혈허(心血虛)와 심음허(心陰虛)는 전신의 영양장애, 신경기능증, 심박동의 과속, 심박동의 불규칙, 빈혈, 갑상선기능항진 등의 증상에서 나타날 수 있다.

심혈허(心血虛)의 증상은 가슴이 두근거리고 쉽게 놀라며, 심신(心神)이 불안하고, 불면(不眠)과 건망증(健忘症)이 있으며, 어지럽고 안색이 꺼칠하며, 설질(舌質)은 담백하고 맥은 세약(細弱)하다.

심음허(心陰虛)의 증상은 가슴이 두근거리고 쉽게 놀라며, 심신(心神)이 불안하고, 불면(不眠)과 건망증(健忘症)이 있는 증상 외에 미열(微熱)이 있고, 밤에 땀을 흘리며, 오심번열(五心煩熱)이 있고, 입이 마르며, 설질은 붉고, 맥은 세(細)하다.

⑵ 실 증(實證)

① 심화항성(心火亢盛) : 이 증은 심화상염(心火上炎)이라고도 한다. 정신적인 울체가 火로 변하거나, 육음(六淫)의 내울(內鬱)이 火로 변하거나, 온열성(溫熱性)의 약을 지나치게 복용하거나 또는 매운 음식을 과식하여 일으킨다. 자주 나타나는 증상은 혀의 염증, 설체의 미란(糜爛) 또는 궤양, 신경기능증 등이다.

심화항성(心火亢盛)의 증상은 혀끝이 홍색이고 설체가 미란(糜爛)

되거나 또는 궤양이 생기고, 입이 마르고, 입술이 갈라지며, 가슴이 두근거리고 잠을 자지 못하며, 소변색이 황색이고, 설태는 황색이며, 삭맥(數脈)이 나타나는 등이다. 만약 心火로 인한 사열(邪熱)이 소장(小腸)으로 옮겨지면 황적색의 소변을 보거나 요혈(尿血)이 나온다.

② 담미심규(痰迷心竅) : 이 증은 대략 칠정(七情)에 손상되어 발생한다. 억울(抑鬱), 폭노(暴怒) 같은 것 등이며, 또는 습탁(濕濁)의 邪氣에 감촉(感觸)되어 氣의 기능이 막히거나, 氣나 痰이 응결되어 심규(心竅)를 막으므로 발생한다. 뇌출혈로 인한 정신혼미에서 자주 나타난다.

③ 심혈어조(心血瘀阻) : 이 증은 언제나 心氣 또는 心陽이 휴손(虧損)되어 허약해진 뒤에 발생한다. 陽氣가 훼손(毁損)되어 혈맥을 따뜻하게 하고 혈액을 운행시켜 주는 힘이 없기 때문에 血의 운행이 원활하지 못하여 어혈(瘀血)이 심맥을 가로막아 발생한다. 때로 노권(勞倦)이 있는데 한사(寒邪)에 감촉되거나, 희노(喜怒)에 절도가 없거나, 칠정(七情)의 내상이나, 또는 담탁(痰濁)이 응집하여 유발되기도 하고 가중되기도 한다.

심혈어조(心血瘀阻)는 협심증·심근경색 등에서 자주 나타난다. 심혈어조의 임상적인 증상은 심계정충(心悸怔忡), 가슴이 답답하거나 또는 찌르는 듯한 통증과 견배부에서 팔 안쪽으로 땅기는 증상이 때로 발작하기도 하고 그치기도 하며, 설질은 암자색(暗紫色)이고 혹 반상출혈(斑狀出血)이 나타나기도 하며, 맥은 세삽(細澁)하거나 결대(結代)로 나타난다. 심하면 갑자기 끊어지는 듯한 통증이 있으며, 입술은 청자색(靑紫色)으로 변하고, 사지는 궐냉(厥冷)하며 정신은 혼미해지기도 하고, 맥은 미(微)하여 끊어지려 한다.

④ 담화요심(痰火擾心) : 이 증은 대략 기울(氣鬱)이 火로 변하여 진액을 농축시켜 痰이 되고, 담화(痰火)가 심신(心神)을 어지럽혀 발생하거나, 外感熱病에 사열(邪熱)이 담을 끼고 심포(心包) 속으로 들어가 발생한다. 히스테리·정신분열증·간질 등에 자주 나타난다.

2) 폐병변증(肺病辨證)

肺는 氣를 주관하고 호흡을 담당하며, 수액대사(水液代謝)와 관계가 있는데, 코에 개규(開竅)하고, 밖으로 피모(皮毛)와 상합(相合)한다. 그 성질은 선발(宣發)·숙강(肅降)한다. 폐(肺)의 병증은 실증(實證)과 허증(虛症)으로 크게 나눌 수 있다. 가령 풍한속폐(風寒束肺)·풍열범폐(風熱犯肺)·조열상폐(燥熱傷肺)·담탁조폐(痰濁阻肺)는 대개 實證이며, 肺의 虛證은 폐기허(肺氣虛)와 폐음허(肺陰虛)가 주가 된다.

(1) 허 증(虛證)

① 폐기허(肺氣虛) : 이 증은 肺의 기능이 쇠약한 것이다. 만성적인 해수(咳嗽)로 氣가 손상되어 肺氣가 점차 허약해지기 때문에 생긴다. 肺와 脾는 생리적으로 밀접한 관계가 있기 때문에 脾氣가 허약하면 肺氣도 허약해진다. 가령 脾가 虛하여 수곡(水穀)의 정미(精微)를 胃로 운화(運化)하여 肺를 길러주지 못하면, 肺氣는 날로 허해진다. 또한 腎氣가 허하거나 心氣가 허하여도 肺氣虛가 야기된다. 肺氣虛는 만성기관지염·폐기종·폐결핵 등의 병에서 자주 나타난다.

② 폐음허(肺陰虛) : 이 증은 대개 오랜 병으로 몸이 허약하거나, 사열(邪熱)이 肺에 오랫동안 머물러 肺陰을 손상시켰기 때문에 생긴다. 또는 너무 많이 땀을 흘려 肺陰이 손상되면 폐장(肺臟)을 유양(濡養)할 수 없기 때문에 야기되기도 한다. 陰이 虛하여 陽을 제어하지 못하면 허화(虛火)가 속에서 생겨 음액(陰液)이 더욱 손상되고, 火는 염상(炎上)하므로 음허화왕증(陰虛火旺證)이 나타날 수 있다. 이러한 증후는 폐결핵·만성기관지염 등의 병에 자주 나타난다.

(2) 실 증(實證) : 肺實證은 대개 풍(風)·한(寒)·조(燥)·열(熱) 등의 邪氣가 침입하거나, 담탁(痰濁)이 肺로 침범하여 생긴다. 肺의 實證에는 풍한속폐(風寒束肺)·풍열범폐(風熱犯肺)·조열상폐(燥熱傷肺)·담탁조폐(痰濁阻肺) 등이 포괄된다.

① 풍한속폐(風寒束肺) : 이 증은 급만성기관지염・천식성기관지염・기관지효천(氣管支哮喘)・폐기종(肺氣腫) 등에 나타날 수 있다. 증상은 기침을 자주하고 극렬(極烈)하며, 호흡이 급하고, 痰은 희고 점조(粘稠)하며 양이 많고, 때로 오한발열(惡寒發熱)과 두신통(頭身痛)을 겸한다.

② 풍열범폐(風熱犯肺) : 이 증은 급만성기관지염・폐렴・기관지확장・폐농양・기관지성천식 등에 나타날 수 있다. 증상은 기침을 하고 호흡이 천촉(喘促)하며, 痰은 황색이고 점조(粘稠)하며, 심하면 기침을 할 때 농혈(膿血)을 토하고, 인후동통(咽喉疼痛)과 콧물 등을 겸하기도 한다.

③ 조열상폐(燥熱傷肺) : 이 증은 가을감기나 기관지염에 자주 나타난다. 증상은 痰이 없는 마른기침을 하거나, 혹은 담이 적고 점조(粘稠)하며, 두통이나 코, 인후가 건조한 증상을 겸하기도 한다.

④ 담탁조폐(痰濁阻肺) : 이증은 만성기관지염과 기관지확장 등에서 자주 나타나고, 증상은 기침을 하고 호흡이 천촉(喘促)하며, 인후(咽喉)에 담명(痰鳴)이 있고, 담은 점조(粘稠)하고 양은 많으며 쉽게 뱉을 수 있고, 흉협(胸脇)이 답답하면서 동통이 있어 똑바로 누울 수 없는 증상을 겸하기도 한다.

3) 비병변증(脾病辨證)

脾의 주요한 생리기능은 胃에서 소화된 음식물의 정미(精微)를 전신으로 보내 길러주며, 또한 체내의 수액대사에 관여하고 혈액을 고섭(固攝)하는 작용이 있기 때문에 보통 후천(後天)의 氣라 부른다. 脾의 병증은 복통, 설사, 사지무력, 음식부진, 쉽게 피로하는 등의 증상을 나타내기도 하는데 크게 虛證과 實證으로 나눌 수 있다. 虛證은 비양허약(脾陽虛弱)과 중기부족(中氣不足)으로 나눌 수 있고, 實證은 한습곤비(寒濕困脾)와 습열온비(濕熱蘊脾)로 나눌 수 있다.

(1) 허　증(虛證)

① 비양허약(脾陽虛弱) : 이 증은 궤양병・만성위염・만성장염・만성이질・위장기능문란・수종・만성간염・간경변・백대하과다(白帶下過多) 등의 병에 자주 나타난다. 脾陽虛는 脾氣가 虛하여 진전된 것이며, 또한 음식실조(飮食失調)나, 생냉물(生冷物)을 과식하거나, 한량성약물(寒凉性藥物)을 과용하여 脾陽이 상한 까닭이다. 그러므로 그 증후의 증상은 허한(虛寒)한 것이 특징인데, 음식을 적게 먹어도 복부는 더부룩하고, 대변이 묽으며, 소화되지 않은 음식물이 섞여 나온다. 이는 陽이 虛하여 운화(運化)할 힘이 없기 때문이다. 배가 아프고 따뜻한 것을 좋아하며(寒證에 속한다), 배를 눌러 주면 시원하고(虛證에 속한다), 입맛이 없고 갈증이 없다. 이는 중초허한증(中焦虛寒證)에 속한다. 陽이 虛하여 따뜻하게 할 수 없으므로 사지가 한랭하며, 수습(水濕)을 운화(運化)할 수 없기 때문에 소변량은 적고 묽으며 많은 백대하(白帶下)가 있고, 몸이 붓는다.

② 중기부족(中氣不足) ; 이 증은 대개 비허(脾虛)가 진전되거나 오랜 설사나 이질 또는 과도한 노권(勞倦)으로도 발생할 수 있다. 주요증상은 탈항(脫肛), 자궁하수(子宮下垂), 만성설사이며, 아울러 음식량의 감소, 식후창만(食後脹滿), 소복하수(少腹下垂), 피로, 안색이 누렇고 말을 하기 싫어하며, 설태(舌苔)는 담백(淡白)하고, 맥허(脈虛) 등의 증상이 나타난다. 치법(治法)은 보비익기(補脾益氣)하여야 하는데, 보중익기탕(補中益氣湯)을 가감하여 쓸 수 있다.

(2) 실　증(實證)

① 한습곤비(寒濕困脾) : 이 증은 평소 한랭한 음식을 즐겨 먹거나, 생랭(生冷)한 과일을 과식하여 한습(寒濕)이 중초(中焦)에 정체되거나, 또는 비를 맞든지 물을 건너거나, 축축한 곳에서 생활하여 한습(寒濕)이 인체내부로 침범하였거나, 본래 신체내부에 濕이 너무 많거나, 脾胃의 양기(陽氣)가 허약하여 한습사(寒濕邪)가 내부에서 발생하였기 때문이다.

한습곤비(寒濕困脾)의 주요증상은 복부가 더부룩하여 부어오르고, 음식을 먹고 싶은 생각이 없으며, 속이 메스꺼워 토하려고 하고, 배가 아프고 설사를 하며, 머리에 무엇을 뒤집어 쓴 것 같이 무겁고, 신체가 무겁거나 혹은 붓고, 안색은 황회(黃晦)하고, 설태는 희고 두텁고, 맥은 유완(濡緩)하다. 임상에서 만성위염 · 만성장염 · 만성이질 · 만성간염 · 간경변 · 부종병 · 白帶下過多 등의 병증에 위에 기술한 증후들을 갖추고 있는데 모두 한습곤비(寒濕困脾)에 해당된다. 치료법칙은 온중화습(溫中化濕)이나 건비이습(健脾利濕)하여야 하는데, 처방은 위령탕(胃苓湯)을 많이 쓴다.

② 습열온비(濕熱蘊脾) : 이 증은 평소에 기름진 음식을 즐겨 먹거나 과식하여 습열(濕熱)이 중초(中焦)에 정체되어 발생한다. 주요한 증상은 가슴이 답답하고 식사량이 적으며, 기름기를 싫어하며, 오심(惡心)이나 구토를 느끼고, 피부에 선명한 황색을 나타내며, 양쪽 옆구리나 복부에 터지는 듯한 통증이 있고, 변비가 있으며, 소변은 황색이나 열감이 있고, 설태는 누렇고 두터운 설태가 끼며, 맥은 유삭(濡數)하다.

4) 위병변증(胃病辨證)

胃는 음식을 받아들이고 소화시키는 기능이 있다. 위의 특성은 습기가 있는 윤활한 것은 좋아하나 마른 것은 싫어한다. 胃는 脾와 표리관계가 있고, 脾는 운화(運化)기능을 담당하며, 胃는 수납(受納)을 담당한다. 脾는 승(昇)을 담당하고 胃는 강(降)을 담당하는데, 脾와 胃는 서로 돕고 서로 보완하는 관계가 있다. 이러한 이유로 항상 병이 함께 발생하게 된다. 胃病은 상복부가 항상 그득하고 통증이 있으며, 음식을 적게 먹고 트림을 하며, 오심(惡心)과 구토의 증상이 있다. 胃의 병증은 위열(胃熱) · 위실(胃實) · 위한(胃寒) · 위허(胃虛) 등이 있는데 서로 동일하지 않고, 이들 사이에 서로 복잡하게 얽혀서 나타나는 경우가 많다.

(1) 위한증(胃寒證) : 증상은 위완부(胃脘部)가 더부룩하며 차가운 통증이 있고, 움직이면 경련과 심한 통증이 발생한다. 복통은 찬 기운을 만나면 심해지고, 따뜻한 기운을 만나면 감소한다. 또한 구역질을 하면서 맑은 물을 토하기도 하고, 대변은 묽어서 형체가 없다. 혀에는 백태가 끼며, 맥은 침현(沈弦)하다.

(2) 위열증(胃熱證) : 증상은 위완부(胃脘部)에 극심한 통증이 있고 작열감(灼熱感)이 있으며, 신물이 입으로 올라오고, 가슴이 답답하고 혹은 음식을 먹은 후에 바로 토하며, 심하면 피를 토하기도 하며, 입이 마르고, 차가운 물을 잘 마시며, 입에서 냄새가 나고, 잇몸에 종창이 생기며, 변비가 생긴다. 혀에는 황태가 끼고 맥은 빠르다.

(3) 위실증(胃實證) : 증상은 복부가 그득하고 통증이 있으며, 트림과 신맛이 나고, 배를 누르면 싫어하며, 대변을 시원하게 보지 못한다. 혀는 두터운 황태가 끼며, 맥은 활(滑)하다.

(4) 위허증(胃虛證)

① 위기허한(胃氣虛寒) : 증상은 대략 위완부(胃脘部)가 은은하게 아픈데 공복시에 심하고, 음식이 들어가면 통증이 완화되고, 따뜻한 것을 좋아하고 배를 만져주는 것을 좋아한다. 음식을 소화시키지 못하고, 맑은 물을 토하기도 한다. 혀에는 얇은 백태가 끼며, 맥은 세(細)하다.

② 위음부족(胃陰不足) : 증상은 대략 위완부(胃脘部)에 작열감(灼熱感)이 있고, 가슴이 답답하며, 쉽게 배가 고프나 음식 생각은 없다. 조금만 먹으도 배가 더부룩하며, 헛배가 부르고, 오심과 헛구역질을 한다. 입과 목이 마르며, 몸이 수척(瘦瘠)해지고, 혀는 홍색을 띠며, 맥은 세삭(細數)하다.

5) 소장 · 대장병변증(小腸 · 大腸病辨證)

小腸은 소화를 담당하며 대소변을 분별하고 胃에서 음식이 잘게 부서진 것을 소화하여 흡수한다. 주된 병리는 소화흡수불량과 대변이상이다.

大腸은 음식을 내려가게 하며, 수곡(水穀－飮食物)이 변화되어 분변(糞便)이 되고 항문을 통하여 배출된다. 주요병리는 설사와 변비가 있다.

小腸과 大腸의 생리기능은 서로 밀접한 관계가 있으므로 병리상으로도 상관관계가 있다. 小腸과 大腸, 胃와 脾는 서로 관련되고 귀속되므로 소화기질환의 질병은 대부분 脾胃질환의 범위에 속한다.

(1) 실　증(實證) : 증상은 대략 고열이 나고 오후에 심하며, 복부가 더부룩하고 통증이 있으며, 배를 만지는 것을 싫어한다. 변비가 생기거나 혹은 변이 묽거나 배설이 시원하지 않고, 항문에 열감이 있다. 혀에는 두꺼운 황색의 설태가 끼며, 맥은 실(實)하며 힘이 있다.

(2) 열　증(熱證)

① 습열체유(濕熱滯留) : 일반적인 증상은 발열(發熱), 구토, 복통, 설사와 배설시 열감이 있고, 배설물에 냄새가 나며, 대변에 농혈(膿血)이 있다. 대변을 보고 싶으나 화장실에 가면 배설이 잘 되지 않는다. 혀에는 두꺼운 황색의 설태가 끼며, 맥은 활삭(滑數)하다.

② 어혈조체(瘀血阻滯) : 증상은 대략 배꼽 부위나 오른쪽 하복부에 고정적인 통증이 있다. 그 부위를 만지면 통증이 심하고, 변비 혹은 설사를 하고, 혀에는 황색의 설태가 있으며, 脈은 빠르다.

(3) 한　증(寒證)

① 한사내온(寒邪內蘊) : 증상은 장에서 꾸르륵 소리가 나고, 배꼽 부위에 차가운 통증이 있고, 따뜻한 기운을 만나면 통증이 풀린다. 약간의 설사가 있으며, 소변은 맑고, 혀에는 백색의 설태가 끼며, 맥은 완(緩)하다.

② 소장기통(小腸氣痛) : 증상은 小腸部位에 통증이 몹시 심하고, 복부가 더부룩하고, 꾸륵꾸륵거리는 소리가 들리며, 방귀를 뀌면 속이 편해진다. 고환(睾丸) 부위가 땅기면서 아프고 무거우며, 심하면 한쪽의 음낭(陰囊)이 붓거나 아래로 처진다. 추위를 싫어하고, 혀에는 백색의 미끄러운 설태가 끼며, 脈은 침현(沈弦)하다.

(4) 허　증(虛證) : 증상은 대략 설사가 오래도록 그치지 않으며, 아랫배가 은은히 아프다. 만져주면 좋아하고, 따뜻한 기운을 좋아하고, 항문이 빠지는 듯하다. 혀에는 엷은 백색의 태가 끼며, 맥은 세(細)하면서 힘이 없다.

6) 간병변증(肝病辨證)

肝은 혈액을 저장하고 소설(疏泄)을 담당하며, 근육을 주관하고 눈에 개규(開竅)한다. 肝病에는 혈허(血虛), 출혈성 근맥경련(出血性筋脈痙攣) 등과 안병(眼病), 간기울결(肝氣鬱結)의 정서적 병변 등이 있다. 肝의 병증에는 虛와 實이 있는데, 實證에는 간기울결(肝氣鬱結)·간화상염(肝火上炎)·간풍내동(肝風內動)·간경습열(肝經濕熱) 등이 있으며, 虛證에는 간음부족(肝陰不足)·혈조생풍(血燥生風) 등이 있다.

(1) 실　증(實證)

① 간기울결(肝氣鬱結) : 증상은 대략 정서적으로 불안하여 쉽게 화를 내고, 가슴이 답답하며 한숨을 잘 쉰다. 인후부(咽喉部)에는 이물감을 느끼며(喀不出, 嚥不下), 옆구리와 아랫배에 터질 듯한 통증과 덩어리가 만져진다. 부인들은 월경시 통증이 심하며, 脈은 현(弦)하다.

② 간화상염(肝火上炎) : 증상은 머리가 어지럽고 터지는 듯한 통증이 있으며, 안색이 붉고, 귀에서 소리가 나는 듯하다. 입이 마르고 쓰며, 심하면 토혈, 코피, 변비가 생기고 소변이 황색이다. 혀에는 황색의 설태가 끼며, 맥은 현삭(弦數)하다.

③ 간풍내동(肝風內動) : 병이 변화하는 과정에 동요(動搖), 현훈(眩暈), 추축(抽搐) 등의 증상이 출현하는 것을 간풍(肝風)이라 한다. 이는 병리적 표현이므로 외감풍사(外感風邪)와 구별하기 위해 간풍내동(肝風內動)이라 한다.

☒ 양항화풍(陽亢化風) : 간양화풍(肝陽化風)이라고도 하는데 증상은 두통이 심하고 어지러우며, 사지가 마비되고, 말을 잘 못한다. 보행이 부정확하고 갑자기 의식을 잃으며, 반신불수가 된다. 혀에는 엷은 태가 끼고 설질은 홍색이며, 맥은 현세(弦細)하다.

☒ 열극생풍(熱極生風) : 열성풍동(熱盛風動)이라고도 하는데, 증상은 고열로 혼미한 상태이며, 온몸에 경련이 나타나고, 양눈을 위로 치켜 뜨고, 목과 허리가 뻣뻣해지고, 혀는 홍색이며, 설태는 황색이고, 맥은 현삭(弦數)하다.

☒ 혈허생풍(血虛生風) : 허풍내동(虛風內動)이라고도 하는데, 증상은 어지럽고, 안색이 창백하고, 사지가 약간 경련이 일어나고 떨린다.

④ 간경습열(肝經濕熱) : 증상은 대략 공막(鞏膜)이 황색이며 색은 선명하고, 우협부(右脇部)에 터지는 듯한 통증이 있으며, 소변은 황적색을 띤다. 부인의 경우에는 대하(帶下)의 색이 황색이며 끈적끈적하고 냄새가 난다. 남자의 경우 음낭(陰囊)에 통증이 있고, 사타구니에 땀이 난다. 혀는 두꺼운 황색의 설태가 끼며, 맥은 현삭(弦數)하다.

⑤ 한응간맥(寒凝肝脈) : 증상은 대략 아랫배에 통증이 있으며, 고환이 땅기는 감이 있고 부어서 늘어지는데, 이러한 증상은 한기(寒氣)을 만나면 증세가 심해지고 따뜻하게 하면 완화된다. 혀에는 백색의 미끄러운 설태가 끼며, 맥은 침현(沈弦)하다.

(2) 허 증(虛證)

① 간음부족(肝陰不足) : 증상은 대략 머리가 어지럽고, 눈이 잘 보이지 않으며, 근육이 떨리고 사지에 마비감이 있다. 또한 가슴이 때때로 열감이 있으며, 입이 마르고, 잠을 잘 자지 못한다. 부인의 경우 월경량이 적어지며, 혹은 폐경이 오기도 한다. 혀는 담홍색이며, 맥은 세현(細弦)하다.

② 혈조생풍(血燥生風) : 증상은 피부가 가렵고 건조하며, 발진(發疹)이 생기고, 몸에 마비감이 있는데, 이러한 증상은 때에 따라 생기고 ,어떤 때는 감추어지기도 한다. 가려운 감이 그치지 않고 머리카락이 빠지기도 한다. 혀는 엷은 색의 설태가 낀 홍색을 띠며 맥은 세삭(細數)하다.

7) 담병변증(膽病辨證)

膽은 담즙(膽汁)을 저장하였다가 소장(小腸)으로 보내며, 음식물을 소화시키고 肝臟에 의존하기 때문에, 대부분 膽病은 肝病과 같이 발생한다. 膽病에는 협통(脇痛), 황달(黃疸) 등을 볼 수 있다. 膽病에는 虛實이 있는데 실증(實證)은 습열(濕熱)이 위주가 되고, 허증(虛證)은 심담허겁증(心膽虛怯證)이 출현하여 가슴이 두근거리며, 잘 놀래고, 잠을 잘 자지 못하며, 꿈을 많이 꾼다.

8) 신병변증(腎病辨證)

腎은 선천(先天)의 근본이고 정(精)을 간직하며, 골(骨)을 주관하고 수(髓)를 생성하며, 뇌(腦)에 통하고 수액(水液), 납기(納氣)를 주관하고, 전후음(前後陰)의 이규(二竅)에 통한다. 腎病은 생장발육지연과 생식기능감퇴, 소변이상, 부종, 지력감퇴, 동작완만, 뼈가 약해지고, 성인의 허리가 시리고, 유정(遺精), 발기불능(勃起不能), 불임, 어지러움, 건망, 이명(耳鳴), 이농(耳聾) 등의 병증이 있다.

(1) 신양허(腎陽虛) : 증상은 대략 얼굴에 윤기가 없고, 몸과 사지가 차며, 정신이 피곤하다. 남자의 경우 발기불능(勃起不能), 조루(早漏), 활정(滑精), 요탁(尿濁) 등이 나타나며, 여자의 경우 자궁의 기능부전으로 불임증상과 대변은 무르고 소변은 자주 보나 양은 적고 참기가 어려운 증상이 나타난다. 남녀 모두 설태는 담백(淡白)하고, 맥이 침세(沈細)하다.

(2) 신음허(腎陰虛) : 증상은 대략 머리가 어지럽고, 귀에서 소리가 나며, 시력감퇴, 건망증, 불면이 나타나고, 허리와 무릎이 시리며,

몸이 여윈다. 또한 인후가 건조하고, 잘 때 땀이 나고, 소변이 탁하고 양이 많다. 남자는 유정(遺精)이 발생하고, 여자는 경폐(經閉)나 경소(經少)가 발생하며, 혀는 홍색이며 맥은 세삭(細數)하다.

9) 방광병변증(膀胱病辨證)

膀胱의 기능은 소변의 저장과 배뇨(排尿)이고, 기화(氣化)작용이 있으므로 수액대사(水液代謝)의 한 부분을 담당한다. 膀胱의 병증은 虛와 實이 있는데, 實證은 습열(濕熱)로 인한 것이며, 虛證은 한상(寒象)에서 대부분 볼 수 있다.

(1) 실열증(實熱證) : 증상은 대략 소변이 잘 나가지 않고, 소량으로 자주 보며, 통증이 있고 색은 황적색(黃赤色)으로 탁하며 뚝뚝 떨어지는데, 심하면 나오지 않는다. 하복부에 심한 동통이 있고 설태가 황색이며, 맥은 빠르다.

(2) 허한증(虛寒證) : 증상은 소변을 자주 보며, 나오는 것이 힘이 없고, 용변 후에도 시원하지 못하다. 설태는 백색이며, 맥은 침세(沈細)하다.

3. 위기영혈변증(衛氣營血辨證)

衛氣營血辨證도 상한육경변증(傷寒六經辨證)과 밀접한 관계를 가지고 있다. 衛氣營血辨證은 傷寒六經辨證의 기초 위에 발전하여 왔으며, 또한 六經辨證의 부족한 점을 보완함으로써 외감병의 변증치료를 보완하였다. 위(衛)·기(氣)·영(營)·혈(血)을 구체적으로 말하면, 위분(衛分)·기분(氣分)·영분(營分)·혈분(血分)이라 한다. 『분(分)』은 병증의 단계를 말한 것인데, 온열병(溫熱病)을 衛·氣·營·血의 네 단계의 증후 유형으로 나누어 변증시치(辨證施治)에 편하도록 하였다.

衛氣營血은 溫熱病에 있어서 네 가지 유형의 증후에 대한 개괄일 뿐만 아니라 溫熱病이 발전하는 과정에서 천(淺)·심(深)·경(輕)·중(重)의 네 단계를 대표하고 있다. 병사(病邪)가 위분(衛分)에서 기분(氣分)으로, 기분(氣分)에서 영분(營分)으로, 영분(營分)에서 혈분(血分)으로 작용하는 것은 邪氣가 단계적으로 깊이 작용하여 병세가 점차 가중됨을 명시하는 것이다.

병리변화의 부위로 말하면, 위분증(衛分證)은 표(表)에서 작용하므로 병이 폐(肺)와 피모(皮毛)에 있다. 기분증(氣分證)은 이(裏)에서 작용하므로 병이 흉격(胸膈)·폐(肺)·위(胃)·비(脾)·장(腸)·담(膽) 등의 臟腑에 있다. 영분증(營分證)은 邪氣가 심영(心營)에 작용하므로 병이 心과 심포락(心包絡)에 있다. 혈분증(血分證)은 열이 이미 肝·腎에서 깊이 작용하므로 더욱 血을 모손(耗損)하고 동요(動搖)하게 한다.

溫熱病의 전변규칙(傳變規則)은 대개 衛分에서 시작하여 점차적으로 氣分, 營分, 血分으로 전입(轉入)하지만, 病邪의 유형에 따라 경중의 차이가 있고, 환자의 체질에 따라 강약이 다르기 때문에 이러한 규칙이 일정불변한 것은 아니다. 임상적으로 볼 때에 병이 처음부터 營分이나 氣分에서 시작하여 이열(裏熱)이 편성(偏盛)한 특징이 나타나고, 衛分의 증후는 나타나지 않는 경우도 있으며, 혹은 이미 氣分으로 들어갔으나 衛分의 邪氣가 여전히 소멸되지 않는 경우도 있다. 열세(熱勢)가 온몸으로 퍼지면 氣分에 열이 있을 뿐만 아니라 營分·血分에도 받은 熱邪가 훈작(熏灼)하여 기영양번(氣營兩燔)이나 기혈양번(氣血兩燔)이 조성되는 경우도 있다. 또 衛分證이 氣分證의 단계를 거치지 않고 직접 營血로 전입하기도 한다. 이를 『역전심포(逆傳心包)』라고 하는 것 등이 일정불변하지 않은 예이다.

위에 설명한 것을 종합하면, 衛氣營血辨證은 주로 外感溫熱病의 辨證方法으로 응용되고, 溫熱病의 네 가지 증후유형에 대한 개괄인 것이며, 또한 溫熱病의 발전과정에서 경중이 다른 네 단계를 대표한 것이다. 이는 일정한 전변의 규칙을 가지고 있지만, 또한 일정불변한 것은 아니기 때문에 임상에서 변증을 할 때에는 단계적인 각 증후의 특징을 파악하고, 구체적인 상황에 대하여 구체적으로 분석하여야만 정확하게 병세를 파악하여 진단을 내릴 수 있을 뿐 아니라 치료방법을 확정할 수 있다.

(1) 위분증(衛分證) : 衛分은 인체를 밖에서 싸고 있는 것인데, 피부(皮膚)·기육(肌肉)·상기도(上氣道) 등의 부분이 포함되며, 外邪에 대하여 저항하고 방어하는 작용을 가지고 있다. 溫熱病의 병리변화는 우선 이들 부분에 영향이 미쳐 衛分의 證候들이 나타나므로 衛分證이라 한다. 衛分證은 병리변화의 부위가 피모(皮毛)와 肺에 있고, 이는 溫熱病이 처음 발생하여 병세가 가벼운 것을 표시하는 것이다(감기, 유행성감기와 기타 감염성질병의 초기에 왕왕 나타난다).

衛分證의 특징은 풍한(風寒)을 싫어하고, 머리가 아프고 열이나며, 설태는 박백(薄白)하고, 맥이 부(浮)한 증상이 나타난다.

(2) 기분증(氣分證) : 氣는 생명과 생체의 활동을 유지하는 데에 중요한 역할을 하는 물질과 인체 각 장부의 기능을 말한다. 만약 溫熱病의 병리변화가 肺·胃·腸·膽·脾 등 臟腑의 생리기능에 영향을 주면 氣分의 證候가 나타날 수 있다. 氣分證을 형성하는 원인을 두 가지로 설명할 수 있다. 하나는 衛分으로부터 전하여 오는 것으로 먼저 오한발열(惡寒發熱)이 나타난 뒤에 비로소 전변하여 惡寒이 없어지고 도리어 오열(惡熱)하는 것이다. 다른 하나는 溫熱의 邪氣가 직접 氣分으로 들어가는 것으로 衛分의 단계을 거치지 않고 발병하자마자 熱만 나고 惡寒하지 않는 氣分證이 되는 것이다.

氣分證은 溫熱의 邪氣가 속으로 臟腑에 침입하였을 때에 正氣가 성하고 邪氣도 실하므로 正氣와 邪氣가 심하게 상쟁(相爭)하여 양열(陽熱)이 항성(亢盛)한 이열증(裏熱證)이다. 열이 이부(裏部)에 들어가 있는 부위가 다르므로 氣分證의 임상적인 증상도 기열(肌熱), 흉격열(胸膈熱), 폐열(肺熱), 간담열(肝膽熱), 장열(腸熱) 등으로 나타난다.

⑶ 영분증(營分證) : 營分은 주로 인체의 津液·營養物質 및 인체의 영양기능을 말한다. 溫熱病의 邪氣가 營分으로 들어가면 흔히 津液이 손상되고 소멸된다. 營氣는 심장에 통하므로 정신방면의 증상들이 나타난다. 營分證은 溫熱病의 邪氣가 속으로 들어간 대단히 심한 단계로 대개 氣分證이 풀리지 않고 속으로 營分에 전입되거나 衛分證이 營分으로 역전되어 들어온 것이다.

營分證의 병리변화하는 특징은 영음(營陰)이 손상을 받아 심신(心神)이 동요되는 것이다. 營分證의 임상증상은 밤에 열이 심하고, 가슴이 답답하여 잠을 자지 못하며, 심하면 정신이 혼미하고 헛소리를 하며, 반진(斑疹)이 은은히 나타나며, 설질은 홍강(紅絳)하며, 맥상은 세삭(細數)하다.

⑷ 혈분증(血分證) : 血分은 주로 혈관으로 운행하는 혈액과 그 생리기능을 가리킨다. 心은 血을 주관하고, 肝은 血을 간직하며, 腎은 뼈를 주관하여 골수를 생기게 하므로, 모두 血과 일정한 관계를 가지고 있다. 그러므로 病邪가 血分에 침입하였을 때에는 心·肝·腎 등의 장부생리기능에 영향을 주기 때문에 血分證이 나타나게 된다.

血分證은 대개 營分證이 풀리지 않고 血分으로 전입되거나, 氣分에 있는 邪熱이 직접 血分으로 들어가 발생하는데, 이는 衛·氣·營·血에서 병리가 변화하는 마지막 단계이며, 또 溫熱病이 발전하는 과정에 있어서 가장 깊으며 심한 단계이다. 임상적인 증상은 營分의 證候가 가지고 있는 병세가 비교적 위독할 뿐 아니라 혈이 모손(耗損)되거나 동요(動搖)되고, 음기(陰氣)가 손상되며, 風이 동요(動搖)하여 경련(痙攣)을 일으키는 것 등이 그 특징이다.

4. 기혈진액변증(氣血津液辨證)

1) 기병변증(氣病辨證)

내장(內臟)의 병리변화에서 가장 많이 나타나는 것은 기병리현상(氣病理現象)이다. 氣의 병리변화(病理變化)를 이해한다는 것은 각종 질병에 대한 변증시치(辨證施治)에 보편적인 의의를 가지고 있다. 氣의 病理變化는 매우 많으나 대략 기허(氣虛)·기함(氣陷)·기체(氣滯)·기역(氣逆)의 네 가지로 개괄할 수 있다.

(1) 기허증(氣虛證) : 氣虛란 전신이나 어느 內臟에 기능쇠퇴의 병리현상이 나타나는 것을 가리킨다. 이는 만성병환자·노인·체질이 허약한 사람이나 급성병의 회복기에 자주 나타난다. 그 증상은 머리와 눈이 어지럽고, 호흡이 얕으며, 말을 하기 싫어하고, 피로하여 기운이 없고 땀을 흘리며, 활동을 하면 이상의 모든 증상들이 더욱 심해진다. 설질은 담백(淡白)하고, 맥상은 허(虛)하면서 힘이 없다. 치료는 보기(補氣)하는 방법을 주로 하여야 한다.

(2) 기함증(氣陷證) : 氣陷은 氣를 끌어 올리는 힘이 없는 것이 주요한 특징이다. 증상은 氣虛의 증상 외에 다시 위(胃)·항문(肛門)·자궁(子宮) 등이 탈수(脫垂)되며, 복부에는 단단하고 부어오르는 감각이 있다. 치료는 익기승제(益氣昇提)하는 방법을 주로 하고, 처방은 보중익탕(補中益氣湯)을 많이 쓴다.

(3) 기체증(氣滯證) : 氣滯는 인체의 어느 부분이나 臟腑에 氣의 기능이 막히거나 운행이 원활하지 못하기 때문에 생기는 증후이다. 예를 들면 정지(情志)의 울결(鬱結)이나 간경(肝經)에 氣의 기능이 원활하지 못하면 흉협(胸脇)이 창통(脹痛)하고, 트림을 하며, 소복통(少腹痛) 등 간기울결증(肝氣鬱結證)이 나타나는 것 등이다. 또한 위(胃)·장(腸)에 적체가 있기 때문에 胃·腸의 기능이 상실되면 氣의 순환이 막혀 복부가 그득하고, 복통(腹痛), 복창(腹脹), 변비(便秘) 등이 발생한다. 치료는 행기(行氣)하는 방법을 써야 한다.

(4) 기역증(氣逆證) : 氣逆은 氣의 승강(昇降)기능이 非正常이기 때문에 氣가 순리대로 운행하지 못하고 거슬러 올라가는 것을 가리킨다. 대략 肺·胃의 氣가 상역하거나 肝氣의 승발(昇發)작용이 너무 심하여 肝氣가 상역(上逆)하는 경우에 자주 나타난다. 가령 痰이

나 氣가 肺에 막혀 있기 때문에 肺氣가 上逆하면 기천(氣喘), 창해(嗆咳) 등의 증상이 발생한다. 또한 숙변이나 회충이 腸·胃에 막혀 내려가지 못하면 胃氣가 上逆하여 구토, 트림이 발생하고, 심하면 물을 마셔도 넘어가지 않는다. 또한 노기(怒氣)가 울체되어 肝이 손상되고, 승발작용이 너무 심하여 肝氣가 上逆하면, 두통(頭痛), 현훈(眩暈), 혼궐(昏厥)이 발생하고, 심하면 토혈(吐血)하게 된다. 치료는 강기진역(降氣鎭逆)하는 방법을 주로 한다.

2) 혈병변증(血病辨證)

(1) 혈허증(血虛證) : 血虛는 체내에서 血分이 부족하여 나타나는 병리현상이다. 출혈과다나 혈액의 생산부족으로 발생할 수 있다. 예를 들면 각종 출혈이 있은 뒤에 일시적으로 새로운 혈액이 보충되지 못하는 경우, 소화흡수 또는 기화(氣化)기능이 좋지 못하므로 영양물질이 흡수되지 않아 혈액을 화생할 수 없는 경우, 어혈(瘀血)이 제거되지 않아 새로운 혈액이 생산되지 않는 경우, 만성병이 오래도록 낫지 않는 경우, 장내의 기생충병 등이 모두 血虛를 초래할 수 있다.

血虛의 임상상 중요한 증상은 안색이 창백하면서 누렇게 뜨고, 입술색이 담백하며, 어지럽고 가슴이 두근거리며, 잠을 못자고 수족이 마비되며, 설질은 담백(淡白)하고, 맥은 세(細)하거나 세삭무력(細數無力) 등의 증상이 나타난다. 치료는 보혈(補血) 또는 익기보혈(益氣補血)을 하여야 하므로 사물탕(四物湯)이나 인삼양영탕(人蔘養榮湯)을 상용한다.

(2) 혈어증(血瘀證) : 주로 각종 원인으로 인하여 혈액이 정체(停滯)되거나 순환이 원활하지 못한 것을 가리킨다. 혈액이 혈관에서 빠져나와 피부·근맥이나 또는 내장 사이에 停滯된 뒤에 체외로 배출되지 못하여 사혈(死血)이 형성된 것을 어혈(瘀血)이라 한다. 혈액이 인체의 어느 부분에서 원활히 운행하지 못하여 병리상태를 형성하면 瘀血證候가 나타나는 것도 瘀血이라 한다. 예를 들면 타박상

이나 각종 출혈 후, 심장병이나 간경화, 말기혈흡충병이나 종양 및 월경병이나 산후질병 등에는 모두 瘀血의 병증이 나타날 수 있다.

瘀血病證의 임상적인 증상은 瘀血이 막혀 있는 부위에 따라 증상이 다르게 발생한다. 가령 心에 瘀血이 막혀 있으면 가슴이 답답하고 통증이 있으며, 구순(口脣)에 청자색(靑紫色)이 나타난다. 肺에 있으면 가슴에 통증이 있고 기침할 때 토혈(吐血)하며, 腸胃에 있으면 구혈(嘔血)·변혈(便血)이 나타나고, 肝에 있으면 협통비괴(脇痛痞塊)가 나타나고, 혈액이 心에 어체(瘀滯)되어 있으면 광증(狂證)이 나타나며, 자궁에 있으면 소복동통·월경불순·월경통·경폐·월경색이 자흑(紫黑)이거나 또는 붕루(崩漏)가 발생하고, 지체(肢體)의 국부(局部)에 막혀 있으면 국부에 종통(腫痛)이나 청자색(靑紫色)이 나타날 수 있다. 瘀血證의 치료원칙은 활혈화어(活血化瘀)하는 방법으로 도홍사물탕(桃紅四物湯)이나 혈부축어탕(血府逐瘀湯)의 종류를 분별하여 골라 쓸 수 있다.

(3) 혈열증(血熱證) : 血熱은 血分에 열이 있거나, 熱邪가 血分으로 침입한 증후를 말한다. 血熱은 發熱을 특징으로 하는 열성병의 진행과정에서 나타날 뿐 아니라 기타 비열성병에서도 나타날 수 있다. 예를 들면 과민성자반(過敏性紫斑)·혈소판감소성자반(血小板減少性紫斑)·심마진(蕁麻疹) 등이다. 血熱證의 증상은 두 가지로 나누어질 수 있는데 다음과 같다.

① 구혈(嘔血)·객혈(喀血)·변혈(便血)·뇨혈(尿血)·육혈(衄血)·피하출혈(皮下出血)·월경과다(月經過多) 등의 출혈이 발생하는데, 이들의 혈색은 대개 선홍색(鮮紅色)이며 출혈량도 비교적 많다.

② 피하에 홍색의 반(斑)이나 진(疹)이 출현하는 동시에 가슴이 답답하고, 입이 마르며, 설태는 홍황(紅黃)하고, 맥삭(脈數) 등의 증상이 나타날 수 있다. 심한 경우에는 정신이 혼미해질 수도 있다.

血熱의 치료원칙은 청열양혈(淸熱凉血)의 치법으로 청영탕(淸營湯)이나 서각지황탕(犀角地黃湯)의 방제를 쓴다.

3) 진액병변증(津液病辨證)

(1) 진액부족(津液不足) : 임상적인 증상은 건조한 증후군이 나타나고, 심하면 관절을 굴신하기 어렵다. 장딴지에 경련이 나며, 사지구련(四肢拘攣)이나 추축(抽搐) 등이 나타난다. 장부의 병리로 볼 때 진액이 부족할 경우 肺·胃·腸의 조증(燥證)이 가장 잘 나타나는데, 자세한 것은 다음과 같다.

① 津液의 손상으로 인한 肺의 조증(燥證) : 증상은 대략 비인부(鼻咽部)의 건조, 피부건조, 또는 손톱이나 모발의 건조, 담이 없는 마른 기침을 하고, 기역(氣逆)으로 숨이 차거나, 기침을 하면 가슴, 옆구리가 당기며 아프거나, 혹은 담에 혈액이 섞이거나, 설홍무태(舌紅無苔) 등으로 건성흉막염이나 열성병후기 등의 질병에서 많이 나타난다.

② 진액의 손상으로 인한 胃의 조증(燥證) : 주로 나타나는 증상은 입술과 혀가 건조하고, 입이 마르며, 기(氣)가 역상(逆上)하여 구토하는 등으로 대개 급성 전염병(急性傳染病)으로 인한 고열의 후기 및 당뇨병(糖尿病) 등에서 많이 나타난다.

③ 진액의 손상으로 인한 腸의 조증(燥證) : 주요증상은 대변이 조결(燥結)되어 배변하지 못하는 것이다. 대개 열병후기의 변비·습관성 변비 또는 산후변비 등에 나타난다.

(2) 진액정적(津液停積) : 체내의 진액이 정상적으로 대사를 이루지 못하면 수(水)·음(飮)·담(痰) 등의 병리적 산물을 발생시킨다. 다음에 담증(痰證)과 음증(飮證)으로 나누어 설명한다.

① 담 증(痰證) - 담(痰)이 체내에 머물러 생긴다.

◎ 풍 담(風痰) : 담이 묽고 무색이다.

◎ 한 담(寒痰) : 한사(寒邪)가 침입한 것인데, 痰이 엷고 백색이며 쉽게 뱉어진다. 한사가 몸 속으로 들어가 생긴 것은 담이 많고 묽다.

◎ 습 담(濕痰) : 담색이 희고 탁하고, 덩어리가 있으며, 양이 많고 쉽게 배출된다.

◎ 열 담(熱痰) : 담색이 황색이며, 점성(粘性)이 있고 덩어리를 이루며, 혹은 농(膿)과 같아 배출이 안되며, 만일 시간이 지나도 쉽게 없어지지 않는 것은 열담(熱痰)이라 한다.

◎ 조 담(燥痰) : 담색이 백색으로 끈끈하여 실같이 늘어지거나, 혹은 작은 덩어리를 이루고, 양이 적으며, 배출이 어렵다.

◎ 울 담(鬱痰) : 담이 인후에 막혀 뱉어내려 하나 잘되지 않고, 양이 적으며 끈끈한 것이 마치 쌀가루나 솜과 같다.

② 음 증(飮證) – 수음(水飮)이 체내에 일정한 부위에 정체되어 생기는 병증이다.

◎ 담 음(痰飮) : 가슴에서 옆구리까지 그득하고, 오목가슴 부위가 답답하고 물 내려가는 소리가 나며, 갈증이 없거나 갈증이 있어도 물을 마시고 싶지 않으며, 만일 물을 마시면 쉽게 토한다. 배가 항상 차고, 등에 한기(寒氣)가 있고, 눈과 머리가 어지러우며, 가슴이 뛰고 호흡이 짧으며, 대변은 묽고 몸이 점점 마른다. 혀는 희고 미끄럽거나 회색의 태가 끼며 부드럽고, 맥은 미(微)하며 활(滑)하다.

◎ 현 음(懸飮) : 옆구리가 아프고, 기침을 하거나 침을 뱉으면 더욱 심하며, 돌아눕거나 숨을 쉬면 땅기고 아프며, 늑골 부위가 붓고 아프다. 혀는 엷은 백색을 띠며, 맥은 침약(沈弱)하다.

◎ 일 음(溢飮) : 팔다리가 아프고 무거우며, 심하면 붓는다. 혀는 백태(白苔)가 끼며, 맥은 부긴(浮緊)하다.

◎ 지 음(支飮) : 기침하면 氣가 위로 올라가 상기(上氣)가 되고, 가슴이 그득하며, 호흡이 짧고, 반드시 눕지 못하며, 기대어 숨을 쉰다. 설질(舌質)은 희고 두꺼운 설태가 끼며, 맥은 현활(弦滑)하다.

제 8 절 복 약(服藥)

1. 복용방법(服用方法)

정선(精選)되고 제제화(製劑化)한 약품들을 환자에게 투여(投與)할 때에는 반드시 법식(法式)에 의하여 약을 달이고 복용시켜야 한다.

탕제(湯劑)나 전제(煎劑)를 복용할 때는 냉복(冷服)·열복(熱服)·온복(溫服)의 세 가지 방법이 있다.

환자로 하여금 발한(發汗)을 시킬 목적이 있거나 음증(陰證)이나 허증(虛證)에서 신체를 따뜻하게 할 때는 반드시 달인 약을 온복(溫服)한다. 신체에 실열(實熱)이 있거나 열궐증(熱厥證)과 학질(瘧疾)에는 약을 냉복(冷服)하여야 하고 신체가 냉하거나 사지가 궐랭한 증상이 있을 때에는 열복(熱服)하여야 한다.

병이 간신(肝腎)에 있거나 사지와 혈맥, 두부질환과 하부를 보(補)할 때와 하부의 질환을 치료할 때에는 공심(空心)에 복용한다. 그리고 병이 흉격에 있을 때와 중완(中脘)에 있을 때에는 식후에 복용하며, 병이 심복(心腹)이하에 있을 경우에는 식전에 복용하는 것이 통례이다.

임상에서는 주로 상초질환(上焦疾患-머리·얼굴·목·어깨 질환 등)은 식후 1시간에 복용하고, 중초질환(中焦疾患-간담·비위 질환 등)은 식후 2시간 반에 복용하며, 하초질환(下焦疾患-자궁이나 허리·무릎 질환 등)은 식후 3시간에 복용하는 것이 상례이다.

2. 환 제(丸劑)

丸劑는 전탕액(煎湯液)에 비하여 장내에서의 약효물질이 흡수되는 과정이 늦고, 때로 약품 자체가 가지고 있는 섬유질로 인하여 소화에 장애를 줄 때가 많이 있다. 그러므로 丸劑는 환자와 병의 증세에 따라 많이 좌우되고, 신체의 강약에 따라 복용하는 용량이 각기 다르다.

3. 복용금기(服用禁忌)

복용기간(服用期間) 중에는 음식물을 주의하여야 하는데 이것을 服用禁忌라고 한다. 즉 어느 종류의 약물을 복용할 때에 어느 종류의 음식물을 먹어서는 안된다는 것이다. 예를 들면 중초(中焦)를 따뜻하게 하는 약을 복용할 때에는 생냉(生冷)한 것이 좋지 않고, 비위(脾胃)을 강하게 하고 소화를 돕는 약을 복용할 때에는 점액질(粘液質)이 많은 음식이나 기름기가 많은 음식 또는 악취가 있고 소화가 잘 되지 않는 음식물을 복용해서는 안된다.

진정시키는 약물을 투여할 때에는 자극성이 있는 음식물을 복용하면 도리어 상반(相反)작용이 일어날 수 있다.

임신부(姙娠婦)들은 투약과정에서 많은 주의를 해야 한다.

제 9 절 예방(豫防)과 치료(治療)

1. 예 방(豫防)

고대로부터 인간은 질병과 싸우는 과정에서 예방이 중요한 것임을 알고 있었다. 일찍이 [소문·사기조신대론(素問·四氣調神大論)]에 "이미 병든 뒤에 치료하지 말고 병이 발생하기 전에 미리 예방하며, 세상이 혼란해진 뒤에 다스리는 것이 아니라 혼란해지기 전에 미리 다스려야 한다. ……병이 이미 발생한 뒤에 약을 쓰고, 이미 혼란해진 뒤에 평정한다는 것은 마치 목이 말라서야 우물을 파고, 전쟁이 발발한 뒤에 병기를 만드는 것과 같은데, 이 또한 늦지 않겠는가(是故 聖人不治已病, 治未病. 不治已亂, 治未亂, 此之謂也. 夫病已成而後, 藥之, 亂已成而後, 治之, 譬猶渴而穿井, 鬪而鑄錐, 不亦晩乎)!"라고 하였다. 이는 바로 예방의 중요성을 가르친 말이다.

발병하기 전에 먼저 예방한다는 것(未病先防)은 바로 예방을 위주로 할 것을 강조한 말이다. 또한 발병하기에 앞서 여러 가지로 예방활동을 하여 질병의 발생을 방지하는 것이다.

구체적인 방법으로 다음과 같은 것이 있다.

① 정신을 편안하고 밝게 유지하며 강렬하고 지속적인 정신자극을 피한다.

② 더욱 강하게 신체를 단련한다. 태극권이나 각종체조 등으로 강한 신체에 이르게 하는 것 등이다.

③ 음식과 기거(起居)의 조절에 주의하고, 위생에 힘쓰며 과로하지 않는다.

④ 병인(病因)의 침범에 주의한다.

⑤ 약물을 사용하여 예방한다. 감기에 걸렸을 때 관중(貫衆)이나 판람근(板籃根)을 끓여 먹는 것과, 유행성 뇌척수막염 유행기에 대산(大蒜) 등은 일정한 예방효과가 있다.

"발병한 뒤에 병의 진전과 변화를 방지한다(旣病防變)"고 한 것은 질병이 이미 발생하면 조기진단과 조기치료를 시행하여 질병의 진전과 변화과정을 미리 방지해야 한다는 것이다. 예를 들어 외감열병(外感熱病)에 있어서 邪氣가 위분(衛分)이나 기분(氣分) 단계에 있을 때 치료하면, 病邪가 영혈(營血)로 들어가 병이 심하고 치료가 어렵게 되는 것을 막을 수 있다. 또 肝病에 脾胃의 조리(調理)에 주의하여 肝病이 脾病으로 전이(轉移)되는 것을 방지하는 것 등이다. 병을 일찍 치료하면 기타 질병의 진전을 막을 수 있고 정기(精氣)의 손상을 감소시키고 빨리 건강을 회복하게 할 수 있다.

2. 치료법칙(治療法則)

治療法則의 기본정신은 정체관념(整體觀念)[112]과 변증(辨證)[113]의 기초 위에서 세워졌다. 사진(四診)[114]에서 얻은 자료에 의하여 질병이 진행하는 과정을 전면적으로 분석·종합하고 판단하여 여러 가지의 병세에 대한 각종의 치료원칙을 정한다. 가령 허증(虛證)에는 보법(補法)을, 실증(實證)은 사법(瀉法)을 응용하여 虛한 것은 補하여 주고 實한 것은 瀉하여 주는 것이 바로 치료법칙의 하나이다. 그러나 치료법칙과 구체적인 治療方法은 서로 다르다. 치료법칙은 치료방법에 대한 총칙(總則)이며, 어떤 구체적인 치료방법은 모두 치료법칙에 규정되고 또 일정한 치료법칙에 종속(從屬)된다. 예컨대 각종 질병을 邪氣와 正氣의 관계로 말하면 正氣와 邪氣의 싸움과 소장성쇠(消長盛衰)의 변화는 떨어질래야 떨어질 수 없기 때문에 치료원칙으로 부정거사(扶正祛邪)[115]하는 방법을 쓰는데, 기를 더하고(益氣), 음을 불어나게 하고(滋陰), 피를 길러주는 것(養血) 등은 부정(扶正)하는 방법이다. 또 땀을 내고(發汗), 토하게 하고(涌吐), 아래로 뽑아내는(功下) 것 등은 거사(祛邪)하는 방법이다.

---

112) 정체관념(整體觀念) - 인체(人體)의 내장(內臟)과 체표(體表) 각부의 조직(組織) 기관(器官)은 떼어 놓을 수 없는 하나의 유기적(有機的) 통일체(統一體)이고, 동시에 사시(四時)의 기후(氣候)와 환경(環境) 등 발병요인(發病要因)의 변화(變化)가 인체의 생리(生理) 병리(病理)에 영향(影響)을 미치기 때문에 人體와 외계환경(外界環境)과도 통일성(統一性)이 있다고 보는 觀念이다.

113) 변증(辨證) - 환자의 복잡한 증상을 분석 종합하여 어떤 성질의 증후(證候)인가를 분변(分辨)하는 방법이다.

114) 사진(四診) - 보고(望)·듣고(聞)·묻고(問)·만져보는(切) 네 가지 진찰방법의 합칭(合稱)이다.

115) 부정거사(扶正祛邪) - 正氣가 허하고 邪氣가 약간 실한 병증에 정기를 보하는 치료를 위주로 하면서 사기를 몰아내는 치료를 보조적으로 하는 치료원칙이다. 부정(扶正)은 正氣를 도와주는 약을 써서 병사(病邪)를 제거하는 것이고, 거사(祛邪)는 병사를 제거하는 약을 써서 정기를 도와주는 것이다.

가장 기본적인 치료법칙은 주로 부정거사(扶正祛邪) · 표본완급(標本緩急) · 허실보사(虛實補瀉) · 정치반치(正治反治)[116] · 동병이치(同病異治)[117] · 이병동치(異病同治)[118] · 인지(因地) 인인(因人) 인시제의(因時制宜) 등이 있다.

1) 치병구본(治病求本)

질병의 치료에는 먼저 병의 본질을 파악해야만 한다. 질병에 대한 본질을 파악하고 치료하여야 만족할 만한 효과를 얻을 수 있다. 가령 두통은 외감(外感), 혈허(血虛), 담습(痰濕), 어혈(瘀血), 간양상항(肝陽上亢)[119] 등 여러 가지 원인으로 발생하기 때문에 치료를 할 때는 그 원인을 구별하여 해표(解表) · 양혈(養血) · 조습화담(燥濕化痰) · 활혈화어(活血化瘀) · 평간잠양(平肝潛陽) 등의 방법을 채택하는 것이 바로 치병구본(治病求本)이다.

治病求本의 이러한 치료원칙은 만성병의 치료에는 더욱 중요한 의의를 가지고 있다. 가령 폐결핵환자는 오후에 열이 나고 기침을 하는 등의 증상이 있지만, 이는 음허폐조(陰虛肺燥)로 야기된 것

---

116) 정치반치(正治反治) - 正治는 역치(逆治)라고도 한다. 병증의 성질이나 사기의 성질과 반대되는 성질의 약물 또는 치료법을 쓰는 것으로, 예를 들면 한증(寒證)을 성질이 더운 약으로 치료하는 것이다. 反治는 종치(從治)라고도 하며, 병증의 가짜 증상을 따라 치료하는 것이다. 열증이나 한증이 심하여 나타나는 가한(假寒), 가열(假熱) 증상을 정치법으로 치료하면 토하는 등의 부작용이 나타나므로 이런 때 주로 사용하는 방법이다.

117) 동병이치(同病異治) - 같은 병이라도 병이 생긴 원인, 개체의 특성, 계절 또는 지역적 특성에 따라 병의 증상과 경과가 다르기 때문에 그에 맞게 치료하는 것이다.

118) 이병동치(異病同治) - 서로 다른 병증이라도 발병기전이 같으면 같은 방법으로 치료하는 원칙을 말한다.

119) 간양상항(肝陽上亢) - 간의 양기(陽氣)가 성하여 위로 올라가는 증상으로 어지럽고, 머리가 아프며, 얼굴이 벌겋고, 눈앞이 아찔하며, 가슴이 두근거리는 증상이 나타나며, 대개 고혈압증에서 볼 수 있다.

이기 때문에 치료할 때에는 자음윤폐(滋陰潤肺)하여 근본을 치료해야 한다.

2) 표본완급(標本緩急)

이는 병의 경중(輕重)과 완급(緩急)을 나누어 치료하는 것이다. 正邪로 말하면 正氣가 本이고 邪氣가 標이며, 병인(病因)과 증상에 있어서는 병인이 本이고 증상이 標이다. 病位의 내외로 말하면 內臟에 있는 병이 本이고 체표에 있는 병이 標이며, 발병의 선후에 있어서 새로운 병이 標이고 본래 있던 병이 本이며, 이어서 발생되는 것은 標가 된다.

(1) **급즉치표**(急則治標) : 이는 표병(標病)이 심하고 위급하여 환자의 생명에 위험이 미칠 수 있거나 본병(本病)의 치료에 영향을 미칠 때 채택하는 救急法則이다. 예를 들면 간병(肝病)에 복수증(腹水症)이 나타나면 肝病은 本이고 腹水는 標이다. 그러나 腹水로 배가 몹시 불러 오르면서 속이 그득하고(腹部脹滿), 호흡이 곤란하며, 대소변이 불리(不利)하여 병세가 심할 때는 소간(疏肝)·화간(和肝)[120]하는 방법으로 本을 먼저 치료하지 않고, 사하제(瀉下劑)를 먼저 써서 標證인 腹水를 급히 치료해야 한다. 標證인 腹水를 완화시킨 뒤에도 계속하여 根本을 치료하는 것이 필요하다.

(2) **완즉치본**(緩則治本) : 이는 標證이 급하지 않을 때 병의 원인을 제거하거나 정기(精氣)를 補하여 병의 근본을 제거하며, 병의 근본을 제거하면 標도 저절로 낫게하는 방법이다. 예를 들어 기생충으로 인하여 배가 아프거나 수척해지는 등의 증상은 구충제로 병의 원인을 제거하면 당연히 부수적인 증상은 사라진다.

(3) **표본동치**(標本同治) : 이는 標와 本이 모두 심한 병증일 때, 本을 치료하는 동시에 그 標도 치료하는 방법이다. 감모풍한(感冒風

---

120) 소간(疏肝)·화간(和肝)－本이 되는 肝病에 대한 치료법으로 肝氣가 울결된 것을 흩어지게 하는 방법이다.

寒)을 예로 들면, 열이 나고 두통이 있으며, 온몸이 쑤시고 아픈(全身酸痛) 등의 증상이 나타날 때 풍한(風寒)이 병의 本이고 나타나는 증상은 標이다. 주로 신온해표법(辛溫解表法)을 채택하여 풍한(風寒)을 소산(消散)시키는데, 처방 중에 약간의 해열약(解熱藥)을 가미하여 熱을 물리치면 증상이 바로 경감된다. 이러한 것을 표본동치(標本同治)라 한다. 방제(方劑) 중에 언제나 주(註)를 붙여놓아 증상에 따라 가감하여 약을 쓰는 것은 바로 이러한 이치이다.

3) 부정거사(扶正祛邪)

正氣가 虛弱하고 邪氣가 약간 實한 병증에 正氣를 보하는 치료를 위주로 하면서 邪氣를 내쫓는 치료원칙이다. 『正』은 인체의 正氣를 말하며, 『邪』는 병인이 되는 病邪를 말한다. 인체의 질병이 발생하고 전변하는 것은 곧 正氣와 邪氣가 싸우는 과정이다. 正氣가 虛하면 병이 진행되므로 부정거사(扶正祛邪)의 치료원칙은 正氣를 돕고 邪氣를 제거하여 질병을 낫는 방향으로 유도하는 것이다.

4) 인시 · 인지 · 인의제의(因時 · 因地 · 因人制宜)

질병을 치료할 때에는 계절, 지역환경과 환자의 체질 · 연령 · 성별 · 생활습관에 따라야 한다. 이는 질병의 발생과 진행이 여러 가지 소인(素因)에 영향을 받는다. 예를 들면 계절기후, 지역환경, 정신자극, 음식노권 등은 질병에 모두 영향을 주며, 특히 환자의 체질 소인은 질병에 대한 영향이 더욱 크므로 치료할 때에 구체적으로 분석하고 구별하여 대처해야 한다.

① 인시제의(因時制宜) : 기후변화는 인체의 생리 · 병리에도 많은 영향을 주며, 특히 인체가 적응하기 어려운 비정상적인 기후변화는 즉시 病을 일으키거나 지병(持病)을 유발시키기 때문에 치료를 할 때에 계절과 기후의 특징에 의거하여 약을 쓰는 치료원칙을 세워야 한다. 외감풍한(外感風寒)을 예로 들면 여름에 치료를 할 때에는 신온해표(辛溫解表)하는 약물은 부적당(不適當)하며, 겨울에는 신온해

표(辛溫解表)하는 약물을 중용(重用)할 수 있다. 이는 여름에는 더워서 인체의 주리(腠理)가 느슨하고 땀이 나기 때문에 땀을 많이 나게 하거나 陽氣가 모손되는 것을 방지하기 위하여 신온해표(辛溫解表)하는 약물을 과용할 수 없다. 반면에 겨울에는 추워서 인체의 腠理가 치밀해지므로 病邪를 땀으로 풀어야 하기 때문에 겨울의 외감풍한증(外感風寒證)을 치료하려면 신온해표(辛溫解表)하는 약물을 重用해야 한다. 이것이 바로 기후에 따라 치료하는 방법이다.

② 인지제의(因地制宜) : 지역에 따라 기후조건과 생활습관이 다르기 때문에 사람의 생리활동과 병리특징도 모두 다르다. 그러므로 치료와 약을 쓰는 것도 구별해야 한다. 말하자면 지대가 높고 기후가 한랭한 지역은 풍한증(風寒證)이 많이 발생하므로 온열약(溫熱藥)의 용량을 다소 증가시킬 수 있지만 한량약(寒涼藥)은 삼가하여 써야 한다. 이와 반대로 지세가 낮으며 기후가 온난하고 습기가 많은 지역은 온열증(溫熱證)이나 습열증(濕熱證)이 많이 발생하므로 치료를 할 경우 청양약(清涼藥)이나 화습(化濕)시키는 약물을 쓰며 용량도 적당히 증가시킬 수 있으나 너무 온열(溫熱)하거나 조양(助陽)하는 약물은 삼가해서 써야 한다. 이것이 바로 지역환경에 따라 치료하는 방법이다.

③ 인인제의(因人制宜) : 사람의 연령・성별・체질의 강약・생활습관・정신상태의 차이가 있으므로 치료와 약물의 사용에도 구별을 해야 한다. 동일한 병증이라도 성인의 용약량(用藥量)은 많아야 하지만 소아나 노인의 용약량은 적어야 한다.

노인(老人) 질환은 虛證이나 正氣는 허약하고 邪氣는 성한 증후가 많으므로 보법(補法)을 응용하는 것이 마땅하다. 邪氣가 성하면 공법(攻法)을 응용해야 하지만 반드시 正氣가 손상되지 않도록 해야 한다. 어린이는 치양(稚陽)[121]한 체질이므로 생활하는 것을 스스

121) 치양(稚陽) - 陽氣가 아직 견고하지 못한 어린이의 각종 기능이 미약한 것을 말함.

로 처리할 수 없고, 기포(飢飽)[122]의 불균형이나 한습(寒濕)의 실조로 인한 질병이 많이 발생하므로 치료할 때에는 작용이 강한 약제(峻劑)를 삼가하여 쓰고, 특히 보약은 신중하게 사용해야 한다.

체질에도 강약의 차이가 있고 한열(寒熱)의 치우침 및 평소에 앓고 있는 만성병 등의 차이가 있으므로 비록 질병은 같더라도 치료와 용약은 구별해야 한다. 예를 들면 열체질에는 온열약(溫熱藥), 냉체질에는 한량약(寒凉藥)을 신중하게 사용해야 한다. 이 밖에 부녀자는 생리·병리상으로 경(經)·대(帶)·태(胎)·산(産)[123]의 특징이 있으므로 치료할 때에는 구체적으로 분석하고 구별하여 대처해야 하며, 직업과 작업조건 등에도 질병과 관계가 있으므로 주의하여 치료해야 한다. 이것이 바로 연령·체질·성별·생활습관에 따라 치료하는 방법이다.

이를 총괄하면 질병의 치료와 약을 쓸 때에 한 가지로만 병증에 대처할 수 없으며, 각 개인의 특징이 있을 뿐만 아니라 자연과도 또한 불가분의 관계가 있음을 주의해야 한다. 구체적인 상황에 대처해야 할 전반적인 문제는 구체적으로 분석하고 계절기후, 지역환경, 연령, 성별, 체질, 생활습관에 따라 치료법을 선택하면 훌륭한 치료효과를 얻을 수 있다.

제 10 절 **四象醫學과 양생**(養生)

1. 體質에 대한 개념

체질(體質)에 대한 概念은 학자들에 따라 견해를 달리하고 있지만 자연계(自然界)에서 출발하여 전체를 관찰하는 경우도 있고, 유전생물학적·병리학적 또는 임상심리학적으로 해석하는 경우도 있

122) 기포(飢飽) - 굶주림과 배부름. *飢: 주릴 기 飽: 배부를 포
123) 경(經)·대(帶)·태(胎)·산(産) - 여성의 월경·대하·임신·출산을 말한다.

다. 그러나 보통 개체의 활동능력과 적응능력을 지배하는 반응능력을 말한다. 따라서 신체적 특징, 정신적 특징, 병적영향에 대한 저항력, 반동력의 발현을 말한다. 현대의학에서는 삼출체질(滲出體質), 과민체질(過敏體質), 무력체질(無力體質), 임파체질(淋巴體質), 알러지체질 등으로 분류하고 있으며, 처음에는 유전적으로 성립되고, 환경에 따라 서서히 변한다고 하였다. 그러나 이는 체질의 본질적인 면을 말한 것이 아니라 개체에 대한 특성을 말한 데에 지나지 않으며, 본래의 체질에는 형태적으로나 생리적으로 또는 심리적으로 총화(總和)를 이루고 있으며, 본질이 변하지 않는 것이 지배적이라 하겠다.

이와 같은 기반 위에 동무·이제마(東武·李濟馬)선생은 1894년에 그의 저서 【동의수세보원(東醫壽世保元)】을 통하여 인간은 천부적(天賦的)으로 받은 장부허실(臟腑虛實)이 있고, 이에 따른 희(喜)·노(怒)·애(哀)·락(樂)의 성정(性情)이 작용하여 생리현상을 이룬다고 하였다. 또 심리·병리치료에 있어서도 새로운 문제점을 제시하였고, 체질에 맞는 음식과 양생법에 이르기까지 광범위하게 논의하였다.

李濟馬선생은 인간을 네 가지 체질 즉 태양(太陽)·소양(少陽)·태음(太陰)·소음인(少陰人)으로 나누었는데 각 체질에 따른 장부허실(臟腑虛實)이 상대적으로 작용하고 있다. 만일 이것의 부조화로 허(虛)한 것이 더욱 虛하거나 실(實)한 것이 더욱 實할 때에 병적상태로 나타난다고 한 것이 東武先生의 지론인데, 이를 장부(臟腑)의 대소(大小)로 칭하였다. 그러나 大小란 해부학적 의미가 아니라 하나의 기능을 말한 것으로 본다. 태양인은 폐대간소(肺大肝小)·소양인은 비대신소(脾大腎小)·태음인은 간대폐소(肝大肺小)·소음인은 신대비소(腎大脾小)하다고 하였다.

사상체질(四象體質)의 특징(체형·용모·심리상태)에 따라 유익한 음식을 골라 먹는 것도 양생법(養生法)의 하나이다.

2. 四象醫學的 체질분류

1) 태양인(太陽人−HESPERA)

(1) 체형(體型)과 용모(容貌) : 太陽人의 體質은 肺大하고 肝小하기 때문에 목덜미가 實하고, 얼굴은 등근 편이며, 살이 비후(肥厚)하지 않으며, 보통 이마가 넓고 광대뼈가 나왔으며, 눈에는 광채가 있다. 또한 肝小하므로 척추와 허리가 약하여 오래 앉아 있지 못하고, 기대어 앉거나 눕기를 좋아하며, 또한 다리에 힘이 없으므로 오래 걷지를 못한다. 대체로 몸은 마른 편이며, 太陽人 女子의 경우는 몸이 건강해도 자궁발육이 잘 안되어 생산을 하지 못하는 경우가 있다.

(2) 심리상태(心理狀態) : 太陽人의 성격은 남들과 잘 소통하고 사교적이며 과단성·진취성이 강하다. 반면에 계획성이 적고 대담하지 못하여 남을 공격하기 좋아하고 후퇴를 모른다. 지나친 영웅심과 자존심이 강하여 일이 안될 때에는 심한 분노를 나타낸다. 또한 머리가 명석하고 뛰어난 창의력이 있기 때문에 남이 생각하지 못하는 것을 연구한다.

太陽人은 그 수가 적으므로 東武先生도 많은 연구를 하지 않았다. 따라서 단지 두 가지 병증과 이에 대한 처방을 기록하였고, 음식에 대해서도 몇 가지로 분류하였을 뿐이다.

(3) 유익(有益)한 음식(飮食) : 太陽人은 더운 것보다는 생냉(生冷)하고 담백한 음식을 좋아한다. 신열(辛熱)한 음식을 오래 먹게 되면 반위증(反胃證)[124] 등이 생기는데 이는 胃를 상하거나 식도경련 또는 식도협착증 같은 것을 일으킨다. 생랭(生冷)한 음식 중에서도 다음과 같은 것이 좋다.

---

124) 반위증(反胃症) − 음식을 먹은 다음 일정한 시간이 지나서 토하는 병증.

◇ 어육류(魚肉類) : 새우 · 조개류(굴 · 전복 · 소라 · 홍합 등) · 김 · 미역 · 고등어 · 갈치 · 게 · 생굴 · 젓갈 등 대부분의 생선.

◇ 과실류(果實類) : 포도 · 감 · 앵두 · 다래 · 모과 · 포도 · 딸기 · 바나나 · 복숭아 등.

◇ 채소류(菜蔬類) : 푸른 채소로 오이 · 배추 등.

◇ 곡물류(穀物類) : 쌀 · 보리 · 모밀 · 팥 등의 곡물류와 지방질이 적은 것이 좋으며 겨자 · 후추 · 코코아 등이 좋다.

2) 태음인(太陰人-JUPITA)

(1) 체형(體型)과 용모(容貌) : 太陰人은 肝大하고 肺小하므로 허리가 발달하는 반면에 목덜미가 허약하다. 太陰人은 대륙성 체질을 타고 태어나므로 사상인 중에서 가장 체격이 큰 편이며, 골격이 굵고 키가 크며, 살이 비대(肥大)한 사람이 많다. 특히 손발이 큰 편이다. 피부와 근육이 건조하고 땀구멍이 성글며, 항상 땀이 많다. 얼굴은 윤곽이 뚜렷하고, 상체보다 하체가 충실하므로 걸을 때는 약간 고개를 떨어뜨리고 앞을 내려다 보며, 배를 내밀고 발을 땅에 놓는 것이 안전성이 있어 오리걸음같이 걷는다. 상체를 앞으로 숙이고 양반걸음같이 위엄 있게 팔을 저으므로 교만한 인상을 준다. 여자의 경우에는 눈매의 자태는 없으나 시원스럽고, 남자의 경우에는 눈 끝이 치올라 가서 범상같고, 성난 사람 같은 인상을 준다. 몸에는 항상 땀이 있고, 활동을 하면 항상 땀을 많이 흘린다.

(2) 심리상태(心理狀態) : 太陰人의 성격은 겉으로 보면 점잖으나, 속으로는 음흉하여 좀처럼 속마음을 들어내지 않는다. 마음이 넓을 때는 바다와 같고, 고집스럽고 편협할 때는 바늘구멍같이 좁다. 뻔히 잘못된 일인 줄 알면서도 무모하게 밀고 나가려고 하는 우둔함이 있어 마치 소에 비유할 수 있다. 앉은 자리에서 뭉개고 뛰쳐나가려고 하지 않으며, 비록 묵묵히 있어도 속으로는 무궁무진하게 설계를 꾸미고, 이를 실현에 옮기면 대성할 수 있다.

太陰人에서의 즐거움이란 고등사치(高等奢侈)를 말하는 것인데, 도락(道樂)을 매우 좋아한다. 한번 시작한 것은 끝까지 붙들고 늘어지는 지구력이 있기 때문에 성공하는 사람이 많다. 자기주장을 말할 때에는 남들이 좋아가거나 말거나 끝까지 소신을 피력하는 끈질긴 성격이다. 듣기에 조리가 없고 비논리적인 것 같으나 자신으로서는 반드시 골자가 있는 것이다. 또한 남보다 생각하는 시간이 더디지만 한 번 발언을 시작했다 하면 무게 있고 폭넓은 내용의 웅변을 토한다.

(3) 유익(有益)한 음식(飮食)

◇ 어육류(魚肉類) : 소고기류가 가장 좋다. 육회를 비롯하여 우유·버터·곰탕·설렁탕 등이 좋으나 기름기보다는 단백질을 많이 섭취하는 것이 좋다. 생선류도 담백한 것이면 다 좋다.

◇ 과실류(果實類) : 배·밤·호도·은행·사과·수박·차 등이 좋은 데 이는 모두 약으로도 쓰인다. 당분은 설탕이 좋다.

◇ 채소류(菜蔬類) : 무·도라지·연근·고사리·마·토란·당근·마늘 등을 들 수 있는데 이도 약용식물로 太陰人의 병에 많이 쓰이고 있다.

◇ 곡물류(穀物類) : 밀·콩·율무·쌀·수수가 좋은데 근래의 분식 생활은 太陰人 체질에는 가장 적합하다. 밀가루 음식과 두부·콩나물·콩비지 등 단백질이 많은 것이 좋다.

太陰人은 비교적 식성이 좋고 대식가가 많으나 성격상 규칙적 생활을 하지 못하므로 때에 따라서 폭식·폭음을 하여 胃를 손상시키는 일이 많다.

3) 소양인(少陽人—SATURNA)

(1) 체형(體型)과 용모(容貌) : 少陽人은 脾大하고 腎小하므로 흉곽부가 발달되어 있다. 대개 몸은 비후하지 않으며, 상체가 實하고 하체가 가벼워서 걸음걸이가 빠르다. 항상 먼곳을 응시하면서 걷고

바깥을 잘 살피지 않는다. 머리는 앞뒤가 나오거나 둥근 편이고, 얼굴은 명랑하다. 미목(眉目)이 맑고 눈이 반사적이므로 시선을 맞추기 어렵다. 보기에는 경솔하고 무슨 일이든지 빨리 시작하고 빨리 끝내기 때문에 실수가 많고, 일이 거칠며 실증을 느끼기 쉬어서 용두사미(龍頭蛇尾)격이 된다.

(2) 심리상태(心理狀態) : 少陽人은 항상 바깥일을 좋아하고, 가정이나 자신의 일은 경솔하게 여긴다. 남의 일에는 희생을 아끼지 않고, 그 일에 보람을 느끼므로 자기 일을 돌볼 겨를이 없다. 매우 판단력이 빠르나 계획성이 적으며, 일이 안될 때는 체념을 잘한다. 의문이 생길 때는 물불을 헤아리지 않고 행동으로 옮겨서 목에 칼이 들어와도 하고야 만다. 그러나 상대가 잘못을 느낄 때에는 즉시 동정으로 변하고, 얼마 후에는 그 일을 잊으며 또 재론을 하지 않는다. 혹은 실수가 있으면 후회가 깊어서 슬픔으로 변하여 몸에 해를 입는다.

보기에는 경박하지만 봉사정신이 강해서 사람들이 호감을 갖는다. 少陽人의 기질은 무슨 일을 만들거나 개척하는 데는 장기가 있지만 조직과 마무리하는 데는 부족하다. 솔직담백하여 마음 속에 있는 것을 다 털어 버리고 조그마한 꾸밈새도 싫어한다. 그러므로 이해나 타산에 변절하지 않는다.

(3) 유익(有益)한 음식(飮食) : 少陽人은 더운 음식을 좋아하지 않으며, 항상 脾胃에 熱이 있으므로 겨울에도 냉수를 좋아한다.

◇ 어육류(魚肉類) : 돼지고기 · 계란이 좋고 해류로는 굴 · 게 · 해삼 · 새우 · 전복 같은 것이 좋으며 기름진 것은 좋지 않다.

◇ 과실류(果實類) : 수박 · 참외 · 포도 · 딸기 · 어름 · 감 · 바나나 등이 좋다.

◇ 채소류(菜蔬類) : 가지 · 호박 · 오이 · 배추 · 무우 등이 좋다.

◇ 곡물류(穀物類) : 보리 · 팥 · 피 · 녹두 · 참깨 그리고 모밀도 좋다.

4) 少陰人(少陰人—MERCURIA)

(1) 체형(體型)과 용모(容貌) : 少陰人의 체질은 신대(腎大)하고 비소(脾小)하므로 脾胃가 허약하고 신(腎)·방광(膀胱)이 발달되어 하체가 實하다. 키는 작은 편이나 용모가 잘 짜여 있다. 女子는 오밀조밀하고 예쁘며 애교가 있다. 이마가 솟고 눈·코·입이 크지 않으며, 눈에 정기가 없다. 少陽人이 반사형이라면 少陰人은 흡수형이다. 피부가 부드럽고 밀착하여 땀이 적으며, 겨울에도 손이 트지 않는다. 몸의 균형이 잡혀서 걸을 때는 자연스럽고 얌전하며, 말할 때는 눈웃음을 짓고 조용하고 침착하며 조리 정연하다. 그러나 지나친 이론이나 천박한 제스처를 쓸 때에는 도리어 야비하게 보인다. 가끔 한숨을 쉬는 경우가 있어 남보기에 고민하는 사람 같다.

(2) 심리상태(心理狀態) : 少陰人은 내성적이고 사교적이다. 겉으로는 유연해도 속은 강하다. 적은 일에도 세심하고 과민성이 있기 때문에 항상 불안정한 마음을 갖는다. 아전인수격으로 자기중심으로만 생각하고, 실리를 위하여는 수단과 방법을 가리지 않는다. 머리가 총명하고 판단력이 빠르고 매우 조직적이며 사무적이다. 자기가 맡은 일은 빈틈없이 처리를 잘하고 윗사람에게는 비위를 잘 맞추어 지나친 아첨도 잘 한다. 자기가 한 일에 남이 손대는 것을 싫어하고, 남이 잘하는 일에는 질투가 심하다.

또한 남을 오해하기 쉽고 한 번 먹은 마음은 좀처럼 풀리지 않으므로, 그 말을 또 하고 되풀이한다. 경우에 따라서는 묵은 꼬투리를 끄집어내어 현재의 경우와 결부시키며, 타산적이므로 적은 손해도 보지 않으려고 인색하고 불신하는 일이 많다. 전형적인 少陰人인 경우에는 인색하고 짜다는 수전노의 소리를 듣는 경우도 많다. 女子인 경우에는 살림살이가 알뜰하고 매사에 치밀하며 깔끔하게 일을 잘한다. 그러나 모든 것이 지나치기 때문에 식구들과 조화를 잘 이루지 못하며, 또한 질투가 심하여 작은 일에도 마음을 끓인다.

(3) 유익(有益)한 음식(飮食)

◇ 어육류(魚肉類) : 닭 · 양 · 염소 · 노루 · 꿩 · 참새 · 개 · 명태 · 고등어 · 미꾸라지 · 뱀장어 · 쇠고기 등이 좋다.

◇ 과실류(果實類) : 대추 · 사과 · 귤 · 복숭아 · 토마토 등이 좋다.

◇ 채소류(菜蔬類) : 시금치 · 미나리 · 양배추 · 홍당무 · 쑥갓 · 감자 · 파 · 마늘 · 후추 · 생강 · 들깨 · 엿 · 꿀 등이 좋다.

◇ 곡물류(穀物類) : 찹쌀 · 조 · 차좁쌀이 좋다.

십이경맥(十二經脈)의 주행도(走行圖)

(⇒ 제 4 절 經絡學說 p.91)

수태음폐경(手太陰肺經)의 유주도(流注圖)

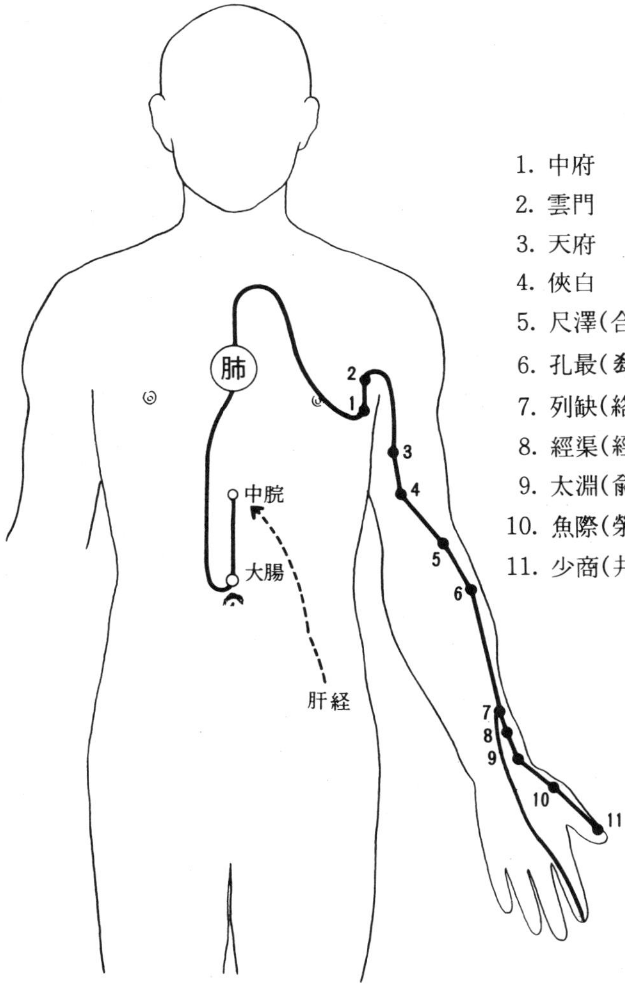

1. 中府
2. 雲門
3. 天府
4. 俠白
5. 尺澤(合水穴)
6. 孔最(郄穴)
7. 列缺(絡穴)
8. 經渠(經金穴)
9. 太淵(兪土穴)・(原穴)
10. 魚際(滎火穴)
11. 少商(井木穴)

手의 太陰肺經

中脘 → 下脘 → 水分(大腸) → 上脘 → 肺 → 氣管 → 喉頭 → 中府 → 雲門 →

上腕前側 → 尺澤 → 前腕前翹側 → 列缺 ─┬→ 經渠 → 母指(少商)
└→ 第 2 指 → 商陽(大腸經)

수양명대장경(手陽明大腸經)의 유주도(流注圖)

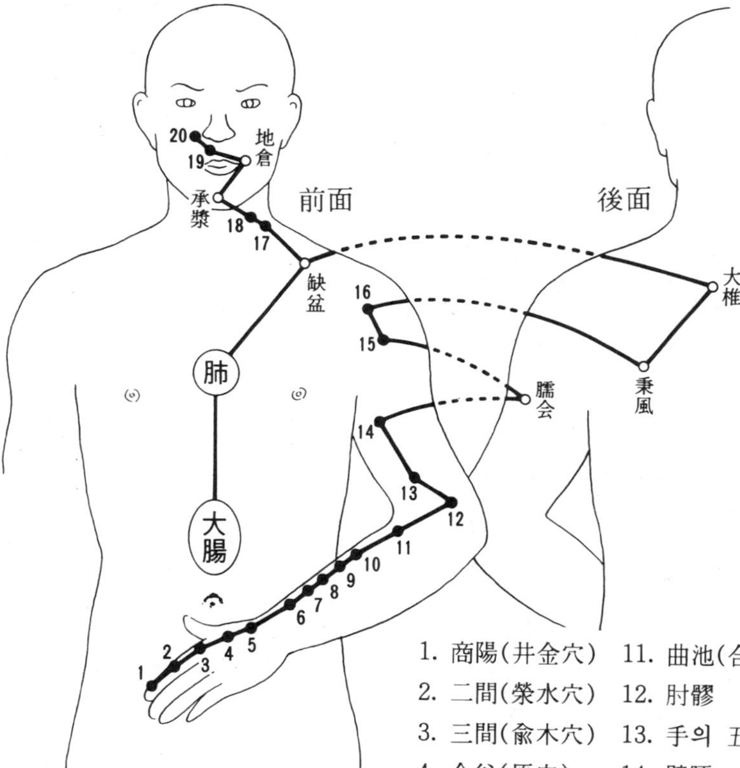

1. 商陽(井金穴)
2. 二間(滎水穴)
3. 三間(兪木穴)
4. 合谷(原穴)
5. 陽谿(經火穴)
6. 偏歷(絡穴)
7. 溫溜(郄穴)
8. 下廉
9. 土廉
10. 手의 三里
11. 曲池(合土穴)
12. 肘髎
13. 手의 五里
14. 臂臑
15. 肩髃
16. 巨骨
17. 天鼎
18. 扶突
19. 禾髎
20. 迎香

手의 陽明大腸經

商陽 → 第 2 中手骨橈側 → 陽谿 → 前腕後橈側 → 曲池 → 上腕外側 → 臂臑 →

臑會 → 肩髃 → 巨骨 → 秉風 → 大椎 → 缺盆 ┤ → 肺 → 大腸
→ 天鼎 → 扶突 → 承漿 → 下齒 → 地倉

→ 水溝 → 左右交叉 → 禾髎 → 迎香

족양명위경(足陽明胃經)의 유주도(流注圖)

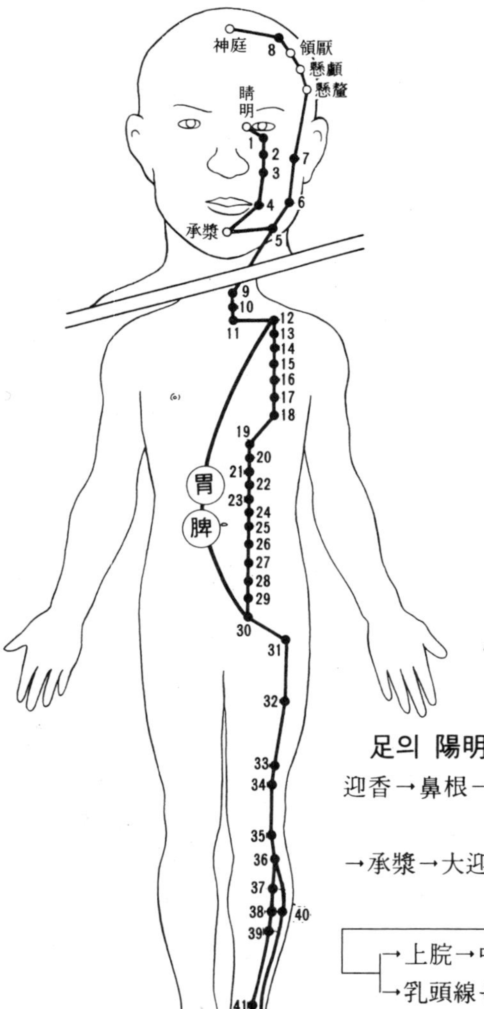

1. 承泣
2. 四白
3. 巨髎
4. 地倉
5. 大迎
6. 頰車
7. 下關
8. 頭維
9. 人迎
10. 水突
11. 氣舍
12. 缺盆
13. 氣戶
14. 庫房
15. 屋翳
16. 膺窓
17. 乳中
18. 乳根
19. 不容
20. 承滿
21. 梁門
22. 關門
23. 太乙
24. 滑肉門
25. 天樞
26. 外陵
27. 大巨
28. 水道
29. 歸來
30. 氣衝
31. 髀關
32. 伏兎
33. 陰市
34. 梁丘(郄穴)
35. 犢鼻
36. 足의 三里(合土穴)
37. 上巨虛
38. 條目
39. 下巨虛
40. 豊隆(絡穴)
41. 解谿(經火穴)
42. 衝陽(原穴)
43. 陷谷(兪木穴)
44. 內庭(滎水穴)
45. 厲兌(井金穴)

足의 陽明胃經

迎香→鼻根→睛明→承泣→巨髎→上齒→地倉→

→承漿→大迎 ┬→頰車→下關→懸釐→頷厭→→神庭
　　　　　　└→人迎→氣舍→缺盆

┬→上脘→中脘→下脘(胃)→脾
└→乳頭線을 下行→腹直筋上을 下行 →氣衝→

→大腿前外側下로→膝蓋骨下로→犢鼻→三里

┬→上巨虛→條口→下巨虛→解谿→衝陽
└→豊隆→第 3 趾外側端

┬→陷谷→厲兌(第 2 趾外側端)
└→第 1 趾隱白(脾經)

족태음비경(足太陰脾經)의 유주도(流注圖)

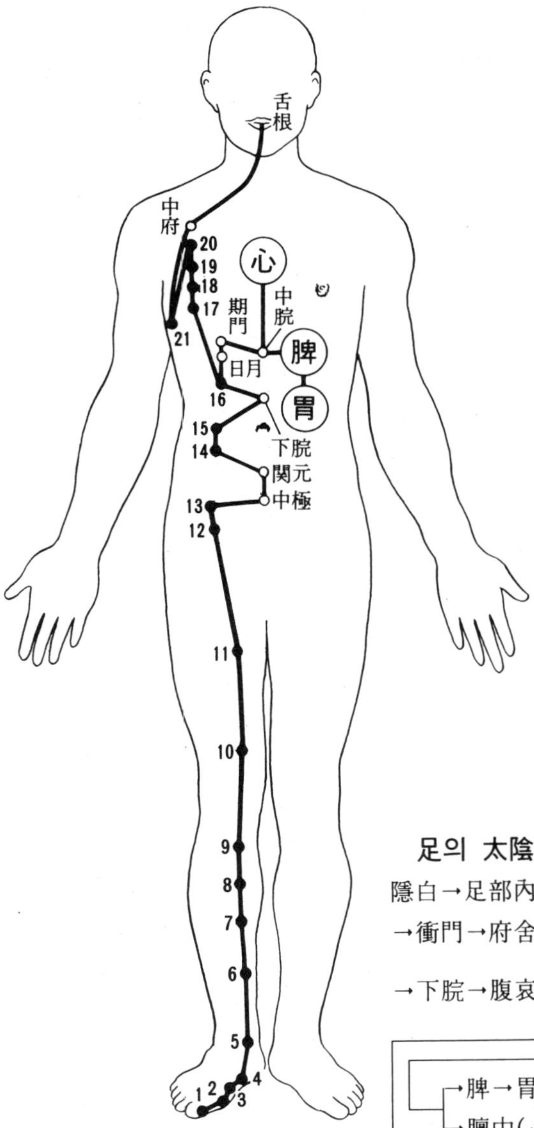

1. 隱白(井木穴)
2. 太都(滎火穴)
3. 太白(兪土・原穴)
4. 公孫(絡穴)
5. 商丘(經金穴)
6. 三陰交
7. 漏谷
8. 地機(郄穴)
9. 陰陵泉(合水穴)
10. 血海
11. 箕門
12. 衝門
13. 府舍
14. 腹結
15. 大橫
16. 腹哀
17. 食竇
18. 天谿
19. 胸鄕
20. 周榮
21. 大包

足의 太陰脾經

隱白→足部內側→下腿內側→大腿前內側→

→衝門→府舍→中極→關元→腹結→大橫→

→下脘→腹哀 ─┬→日月→期門→中脘

└→食竇

┬→脾→胃

└→膻中(心)

→胸部正中에서 6寸上行→周榮→大包→

→中府→咽頭→舌根

수소음심경(手少陰心經)의 유주도(流注圖)

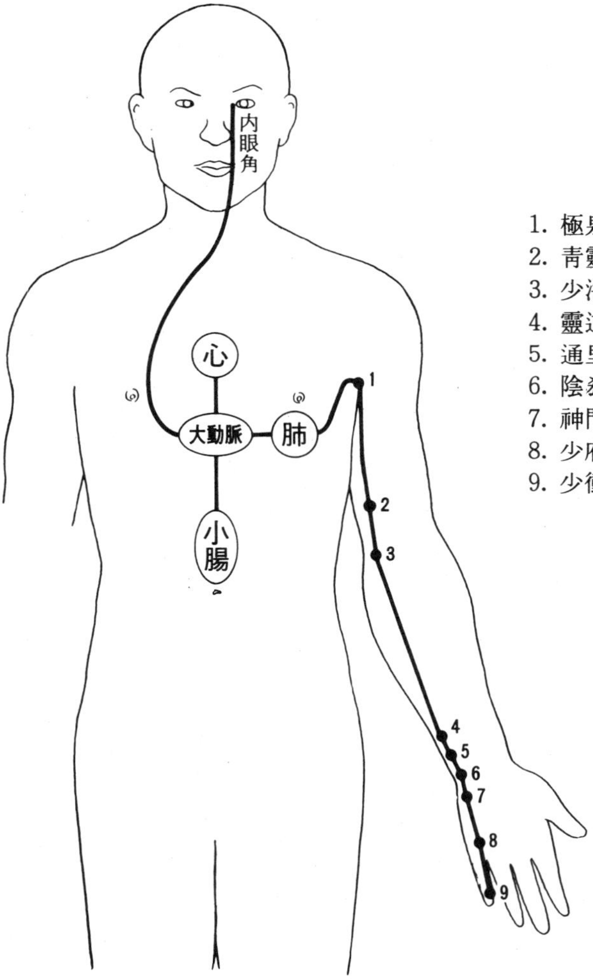

1. 極泉
2. 靑靈
3. 少海(合水穴)
4. 靈道(經金穴)
5. 通里(絡穴)
6. 陰郄(郄穴)
7. 神門(兪土・原穴)
8. 少府(滎火穴)
9. 少衝(井木穴)

手의 少陰心經

心→大動脈 ─┬→小腸
　　　　　　├→食道→咽頭→內眼角
　　　　　　└→肺→極泉→上腕前內側→少海→前腕前尺側→神門 ─┐
└→小指橈側端(少衝)

수태양소장경(手太陽小腸經)의 유주도(流注圖)

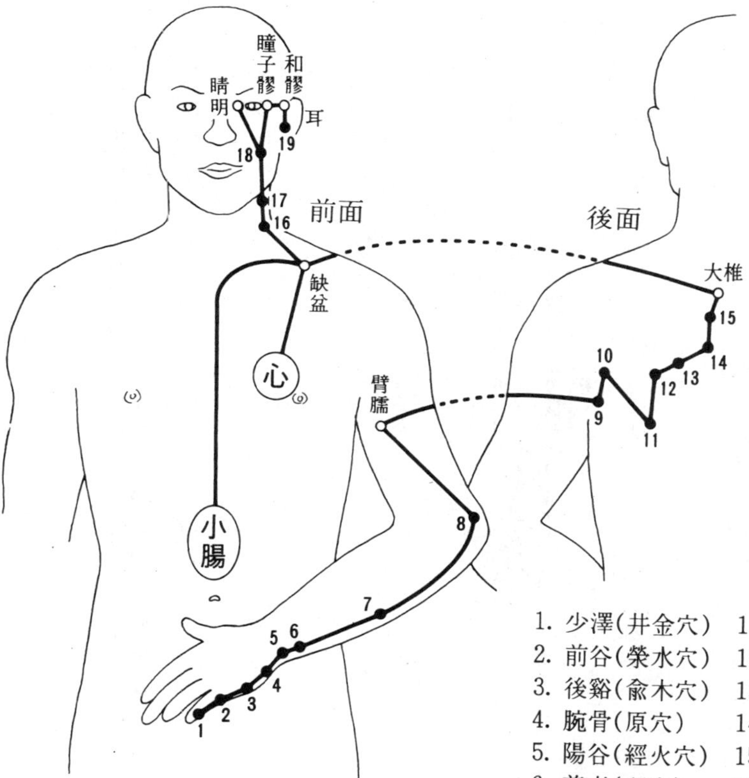

1. 少澤(井金穴)
2. 前谷(滎水穴)
3. 後谿(兪木穴)
4. 腕骨(原穴)
5. 陽谷(經火穴)
6. 養老(郄穴)
7. 支正(絡穴)
8. 小海(合土穴)
9. 肩貞
10. 臑兪
11. 天宗
12. 秉風
13. 曲垣
14. 肩外兪
15. 肩中兪
16. 天窓
17. 天谷
18. 觀髎
19. 聽宮

手의 太陽小腸經

少衝→少澤→手部尺側→陽谷→前腕後內側→小海→上腕後側→臂臑→肩貞→臑兪→肩甲骨을 廻→肩外兪→肩中兪→大椎→缺盆
- →心
- →喉→上脘
- →天窓→天谷

→中脘(胃)→下脘(小腸)

→觀髎
- →瞳子髎→和髎→聽宮→耳
- →睛明(膀胱經)

족태양방광경(足太陽膀胱經)의 유주도(流注圖)

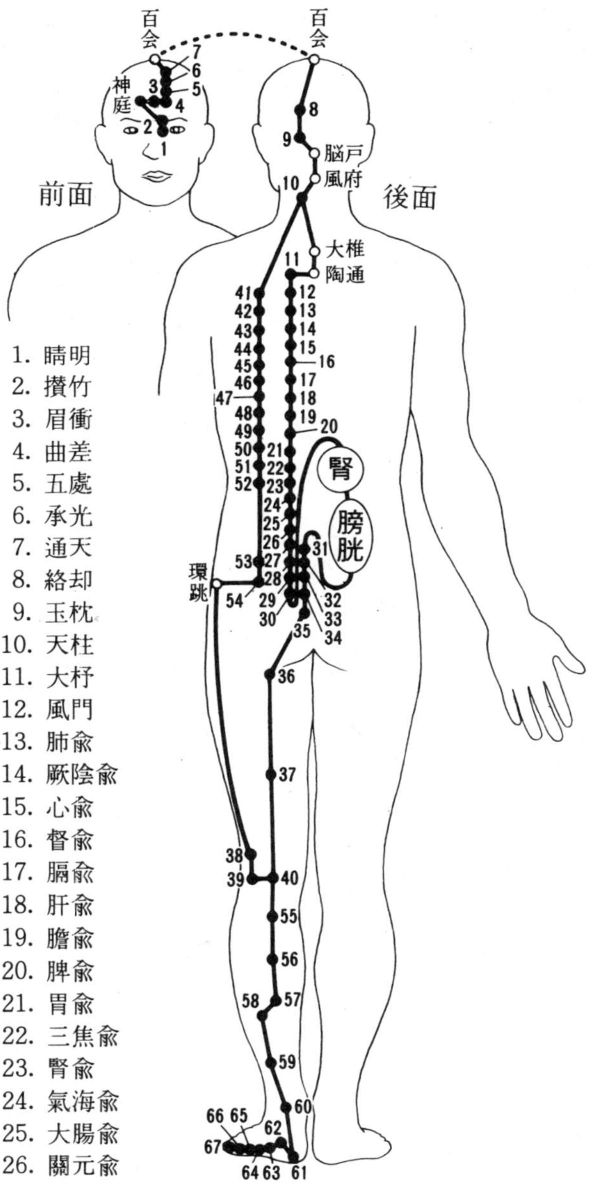

1. 睛明
2. 攢竹
3. 眉衝
4. 曲差
5. 五處
6. 承光
7. 通天
8. 絡却
9. 玉枕
10. 天柱
11. 大杼
12. 風門
13. 肺兪
14. 厥陰兪
15. 心兪
16. 督兪
17. 膈兪
18. 肝兪
19. 膽兪
20. 脾兪
21. 胃兪
22. 三焦兪
23. 腎兪
24. 氣海兪
25. 大腸兪
26. 關元兪
27. 小腸兪
28. 膀胱兪
29. 中膂兪
30. 白環兪
31. 上髎
32. 次髎
33. 中髎
34. 下髎
35. 會陽
36. 承扶
37. 殷門
38. 浮郄
39. 委陽
40. 委中(合土穴)
41. 附分
42. 魄戸
43. 膏肓
44. 神
45. 譩譆
46. 膈關
47. 魂門
48. 陽綱
49. 意舍
50. 胃倉
51. 肓門
52. 志室
53. 胞肓
54. 秩邊
55. 合陽
56. 承筋
57. 承山
58. 飛陽(絡穴)
59. 跗陽
60. 崑崙(經火穴)
61. 僕參
62. 申脉
63. 金門(郄穴)
64. 京骨(原穴)
65. 束骨(兪木穴)
66. 足의 通谷(滎水穴)
67. 至陰(井金穴)

족소음신경(足少陰腎經)의 유주도(流注圖)

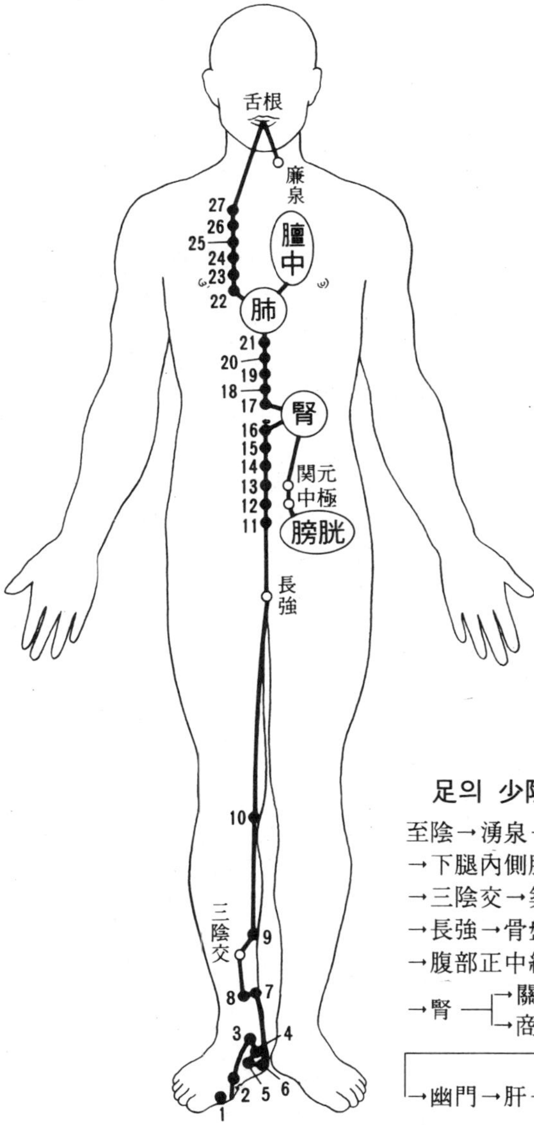

1. 湧泉(井木穴)
2. 然谷(滎火穴)
3. 太谿(兪土・原穴)
4. 大鍾(絡穴)
5. 照海
6. 水泉(郄穴)
7. 復溜(經金穴)
8. 交信
9. 築賓
10. 陰谷(合水穴)
11. 橫骨
12. 大赫
13. 氣穴
14. 四滿
15. 中注
16. 肓兪
17. 商曲
18. 石關
19. 陰都
20. 腹의 通谷
21. 幽門
22. 步廊
23. 神封
24. 靈墟
25. 神藏
26. 或中
27. 兪府

足의 少陰腎經

至陰→湧泉→然谷→內果를 廻→
→下腿內側脾經의 後上行(復溜・交信)→
→三陰交→築賓→陰谷→大腿內後側→
→長強→骨盤內→橫骨→
→腹部正中線에서 5分을 上行→肓兪→
→腎 ─┬→關元→中極→膀胱
　　　└→商曲→正中에서 5分上行 ─┐
┌─────────────────┘
└→幽門→肝→肺 ─┬→步廊 ─┐
　　　　　　　　└→心(膻中)─┘
┌─────────────────┘
└→正中線傍2寸을 上行→兪府→氣管→
→喉頭→舌根→廉泉

수궐음심포경(手厥陰心包經)의 유주도(流注圖)

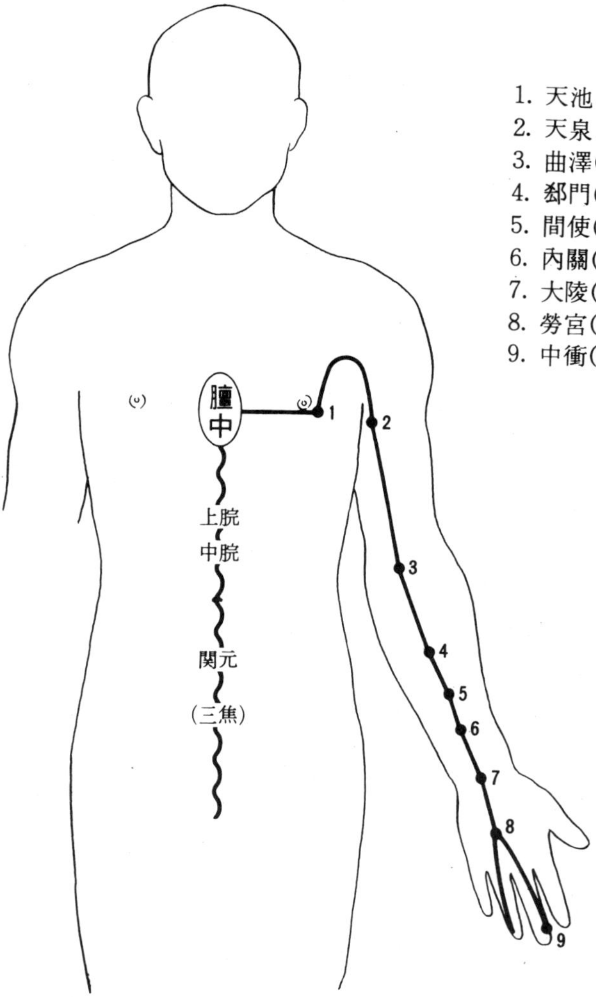

1. 天池
2. 天泉
3. 曲澤(合水穴)
4. 郄門(郄穴)
5. 間使(經金穴)
6. 內關(絡穴)
7. 大陵(兪土・原穴)
8. 勞宮(滎火穴)
9. 中衝(井木穴)

手의 厥陰心包經

膻中(心包) ─┬→上脘～中脘～氣海(三焦)
　　　　　　└→胸→天池→腋窩→上腕前內側→曲澤→前腕前中央下行─┐
└→大陵→勞宮 ─┬→中衝
　　　　　　　└→關衝(三焦經)

수소양삼초경(手少陽三焦經)의 유주도(流注圖)

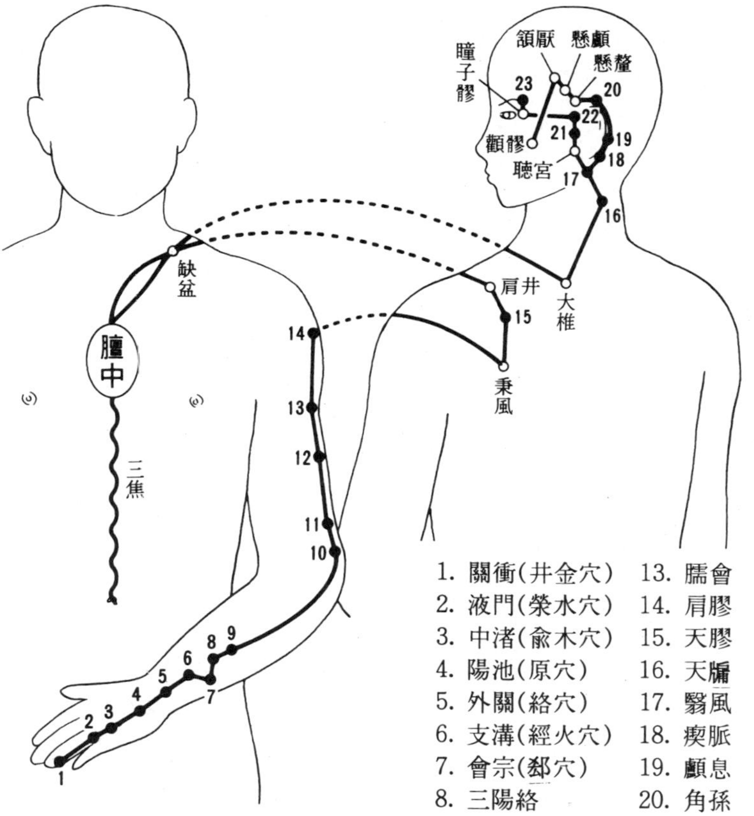

1. 關衝(井金穴)
2. 液門(滎水穴)
3. 中渚(兪木穴)
4. 陽池(原穴)
5. 外關(絡穴)
6. 支溝(經火穴)
7. 會宗(郄穴)
8. 三陽絡
9. 四瀆
10. 天井(合土穴)
11. 淸冷淵
12. 消濼
13. 臑會
14. 肩髎
15. 天髎
16. 天牖
17. 翳風
18. 瘈脈
19. 顱息
20. 角孫
21. 耳門
22. 和髎
23. 絲竹空

手의 少陽三焦經

關衝→4・5中手骨間→陽池→前腕後側上→天井→上腕外側→臑會→肩髎→秉風→天髎→肩井→缺盆⇄膻中(心包)→上脘~中脘~陰交(三焦)

└→大椎→天牖→翳風 ┬→耳後를 迴→角孫→懸釐→懸顱

└→耳→聽宮→耳門→和髎→瞳子髎

└→頷厭→顴髎

└→絲竹空

족소양담경(足少陽膽經)의 유주도(流注圖)

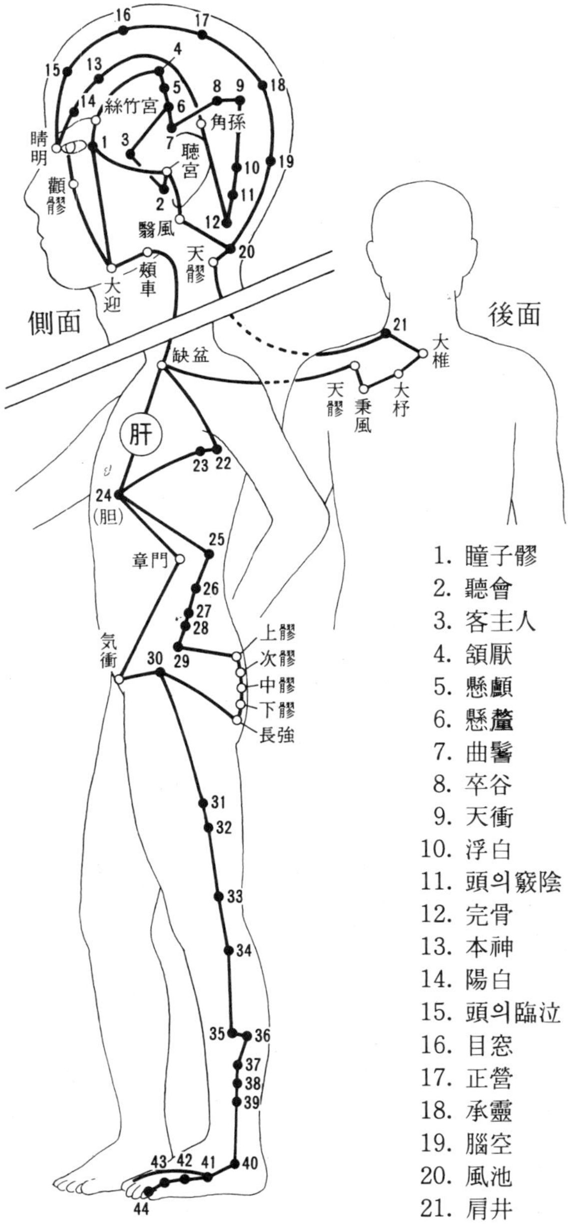

1. 瞳子髎
2. 聽會
3. 客主人
4. 頷厭
5. 懸顱
6. 懸釐
7. 曲鬢
8. 卒谷
9. 天衝
10. 浮白
11. 頭의竅陰
12. 完骨
13. 本神
14. 陽白
15. 頭의臨泣
16. 目窓
17. 正營
18. 承靈
19. 腦空
20. 風池
21. 肩井
22. 淵腋
23. 輒筋
24. 日月
25. 京門
26. 帶脈
27. 五樞
28. 維道
29. 居髎
30. 環跳
31. 風市
32. 中瀆
33. 足의陽關
34. 陽陵泉(合土穴)
35. 陽交
36. 外丘(郄穴)
37. 光明(絡穴)
38. 陽輔(經火穴)
39. 懸鍾
40. 丘墟(原穴)
41. 足의臨泣(兪木穴)
42. 地五會
43. 俠谿(滎水穴)
44. 足의竅陰(井金穴)

족궐음간경(足厥陰肝經)의 유주도(流注圖)

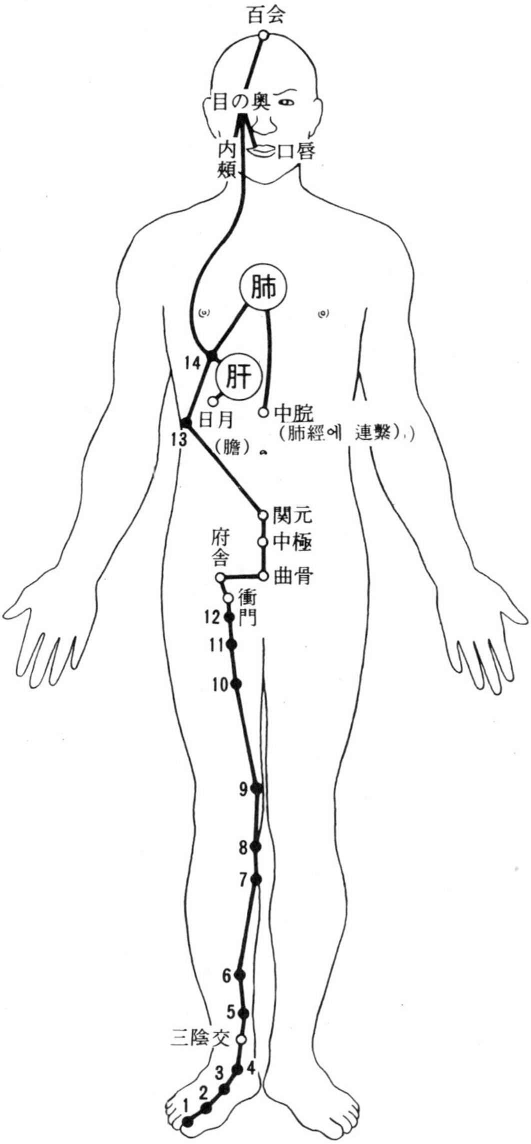

1. 太敦(井木穴)
2. 行間(滎火穴)
3. 太衝(兪土・原穴)
4. 中封(經金穴)
5. 蠡溝(絡穴)
6. 中都(郄穴)
7. 膝關
8. 曲泉(合水穴)
9. 陰包
10. 足五里
11. 陰廉
12. 急脈
13. 章門
14. 期門

족태양방광경(足太陽膀胱經)

睛明→鑽竹→神庭→曲差→頭部上行→通天→百會→腦→絡却→玉枕→胸戸→

→風府→天柱 ─┬→大椎→陶道→大杼→背部1行線을 下→白環兪→腎→膀胱
　　　　　　　└→附分→背部2行線을 下→秩邊→環跳→大腿後外側→浮郄

→八髎→會陽→承扶→大腿後側 ─┐
→委陽 ──────────────┴→委中→下腿後側을下→承山→약간外方→

→飛陽→崑崙→足部外緣→小趾外側端(至陰)

족소양담경(足少陽膽經)

瞳子髎→絲竹空→頷厭→懸釐→曲鬢→耳後로下行→完骨→角孫→本神→陽白

睛明→臨泣→頭의 後方에→風池 ─┬→天牖→肩井
　　　　　　　　　　　　　　└→翳風→耳

→大椎→大杼

→聽宮

→聽會→客主人

→秉風→天髎

→大迎 ─┬→觀髎→目의下
　　　　└→頰車 ────→缺盆 ─┬→肝 ─────┐
　　　　　　　　　　　　　　└→淵液→輒筋 ─┴→日月(膽) ─┬→京門→帶脈
　　　　　　　　　　　　　　　　　　　　　　　　　　　　└→章門→氣衝

→五樞→維道→居髎→八髎→長強 ─┐
　　　　　　　　　　　　　　　└→環跳→大腿外側下行→陽關

→下腿外側下行→懸鍾→丘墟→臨泣 ─┬→第4趾外側端(竅陰)
　　　　　　　　　　　　　　　　└→母趾外側・大敦(肝經)

족궐음간경(足厥陰肝經)

大敦→足背로上行→中封→下腿脾經의前으로上行→三陰交→蠡溝→中部→

→脾經의後로→膝關→曲泉→大腿內側上行→陰廉→衝門→府舍→陰部→曲骨→

→中極→關元→章門→期門(肝) ─┬→日月(膽)
　　　　　　　　　　　　　　├→側胸部→咽頭→目의奧 ─┬→百會
　　　　　　　　　　　　　　│　　　　　　　　　　　├→頰內側
　　　　　　　　　　　　　　└→肺→中脘(肺經에 連繫)　└→口脣

체간전면(體幹前面)의 피부(皮膚)와 경혈(經穴)

(⇒ 경락(經絡)의 임상응용 p.96)

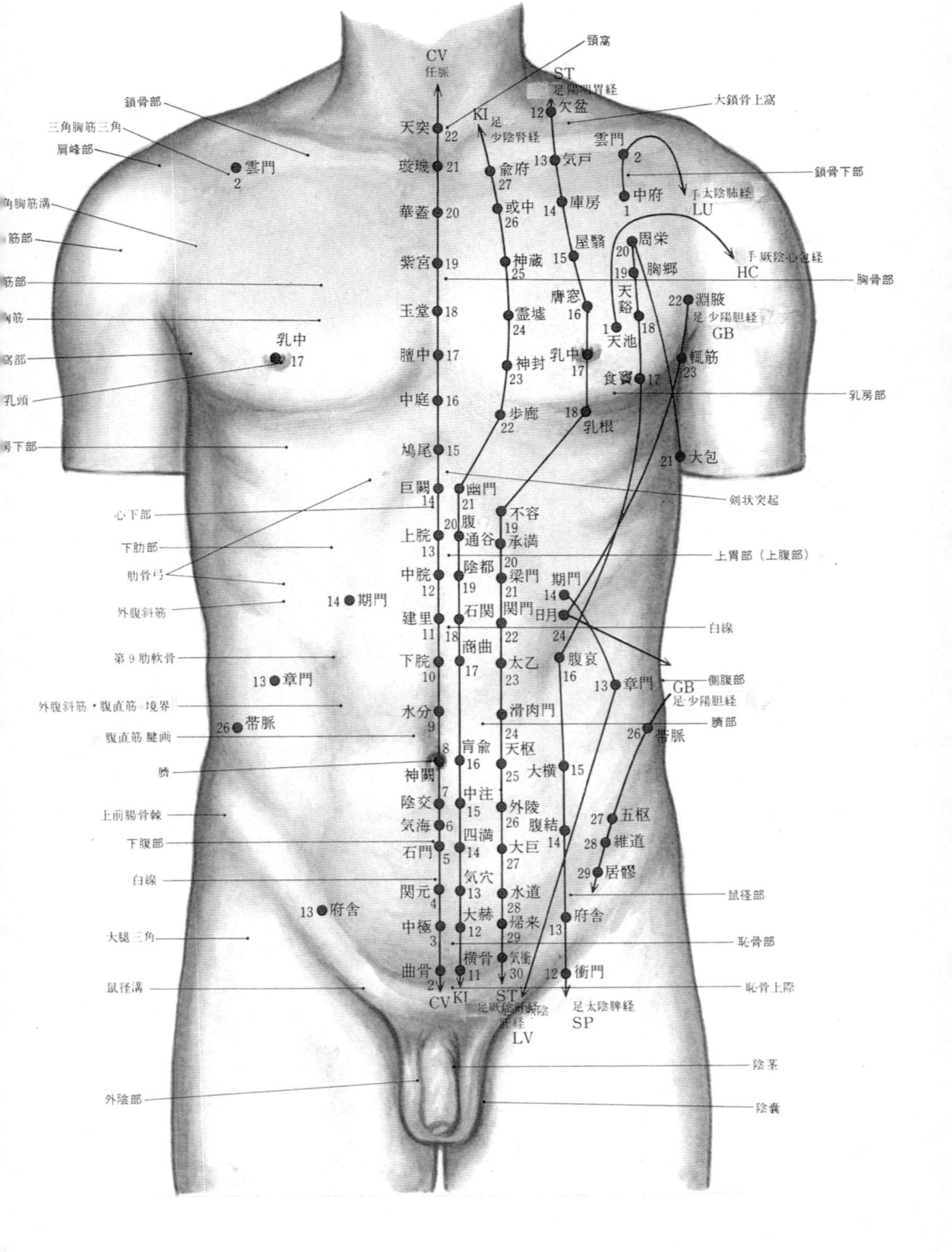

체간후면(體幹後面)의 피부(皮膚)와 경혈(經穴)

(⇒ 경락(經絡)의 임상응용 p.96)

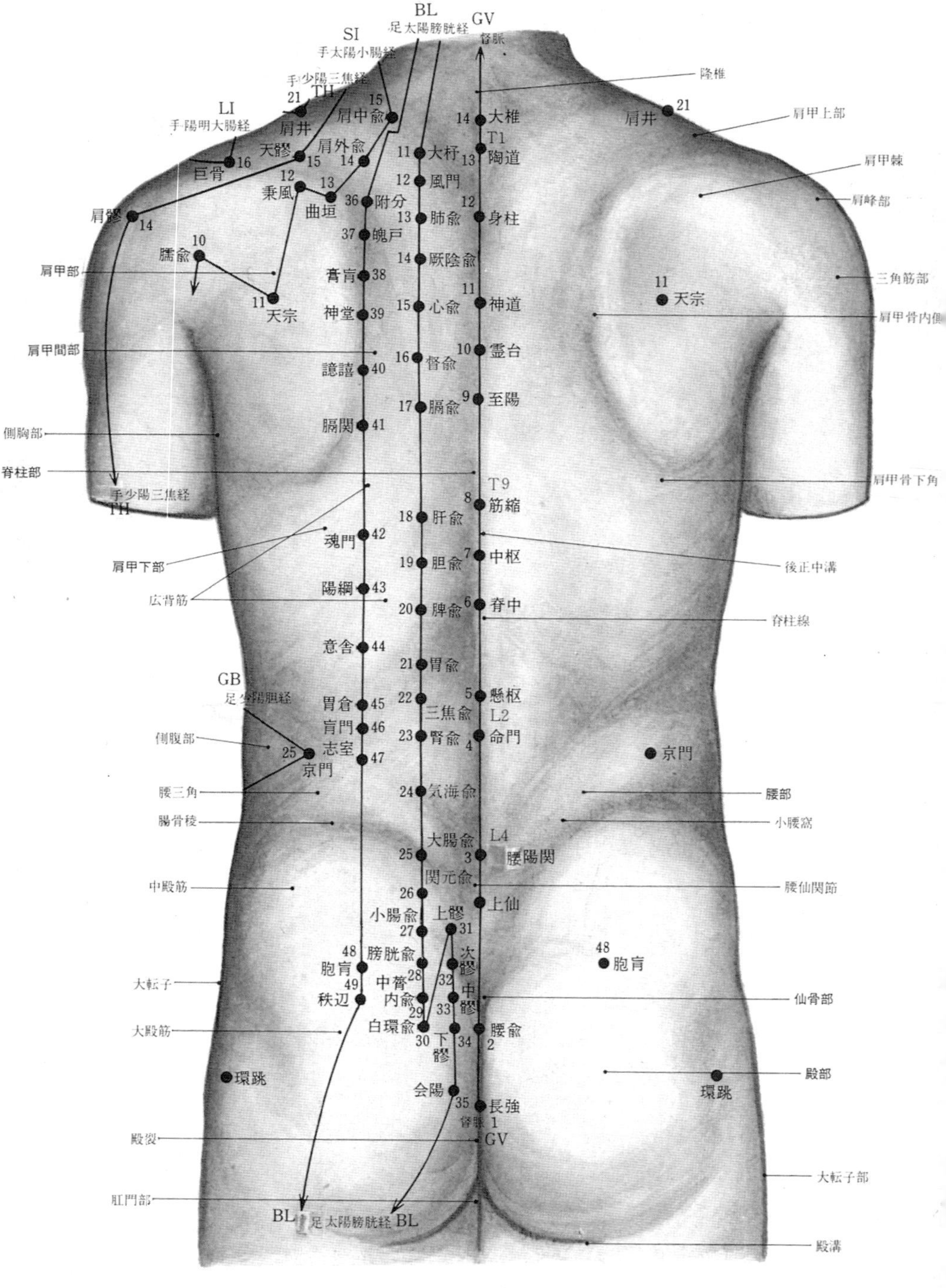

<參 考 文 獻>

1) 上海中醫學院 : 中醫學基礎. 商務印書館 1975.
2) 楊維傑 : 黃帝內經素問譯解. 大一書局 1977.
3) 楊維傑 : 黃帝內經靈樞譯解. 大一書局 1977.
4) 任應秋 : 黃帝內經章句索引. 人民衛生出版社 1986.
5) 王琦 等 : 黃帝內經素問今釋. 成輔社影印 1979.
6) 金斗鍾 : 韓國醫學史. 探求堂 1979.
7) 洪元植 : 中國醫學史. 東洋醫學研究院 1984.
8) 朴 炅 : 入門診斷學譯釋. 大星文化社 1997.
9) 朴炅・鄭東柱 : 國譯醫學基礎理論問答. 大星文化社 1994.
10) 王志善・朱海玉 : 中醫基礎理論問答. 陝西科學技術出版社 1982.
11) 凌耀星 等 : 難經校注. 人民衛生出版社 1991.
12) 張 機 : 仲景全書. 裕昌德書店 1960.
13) 華 佗 : 中藏經. 江蘇科學技術出版社 1985.
14) 唐宗海 : 血證論, 力行書局有限公司, 台北, 1984.
15) 張子和 : 儒門事親. 旋風出版社 1978.
16) 洪淳用・李乙浩 : 四象醫學原論. 杏林出版社 1992.
17) 劉占文 等 : 中醫養生學. 上海中醫學院出版社 1989.
18) 琴圳樹 : [素問・陰陽應象大論]에 대한 研究. 圓光大學校 大學院 1989.
19) 李炳國 : [素問・五臟生成論篇]에 대한 研究. 圓光大學校 大學院 1992.
20) 鄭東柱 : [素問・靈蘭秘典論]에 대한 研究, 圓光大學校 大學院 1992.
21) 金成俊 : [素問・風論]에 대한 研究. 圓光大學校 大學院 1994.
22) 李栽胎 : [素問・擧痛論]에 대한 研究. 圓光大學校 大學院 1994.
23) 安珉植 : [素問・移精變氣論]에 대한 研究. 圓光大學校 大學院 1994.
24) 韓成圭 : [素問・脈要精微論]에 대한 研究. 圓光大學校 大學院 1990.
25) 金興濟 : [素問・六節藏象論]에 대한 研究. 圓光大學校 大學院 1994.
26) 朱旺魯 : [素問・熱論]에 대한 研究. 圓光大學校 大學院 1991.
27) 金炯健 : [素問・生氣通天論]에 대한 研究. 圓光大學校 大學院 1987.
28) 張斗浩 : [素問・痺論]에 대한 研究. 圓光大學校 大學院 1995.
29) 李在元 : [素問・通評虛實論]에 대한 研究. 圓光大學校 大學院 1990.
30) 琴圳樹 : [素問・四氣調神大論]에 대한 研究. 圓光大學校 大學院 1986.
31) 琴圳樹 : [素問・上古天眞論]에 대한 研究. 圓光大學校 大學院 1986.
32) 朴 炅 : [靈樞・本藏]에 대한 研究. 大韓韓醫診斷學會 1997.

<參 考 辭 典>

1) 中醫研究院・廣東中醫學院 : 中醫名詞術語辭典. 香港知識出版社
2) 漢醫學大辭典編纂委員會 : 漢醫學大辭典(醫史文獻篇).
東洋醫學研究院出版部 1985.
3) 李熙昇 : 國語大辭典. 民衆書林 1986.
4) 張三植 : 大漢韓辭典. 進賢書館 1982.
5) 金赫濟 等 : 明文漢韓大字典. 明文堂 1984.
6) 高大民族文化研究所中國語編纂委員會 : 中韓辭典.
高大民族文化研究所 1989.
7) 李永春 등 : 中醫大辭典・基礎理論分冊. 人民衛生出版社 1982.
8) 李永春 등 : 中醫大辭典・醫史文獻分冊. 人民衛生出版社 1981.
9) 韓宗律 등 : 중의명사술어사전. 연변인민출판사 1984.

韓醫學槪說 定價 20,000원

1997年 9月 5日 初版發行
1999年 2月 20日 訂正增補版發行
2007年 2月 25日 訂正增補重刷
2014年 9月 3日 重刷發行

編 者 圓光大學校 附設
韓國傳統醫學硏究所 基礎醫學硏究部 編
發行者 權 賢 俊

發行所 圖書出版 永 林 社
서울特別市 東大門區 里門2洞 255-173
代表電話 (02) 968-4736, 968-4739 · FAX (02) 965-9791
登錄 1988年 9月 12日 제8-861호

ISBN978-89-85897-42-6 93510